全国高职高专护理类专业“十三五”规划教材

（供护理、助产专业用）

急诊护理学

主　编　郭梦安

副主编　徐美华　魏志明　韦艳春

编　者　（以姓氏笔画为序）

韦艳春（桂林医学院）

肖建新（长沙师范学院）

周正翔（益阳医学高等专科学校）

徐美华（中南大学湘雅医院）

殷显艳（雅安职业技术学院）

郭梦安（益阳医学高等专科学校）

郭梦黔（益阳市第三人民医院）

魏志明（江苏医药职业学院）

中国健康传媒集团

中国医药科技出版社

内容提要

本教材为“全国高职高专护理类专业‘十三五’规划教材”之一，系根据本套教材的编写指导思想和原则要求，结合专业培养目标和本课程的教学目标、内容与任务要求编写而成。本教材具有专业针对性强、紧密结合岗位知识和职业能力要求、理论与临床密切联系、对接护士执业资格考试要求的特点。本教材除绪论外每章设置了学习目标，每节引入故事点睛、知识链接、考点提示、本章小结，拓展了学生的知识面，培养学生临床思维能力，引导学生学以致用；内容主要包括：院前救护、急诊科的管理、重症监护、心脏骤停与心肺脑复苏、常见急症护理、休克、创伤、环境及理化因素损伤、常见临床危象的病情评估和救治原则与护理，对常用的急救技术和常用抢救药物也作了详细介绍。此外，随着灾难和事故的频发，将“灾害护理”内容作为单独一章进行了详细的介绍。另外，本教材为书网融合教材，即纸质教材有机融合电子教材、教学配套资源、题库系统、数字化教学服务（在线教学、在线作业、在线考试）。

本教材主要供护理、助产专业师生使用，也可作为在职护理人员培训、自学的参考教材。

图书在版编目（CIP）数据

急诊护理学／郭梦安主编．—北京：中国医药科技出版社，2018.8

全国高职高专护理类专业“十三五”规划教材

ISBN 978-7-5214-0128-8

Ⅰ.①急…　Ⅱ.①郭…　Ⅲ.①急诊-护理-高等职业教育-教材　Ⅳ.①R472.2

中国版本图书馆 CIP 数据核字（2018）第 061497 号

美术编辑　陈君杞

版式设计　南博文化

出版　**中国健康传媒集团**｜中国医药科技出版社

地址　北京市海淀区文慧园北路甲 22 号

邮编　100082

电话　发行：010-62227427　邮购：010-62236938

网址　www.cmstp.com

规格　889×1194mm　1/16

印张　13½

字数　288 千字

版次　2018 年 8 月第 1 版

印次　2018 年 8 月第 1 次印刷

印刷　三河市双峰印刷装订有限公司

经销　全国各地新华书店

书号　ISBN 978-7-5214-0128-8

定价　29.00 元

数字化教材编委会

主　编　郭梦安

副主编　徐美华　魏志明　韦艳春

编　者　（以姓氏笔画为序）

韦艳春（桂林医学院）

肖建新（长沙师范学院）

周正翔（益阳医学高等专科学校）

徐美华（中南大学湘雅医院）

殷显艳（雅安职业技术学院）

郭梦安（益阳医学高等专科学校）

郭梦黔（益阳市第三人民医院）

魏志明（江苏医药职业学院）

出版说明

为贯彻落实国务院办公厅《关于深化医教协同进一步推进医学教育改革与发展的意见》(〔2017〕63号)等有关文件精神，不断推动职业教育教学改革，推进信息技术与医学教育融合，加强医学人才培养，使职业教育切实对接岗位需求，教材内容与形式及呈现方式更加切合现代职业教育需求，培养具有整体护理观的护理人才，在教育部、国家卫生健康委员会、国家药品监督管理局的支持下，在本套教材建设指导委员会和评审委员会顾问、苏州卫生职业学院吕俊峰教授和主任委员、南方医科大学护理学院史瑞芬教授等专家的指导和顶层设计下，中国健康传媒集团·中国医药科技出版社组织全国100余所以高职高专院校及其附属医疗机构为主体的，近300名专家、教师历时近1年精心编撰了“全国高职高专护理类专业‘十三五’规划教材”，该套教材即将付梓出版。

本套教材先期出版包括护理类专业理论课程主干教材共计27门，主要供全国高职高专护理、助产专业教学使用。同时，针对当前老年护理教学实际需要，我社及时组织《老年护理与保健》《老年中医养生》《现代老年护理技术》三本教材的编写工作，预计年内出版，作为本套护理类专业教材的补充品种。

本套教材定位清晰、特色鲜明，主要体现在以下方面。

一、内容精练，专业特色鲜明

本套教材的编写，始终满足高职高专护理类专业的培养目标要求，即：公共基础课、医学基础课、临床护理课、人文社科课紧紧围绕专业培养目标要求，教材内容精练、针对性强，具有鲜明的专业特色和高职教育特色。

二、对接岗位，强化能力培养

本套教材强化以岗位需求为导向的理实教学，注重理论知识与护理岗位需求相结合，对接职业标准和岗位要求。在教材正文适当插入临床案例（如 “故事点睛”或“案例导入”），起到边读边想、边读边悟、边读边练，做到理论与临床护理岗位相结合，强化培养学生临床思维能力和护理操作能力。同时注重护士人文关怀素养的养成，构建“双技能”并重的护理专业教材内容体系；注重吸收临床护理新技术、新方法、新材料，体现教材的先进性。

三、对接护考，满足考试需求

本套教材内容和结构设计，与护士执业资格考试紧密对接，在护士执业资格考试相关课程教材中插入护士执业资格考试“考点提示”，为学生学习和参加护士执业资格考试奠定基础，提升学习效率。

四、书网融合，学习便捷轻松

全套教材为书网融合教材，即纸质教材有机融合数字教材，配套教学资源，题库系统，数字化教学服务。通过“一书一码”的强关联，为读者提供全免费增值服务。按教材封底的提示激活教材后，读者可通过 PC、手机阅读电子教材和配套课程资源（PPT、微课、视频、动画、图片、文本等），并可在线进行同步练习，实时反馈答案和解析。同时，读者也可以直接扫描书中二维码，阅读与教材内容关联的课程资源（“扫码学一学”，轻松学习 PPT 课件；“扫码看一看”，即刻浏览微课、视频等教学资源；“扫码练一练”，随时做题检测学习效果），从而丰富学习体验，使学习更便捷。教师可通过 PC 在线创建课程，与学生互动，开展在线课程内容定制、布置和批改作业、在线组织考试、讨论与答疑等教学活动，学生通过 PC、手机均可实现在线作业、在线考试，提升学习效率，使教与学更轻松。此外，平台尚有数据分析、教学诊断等功能，可为教学研究与管理提供技术和数据支撑。

编写出版本套高质量教材，得到了全国知名专家的精心指导和各有关院校领导与编者的大力支持，在此一并表示衷心感谢。出版发行本套教材，希望受到广大师生欢迎，并在教学中积极使用本套教材和提出宝贵意见，以便修订完善。让我们共同打造精品教材，为促进我国高职高专护理类专业教育教学改革和人才培养做出积极贡献。

中国医药科技出版社

2018 年 5 月

全国高职高专护理类专业“十三五”规划教材

建设指导委员会

张义伟（宁夏医科大学）
张亚光（河南医学高等专科学校）
张向阳（济宁医学院）
张绍异（重庆医药高等专科学校）
张春强（长沙卫生职业学院）
易淑明（益阳医学高等专科学校）
罗仕蓉（遵义医药高等专科学校）
周良燕（雅安职业技术学院）
柳韦华（泰山医学院）
贾　平（益阳医学高等专科学校）
晏廷亮（曲靖医学高等专科学校）
高国丽（辽宁医药职业学院）
郭　宏（沈阳医学院）
郭梦安（益阳医学高等专科学校）
谈永进（安庆医药高等专科学校）
常陆林（广东江门中医药职业学院）
黄　萍（四川护理职业学院）
曹　旭（长沙卫生职业学院）
蒋　莉（重庆医药高等专科学校）
韩　慧（郑州大学）
傅学红（益阳医学高等专科学校）
蔡晓红（遵义医药高等专科学校）
谭　严（重庆三峡医药高等专科学校）
谭　毅（山东医学高等专科学校）

全国高职高专护理类专业“十三五”规划教材

评审委员会

前言

QIANYAN

随着我国医学科学和技术水平的发展，临床急诊医学和危重病人的救治越来越受到人们的重视。急诊护理学是研究各类急性病、急性创伤、慢性病急性发作及急危重症抢救、护理的专业性学科，是急诊医学的重要组成部分，也是现代护理学的一门分支学科，在护理教育中是不可缺少的一门课程。

为加强我国医药卫生队伍人才建设，满足护理学教育发展的趋势，贯彻落实教育部相关精神，我们编写了《急诊护理学》。本书以国家护士执业资格考试大纲为蓝本，在编写内容上以临床急诊工作程序为主线，重点突出了疾病的概念、临床表现、病情判断、救治原则、现场救护、院内救护和健康宣教等主要内容，彰显了急诊护理学的课程特色，符合临床护士的思维模式和护理程序，使学生能更好地掌握急诊护理的基本理论知识和操作技术。

本教材共分十四章，重点介绍院前急救、急诊科的管理、重症监护、心脏骤停与心肺脑复苏、常见急症护理、常见临床危象的病情评估和救治原则与护理，对常用的急救技术和常用抢救药物也作了详细介绍。随着灾难和事故的频发，将“灾害护理”内容单独作为一章进行了详细的介绍。在内容的编排上，除绪论外每章设置了学习目标，每节引入故事点睛、知识链接、考点提示、本章小结，这样增加教材的临床真实感，拓展了学生的知识面，教材与护士执业资格考试接轨，帮助学生更好地掌握本章节的知识点，培养学生临床思维能力，引导学生学以致用。本教材为书网融合教材，即纸质教材有机融合电子教材、教学配套资源、题库系统、数字化教学服务（在线教学、在线作业、在线考试）。本套教材主要供医学高职高专三年制护理、助产专业使用，同时，亦可作为在职护理人员培训、自学的参考用书。

本教材的编写，得到了参编院校的领导和专家的热情指导和帮助，在此深表谢意！特别感谢广州市第一人民医院急诊科王西富主治医师给予的帮助。

由于编者水平有限，疏漏和不当之处难免，敬请广大读者批评指正。

编　者

2018 年 3 月

目录

MULU

第一章 绪 论

随着社会经济的高速发展，不可预测的急危重症、创伤、慢性疾病急性发作和灾难事故的发生日趋增加。随着现代医学对急危重症、创伤和其他急性伤害早期发生机制及其对临床预后影响的认识不断深入，公众对急诊医疗服务（emergency medical service，EMS）的需求逐渐提高，希望在“黄金时间”内抢救生命和得到精神心理救助，控制病情恶化，保护脏器功能，减少病死率和病残率。为适应急救医学的发展和社会的需要，加强急诊护理学的教育尤为重要。

急诊护理学是一门新兴的独立医学学科，是护理学的重要组成部分，是护理专业主干课程和专业课程之一。急诊护理学是以抢救病人生命、提高抢救成功率、促进病人康复、减少伤残率、提高生命质量为目的，以现代医学科学、护理学专业理论为基础，研究急危重症病人抢救、护理和管理的一门综合性应用学科。

第一节 急诊护理学的形成与发展

一、现代急诊护理学的产生与发展

现代急诊护理学起源于19世纪南丁格尔（F. Nightingale）时代，1854—1856年英、俄、土耳其在克里米亚交战时，南丁格尔带领38名护士前往战地救护，使前线英国士兵的死亡率由42%下降到2%，有效的抢救系统及急诊护理技术大大降低了伤病员的死亡率。

20世纪50年代初期，北欧暴发了脊髓灰质炎，许多病人出现呼吸肌麻痹，最早的呼吸机雏形“铁肺”配合相应的特殊护理技术大大降低了病死率。

20世纪60年代，电子仪器设备蓬勃发展，出现了心电示波装置、除颤仪、人工呼吸机、血液透析机等，重症监护病房（intensive care unit，ICU）的建立，使相应的护理理论和护理技术水平进一步提高。

20世纪70年代初期，国外成立了急救医疗体系（emergency medical service system，EMSS），开始重视现场急救，并配备了有急救设备的专用救护车和急救医护人员。法国是组建EMSS最早的国家之一，1970年美国部分城市成立了急救医疗体系，建立了通讯指挥中心和统一的急救号码，协调院前急救。1976年美国通过EMSS法案，全国拥有304个EMSS区，形成急救网络。目前美国将警察、消防和医疗救援综合形成“9·11”体系，快速有效地处理各种急危重症、意外伤害及重大突发事件。

二、我国的急诊工作发展概况

20世纪50年代中期，国内一些大、中城市建立了规模小、设备简陋的急救站。20世纪60年代初期，我国出现少数的救护车，救护车内仅配备担架，只能转运伤病员。1980年国家卫生部颁发了《关于加强城市急救工作的意见》的文件。1983年颁布了《医院建设急诊科（室）的方案》。1987年中华医学会急诊医学专科分会正式成立。20世纪90年代，我国在发展急救机构、成立急救网络、形成EMSS等方面逐渐与发达国家接轨，并逐步形成了自己的特色，各城市成立了现代化的急救医疗中心，完善急救网络系统。全国统一急救呼救号码为“120”。进入21世纪，我国进一步完善了“急救中心-急诊科-ICU”一体化的急诊医疗服务体系，有效地促进了急危重症护理学的发展。

第二节　急诊护理学的内容和范畴

一、急诊护理学主要内容

包括以下三个方面：第一，急诊护理学基础理论，包括院前急救（prehospital first aid）、急诊科救护、重症病房监护等。第二，常见急危重症病人的急诊护理。第三，常用救护技术与急救仪器的使用，如气管插管术、呼吸机和除颤仪等的使用。

二、急诊护理学范畴

1. 院前急救　院前急救是指急、危、重症伤病员进入医院前的医疗救护，包括现场对医疗救护的呼救、现场救护、途中救护和运送等。实施院前急救首要措施是建立有效的循环和呼吸系统，院前急救需要得到政府和社会各界的重视、支持和帮助，尤其是大型灾害事故的医疗救护，需要动员社会各界的力量，以最小的人力、物力、财力，在最短的时间内争取最大的抢救效果。

2. 急诊科救护　急诊科救护是院前急救的延续，指急诊科的医护人员随时救治和护理急诊病人。医院急诊科是急危重症病人集中的科室，是院内急救的重要场所。急诊科应具备独立的区域、完善的医疗装备以及高素质的医护人员，以提高医院急诊抢救的水平。

3. 危重病救护　ICU是EMSS的重要组成部分，是以救治急危重症病人为中心的医疗组织形式。危重病救护是指ICU的医护人员监护、治疗及护理由急诊科和院内有关科室转来的危重病人。

4. EMSS的完善　建立并完善高质量、高效率的EMSS，建立良好的通信网络，始终保持急救通讯指挥系统的灵敏有效；配备装备齐全和完好的交通运输工具，以保证救护的速度和质量；具有较高技术水平的专业人员，以提高抢救的成功率。

5. 护理人才的培训和科研工作　为适应社会的需要和急诊医学的发展，应积极开展急诊护理学科的研究工作，促进教学、科研、临床的紧密结合，加快急诊护理人才的培养，促进急诊护理事业的发展。

通过这门课程的学习，学生能够具备规范的急救思维，系统地获得急诊护理学的基本理论、基本知识和基本技能；具备在紧急情况下对病人实施及时、准确的救治和护理的基本能力。

第三节　急救医疗体系

一、急救医疗体系的概念

急救医疗体系，是近些年发展起来的一种急诊急救医学模式。EMSS是综合院前急救、医院急诊科（室）救护以及重症监护病房救治和各专科的“生命绿色通道”三位一体的急救网络。

其中院前急救负责现场急救和途中监护，急诊科、ICU 负责医院内救护，三者既明确分工，又相互密切联系，形成一个有机整体。

EMSS 适合于平时的急诊医疗工作和大型灾害或意外事故的急救。完整的 EMSS 应具有完善的通讯指挥系统、有效的现场救护、有监测和急救装置的运输工具及高水平的医院急诊服务和强化治疗。EMSS 把急救医疗设施迅速送到危重病人身边，送到发病现场，经过初步诊治处理，维护病人生命安全，将病人转运至医院，为抢救生命和改善预后，赢得了时间。实践证明 EMSS 是有效的、先进的急救医学模式，在挽救病人生命方面发挥着重要的作用。

我国的 EMSS 工作起步较晚，近 30 年在政府、中华医学会及医疗界不懈努力下，得到了快速发展。1980 年以来，国家卫生行政部门从急救事业的组织建立、管理体制、救治质量等方面给予了政策性和指导性的支持。大、中城市急救中心相继建立并不断完善。许多综合性大医院开通了“生命绿色通道”，推动了我国 EMSS 的进程与发展。

二、急救医疗体系管理

（一）组织机构与任务

县以上地区要由当地卫生行政部门在政府领导下负责统一指挥本地区的急救医疗工作，组成本地区急救站、医院急诊科（室）、基层卫生组织相结合的医疗急救网。省、自治区、直辖市应建立急救中心，掌握急救信息，承担院前急救、院内抢救、培训和科研等工作。一般拥有 40 万以上人口的区域或城市应设置急救医疗机构。

1. 急救中心（站）的主要任务

（1）急救中心是在市卫生行政部门直接领导下，统一指挥全市日常急救工作；急救分站在中心急救站的领导下，担负一定范围内的抢救任务。

（2）以医疗急救为中心，负责对各科急、危、重症病人及意外灾害事故受伤人员现场转送途中的抢救治疗。

（3）在基层卫生组织和群众中宣传、普及急救知识。有条件的急救站可承担一定的科研、教学任务。

（4）接受上级领导指派的临时救护任务。

2. 医院急诊科（室）的主要任务

（1）承担急救站转送和来诊的急、危、重症病人的诊治、抢救和留院观察工作。

（2）有些城市的医院急诊科（室）同时承担急救站的任务。

3. 街道卫生院、红十字卫生站等组织的主要任务

（1）在急救专业机构的指导下，学习和掌握现场救护的基本知识及技术操作。

（2）负责所在地段单位的战伤救护、防火、防毒等知识的宣传教育工作。

（3）一旦出现急、危、重症病人或意外灾害事故时，在急救专业人员到达前，及时、正确地组织群众开展现场自救、互救工作。

（二）主要急救人员

1. 最初目击者 即参与初步急救，并能正确实施呼救的人员。

2. 现场急救医护人员 通常情况下，救护车上应配备 1~2 名合格的急救人员，参与现场和转运途中的救护工作。

3. 急诊科医护人员 伤病员送到医院，由急诊科医护人员进行确定性治疗。

4. 其他人员 包括受过专门训练的消防队员、警察及救护车驾驶员等。随着社会的发展，急救社会化、结构网络化、工作现场化、知识普及化必将成为院前急救和灾难医学的发展趋势。

（三）运输工具和通讯

急救用的运输工具，是运载伤病员的载体，更是现场及途中实施抢救、监护的场所。在救护车上可实施气管插管、输液、心脏除颤等，也可进行心电监护、血氧饱和度等监测。目前，集装箱式的大型救护车已出现，车内座椅调整后可容纳 10 ~12 张床，并具有完善的医疗设备和药品。许多救护车带有 GPS 卫星定位系统。近些年来，空中救护、海上救护也取得了快速的发展。

现代指挥通信系统是院前急救的关键环节，是 EMSS 的灵魂，建立完善、灵敏的通信网络是提高急救应急能力的前提。救护站、救护车与医院急诊科应配备良好的通信设施，有条件时应建立急救呼叫专线电话，以保证紧急呼救时通讯畅通无阻。

习 题

一、选择题

【A1/A2 型题】

1. 急救护理学的目的是
   A. 抢救病人生命　　B. 提高抢救成功率
   C. 促进病人康复　　D. 减少伤残率和提高生命质量
   E. 以上都是
2. 急救护理学的研究内容为
   A. 院外急救　　B. 急诊科抢救
   C. 危重症监护　　D. 急救医疗服务体系
   E. 以上都是
3. 急救医疗服务体系的主要作用是
   A. 及时有效的院前救治
   B. 科学地管理急诊科工作，组织急救技术培训
   C. 对突发性的重大事故，组织及时抢救
   D. 战地救护
   E. 以上都是
4. EMSS 主要参加人员为
   A. 最初目击者　　B. 急救医护人员
   C. 急诊科医护人员　　D. ICU 医护人员
   E. 以上都是
5. ICU 是 EMSS 中的第几个环节
   A. 第一环节　B. 第二环节　C. 第三环节　D. 第四环节　E. 第五环节

二、思考题

1. 急诊护理学的范畴包括哪些？

2. 急救医疗体系（EMSS）的概念是什么？

（郭梦安）

扫码“练一练”

第二章 院前急救

学习目标

1. **掌握** 院前急救的原则；护理工作内容及程序；验伤的顺序及方法。
2. **熟悉** 院前急诊医疗服务体系的组成；院前急救概念；急救特点、任务。
3. **了解** 急救医学的范畴；院前急救的工作模式。
4. 具备对院前急危重症病人的救护能力。
5. 具有尊重和保护病人权利的素质以及预防医疗事故发生的意识。

第一节 概 述

故事点睛

旁白： 明明是一名急诊科护士，一天下午在家休息，邻居一个4岁孩子在自家的2层楼高的楼顶玩耍时不慎坠楼，邻居发现后急忙敲门呼救。

人物： 由两名学生分别担任故事人物，进行即兴表演。

请问：

1. 如何拨打120电话求救？
2. 到了现场怎么做？

院前急救又称院前紧急医疗服务（prehospital emergency medical services），是指对遭受各种危及生命的急症、创伤、中毒、灾难事故等病人在到达医院之前进行的紧急救护，包括现场紧急处理和监护转运至医院的过程。广义和狭义的院前急救主要区别在于是否有公众参与。

院前急救肩负着争分夺秒挽救生命的责任，是EMSS的首要环节，其主要目的是挽救病人的生命和减少伤残，通过迅速有效的抢救措施，维持伤（病）员的基本生命体征，以便把伤（病）员“活着送到医院”，为伤（病）员获得进一步救治、改善预后赢得时间。

院前急救也是人民群众健康生活的保障，是每个地区应对突发事件和自然灾害的应急防御能力的重要组成部分。

一、院前急救的任务

（一）承担对“呼救”病人的院外急救

这是主要和经常性的任务，呼救病人通常分为三类：①短时间内有生命危险的危重或急救病人，此类病人必须现场抢救，挽救病人的生命或维持基础生命。②病情紧急但短时间内无生命危险的急诊病人，此类病人现场急救处理在于稳定病情，减少病人在运送过程中的痛苦和并发症，如骨折、急腹症、高热、哮喘等。③慢性病病人，此类病人需要救护车提供转运服务，而不需要现场急救。

（二）承担突发事件、意外事故或战争时的急救

需要与现场的其他救灾系统如消防、公安、交通等部门密切配合，并注意救护者的自身安全。当有大批伤员时，需加强伤员的分类和现场救护，合理分流和运送。

（三）承担特殊任务的急救

特殊任务指当地的大型集会、重要会议、国际比赛、外国元首来访等。执行救护值班任务的急救系统处于一级备战状态。

（四）承担急救知识的宣传、教育

通过广播、电视、报刊等宣传以及现场救护复苏知识的教育，增强公民的急救意识，普及公民的急救知识。急救知识的宣传和普及教育可提高院前急救医疗服务的成功率。

二、院前急救的原则

院前急救的原则是先救命后治病，最大可能去除病因、减少有害因素，降低病残率和死亡率。

（一）先排险后施救

实施院前救护前先对现场环境进行评估，排险后再施救，避免施救人员和病人再次受伤。如一氧化碳中毒先脱离险区，触电现场先切断电源等。

（二）先复苏后固定

如心跳、呼吸骤停又有骨折的病人，应先心肺复苏，病人心跳呼吸恢复后，再进行骨折固定。

（三）先重伤后轻伤

如有大批伤病员时，应优先抢救危重病人，后抢救轻伤病人。

（四）急救与呼救并重

急救和呼救同时进行，争取急救外援，尤其是有成批伤病员或心跳、呼吸骤停的救治。

（五）先止血后包扎

如创伤合并大出血病人，应立即止血，然后清创、包扎。

（六）先施救后运送

先施救后运送，以免耽误抢救最佳时机。

> **考点提示**
> 院前急救的原则。

三、院前急救的特点

（一）病情急骤、瞬息万变

重大事故或自然灾害具有不可预知性，病情复杂，如急性消化道大出血病人突然发生窒息、急性心肌梗死病人突然发生心脏骤停等。要求急救人员理论知识、临床经验、技术操作掌握全面。

（二）病种繁多

院前急救病种多样，涉及临床各科，均未经分诊、筛选，需要在短时间内诊断和紧急处理，如急性心肌梗死、张力性气胸、脑出血、小儿高热惊厥、妊娠期高血压病合并癫痫、严重损伤等。要求急救人员业务水平高，专业知识广。

（三）伤员众多、伤情严重而复杂

如机械性损伤、物理性损伤、化学性损伤、生物性损伤等可同时造成多系统、多器官、多部位的损伤；灾难性事故如空难、矿难、塌方、火灾等，往往出现大批伤员，伤情严重而复杂。要求急救人员服从命令、听从指挥、团结协作、有条不紊。

（四）突发性强，时间紧迫

如急性心肌梗死、猝死、某些急性中毒、大动脉损伤破裂出血、重要脏器损伤等无法预测，挽救生命的“黄金时间”往往就在数分钟之内。要求急救人员及时到达现场，遵循“时间就是生命”的急救医学原则。

（五）流动性强

院前急救服务区域广，可发生在地面、空中、水上、地下，地面也可能发生在家庭、街头、公园、野外、商场、公共卫生间、工作单位等，甚至跨区、跨县，流动性大。要求急救人员风雨无阻、增援抢救病人。

（六）风险性高

除承担较大的技术风险外，更存在人身伤害风险，如火灾现场、毒气泄漏环境、刑事犯罪现场、冰冻现场等，或抢救精神病病人以及酗酒者等。要求急救人员树立和加强自我保护意识。

（七）急救人员少、任务重

院前急救通常只有一两名医护人员，如创伤大出血病人，既要包扎止血，又要建立静脉通道，还要应对围观者。要求急救人员具备独自工作能力，一个人要当两个人使用。医护虽有明确分工，更要密切配合，发扬团结协作精神。

（八）急救环境条件差

现场急救有时在事故现场或运送途中，环境纷乱、黑暗、危险，检查和救治手段远不如院内条件。要求急救人员适应能力强，克服困难，尽力争取在各种恶劣条件下做好急救工作。

（九）艰苦性及劳动强度大

现场急救有时需携带沉重设备登攀高层楼房或徒步长距离行走、搬运病人，途中车辆颠簸等，均需付出较大的体力，要求急救人员有坚强的意志品质和强健的体魄。

（十）社会性强

院前急救工作范围往往超出医学护理领域，要与病人家属、邻居、同事、事件目击者、围观者、警察、记者、犯罪嫌疑人等社会各界打交道。要求急救人员具备良好的心理素质、较强的人际沟通能力与应变能力，做到沉着、冷静、果断。

四、我国的院前急救组织形式

我国的院前急救机构有多种组织形式，主要可分为以下五种模式。

（一）“北京市急救中心”型模式（独立型）

实行急救一条龙“院前-急诊科-ICU”的急诊医疗体系。北京市急救中心在新建社区和近郊区扩建、兴建急救网点，努力达到急救半径 3.5 公里，急救反应时间 5~10 分钟，从而接近发达国家的急救反应时间 4~7 分钟的水平。

（二）“上海医疗救护中心”型模式（单纯型）

由市医疗救护中心站及其所属分站与该市若干医院紧密协作的急救模式。医疗救护中心在市区和郊县都设有救护分站，院前急救系统拥有救护车队，组成急救运输网，市区急救半径为 3~5 公里，平均反应时间为 10 分钟。目前我国大多数城市采用此种模式。

（三）“重庆急救中心”型模式（依附型）

附属于一所综合性医院的院前急救，或由全市数所医院组成的急救医疗协助网，以重庆市为代表。该模式具有强大的急救中心，形成了院前急救、医疗监护运送、院内急救、ICU 等完整的急救医疗功能。其特点是院前、院内急救有机结合，有效地提高了伤病员的抢救成功率。

（四）“广州急救指挥中心”型模式（指挥型）

建立全市统一的急救通讯指挥中心，负责全市急救工作的总调度，其下以若干医院的急诊科为相对独立的急救单位，按医院专科性质和区片划分分片出诊。以广州市的急救通讯指挥中心为代表。

（五）香港模式（附属消防型）

消防机构是负责院前急救的组织，由消防队监管，并与警察部门密切协作，共同使用一个报警电话“999”。香港实行此模式。

第二节　院前急救护理要点

院前急救工作程序：接受呼救→发出指令→奔赴现场→安全转运→现场急救。护士配合医生共同完成院前救护任务，主要包括现场病情评估、检伤分类、紧急救护、转运和途中监护等。

一、院前急救的现场分类

（一）现场快速病情评估

1. 快速评估事故、发病的原因　评估现场是否存在对救护者、病人继续造成伤害的危险因素，如对触电者、有毒环境，现场救护必须切断电源、做好防毒防护措施。

2. 快速评估病情　主要评估意识、呼吸、循环状态。

（1）意识　判断病人的神志是否清醒，呼唤病人、拍打肩部，观察病人有无睁眼或肢体运动等反应；拍打婴儿足跟或捏掐其上臂，看其是否哭泣。观察瞳孔是否等大、等圆，瞳孔对光反射、压眶反射、角膜反射是否存在。

（2）呼吸　观察病人是否有咳嗽、胸廓起伏，是否存在自主呼吸。评估呼吸频率、深浅度、节律有无改变，有无呼吸困难、被动呼吸体位、发绀或三凹征。

（3）循环　如未触及成人桡动脉（婴儿肱动脉）搏动，改触颈动脉或股动脉。观察皮肤温度、有无湿冷，判断末梢血液循环情况。

（二）现场检伤分类

在灾害事故现场，存在大批伤情不一的伤病员，在资源有限的情况下，尽可能提高伤病员存活率，降低伤残率、死亡率，必须进行现场检伤分类。

检伤时应询问病人或目击者与创伤有关的细节；尽量少移动或不移动病人；重点检查生命体征及受伤的主要部位。分类的要求是边抢救边分类；先危后重，再轻后小（伤势小）。

1. 检伤 迅速评估现场危重病情，针对具体病情，进行全身或重点检查。

（1）头部体征 ①面色是否苍白或潮红，有无大汗。②头颅有无外伤，有无血肿、凹陷。③眼球表面及晶状体有无出血、充血，视力是否减退。④鼻骨是否完整，鼻腔是否通畅，有无呼吸，有无血液或脑脊液流出。⑤口唇有无发绀、破损，口腔内有无呕吐物、血液，或牙齿脱落。经口呼吸者，观察呼吸的频率、幅度、有无呼吸困难，呼气有无异味。⑥耳郭是否完整，听力是否减退，耳中有无异物、液体流出，注意液体性状。

（2）颈部体征 注意有无颈椎损伤，有无损伤、出血、血肿、压痛点及颈项强直。颈部的外形与活动，气管是否居中，颈动脉的搏动。

（3）脊柱体征 未确定是否有脊髓损伤之前，切不可盲目移动伤病员身体。脊柱有无肿胀，有无压痛与骨折。

（4）胸部体征 锁骨有无异常隆起或变形，有无压痛。胸部有无创伤、出血或畸形，吸气时两侧胸廓有无扩张、是否对称；有无肋骨骨折。

（5）腹部体征 腹壁有无创伤、出血或畸形；腹部有无压痛或肌紧张；检查可能损伤的脏器及范围。

（6）骨盆体征 有无疼痛或骨折，外生殖器有无明显损伤。

（7）四肢体征 双上肢、双下肢有无异常形态、肿胀或压痛。神志清醒者，让其自行活动，检查推力和皮肤感觉，并观察肢端、甲床和足背动脉搏动情况。

2. 分类 按照国际公认的标准，灾害现场的检伤分类分为四个等级：轻伤、中度伤、重伤与死亡，统一使用不同的颜色加以标识，必须遵循下列的救治顺序。

（1）第一优先 重伤（红色标识）：病情严重，已经危及生命。

（2）第二优先 中度伤（黄色标识）：病情严重，但尚未危及生命。

（3）第三优先 轻伤（绿色标识）：伤病情较轻，可行走。

（4）第四优先 死亡（黑色标识）：死亡，需要后运者。

> **考点提示**
> 现场伤员急救的标识。

3. 现场急救区的划分 现场存在大批伤病员时，最简单、最有效的急救区应分为四个区域，以便有条不紊地进行急救。

（1）收容区 伤病员集中区，在此区给伤病员挂上分类卡，并对有生命危险者提供必要的紧急复苏等抢救工作。

（2）急救区 此区接受红色和黄色标志的危重伤病员，并提供进一步的抢救，如对休克者建立静脉通道，补充血容量等。

（3）后送区 此区接受能自己行走或病情较轻的伤病员。

（4）太平区 停放已死亡者。

二、院前急救的救护要点

在检伤分类后，护士应协助医生对伤病员进行相应的急救处理，包括现场急救和转运与途中监护。

（一）现场急救

1. 安置体位

（1）心脏骤停者 将其置于复苏体位即仰卧位，并置于坚硬的平地上，或在软垫上放置硬木板，解开衣领纽扣与裤带，立即进行心肺复苏。

（2）意识不清者　将其置于恢复体位即侧卧位，以避免分泌物、呕吐物吸入气道引起窒息，或舌根后坠引起呼吸道堵塞。

（3）特殊伤病员　根据受伤性质、部位采取合理的体位。大咯血者，取患侧卧位，以防血流入健侧支气管和肺内；腹痛者，屈膝半卧位，以放松腹肌；脚扭伤肿胀者抬高患肢，以利于血液回流，减轻淤血肿胀。

考点提示

院前急救现场不同病人的体位安置。

2. 暴露、松解病人衣服　现场中处理猝死、创伤、烧伤等病人时，为便于抢救和治疗，要适当地脱去衣、鞋、帽等，需要掌握一定的技巧，以免加重伤情。

（1）脱上衣法　解开衣扣，将衣服尽量向肩部推，背部衣服向上平拉。先健侧后患侧，先使健侧手臂屈曲，将肘关节、前臂及手从腋窝位拉出。再将衣服从颈后平推至对侧，拉起衣袖，使衣袖从另一侧上臂脱出。如病人生命垂危，情况紧急，或穿有套头式衣服较难脱去时，可直接用剪刀剪开衣袖。

（2）脱长裤法　取平卧位，解开腰带及裤扣，从腰部将长裤推至髋下，保持双下肢平直，不可随意抬高或屈曲，将长裤子拉下脱出。如确知伤病人无下肢骨折，可抬高小腿，将长裤拉下。

（3）脱鞋袜　托起并固定病人踝部，解开鞋带，向下、向前顺脚方向脱下鞋袜。

（4）脱除头盔　如病人有头部创伤，且因头盔妨碍呼吸时，应及时脱去头盔。用力向外侧将头盔两边扳开，解除夹头的压力，再将头盔向后上方托起，去除头盔。动作应稳妥，避免粗暴用力，以免加重伤情。疑有颈椎损伤时应与医生合作处理。

3. 现场救护技术

（1）维持呼吸系统功能　包括呼吸道通畅、吸氧、吸痰、口对口人工呼吸或面罩-气囊通气、气管插管、呼吸兴奋剂、对重度气胸病人行穿刺排气等。

（2）维持循环系统功能　心脏骤停的心肺复苏术、除颤、体外起搏器使用、心电监护、心衰、心肌梗死和心律失常的药物治疗。

（3）维持中枢神经系统功能　对急性脑水肿、急性脑血管意外以及癫痫发作等的急救处理。

（4）建立有效的静脉通道　静脉留置针、静脉穿刺插管和静脉切开。

（5）外伤的包扎、止血、固定、搬运。

（二）转运与途中监护

快速、安全的转运是提高抢救成功率的重要前提，转运过程应遵循三个不间断，即监护不间断、用药不间断、抢救措施不间断，才能使病人安全到达目的地。

1. 合理安置病员体位　一般取平卧位，恶心、呕吐者取侧卧位。颅脑损伤、昏迷者头侧向一边，胸部创伤呼吸困难者取半卧位。下肢损伤或术后病人下肢应适当抬高 15°～20°，以减轻肿胀及术后出血。颅脑损伤者应垫高头部。

2. 保障担架转运安全　担架行进途中，病人头部在后，下肢在前，利于病情观察。

3. 保障特殊伤员转运安全　若遇脊椎受伤者，应保持脊柱轴线稳定，将其身体固定在硬板担架上搬运，观察生命体征变化，预防并发症发生。对已确定或疑有颈椎创伤要尽可能用颈托保护颈椎，运送时尽可能避免颠簸，不摇动伤者的身体。

4. 保障救护车转运安全　救护车在拐弯上、下坡及停车调头中要防颠簸，以免病人病情加重，发生坠落等。

5. 保障飞机转运安全 注意保温和湿化呼吸道，一般将伤员横放，休克者头朝向机尾，以免飞行中引起脑缺血。颅脑外伤致颅内高压者应在骨片摘除减压后再空运。脑脊液漏病人因空中气压低会增加漏出液，要用多层纱布加以保护，严防逆行感染。腹部外伤有腹胀者应行胃肠减压术后再空运。气管插管的气囊内注气量要较地面少，因高空低压会使气囊膨胀造成气管黏膜缺血性坏死。

考点提示

院前急救转运途中合理安置病人体位。

6. 转运途中生命维护 监测病人呼吸、体温、脉搏、血压等生命体征以及意识、面色变化、出血等情况；对使用心电监护仪的病人进行持续心电监测，一旦出现病情突变，应在途中进行紧急救护，如采取心电除颤术等。

（三）病人的交接

做好抢救、观察、监护等有关医疗文件的记录，并做好伤病人的交接工作，以便病人的进一步救治与处理。

（四）检查、报告

完成院前急救任务后向急救指挥中心报告，及时检查、更换、补充急救药品，维护急救仪器设备，并对救护车消毒处理。

本章小结

（1）院前急救的目的　保持和挽救病人的基本生命，要做到减轻病人的疼痛，预防继发损伤，以对症治疗、稳定生命体征为目的的安全转运，为后续治疗赢得时间。

（2）院前急救的原则　先排险，后施救；先重伤，后轻伤；先复苏，后固定；先施救，后运送；急救与呼救并重；转送与监护急救相结合。

（3）检伤分类时先危后重，再轻后小。

（4）救护病员时，不同病人要安置合适的体位，建立静脉通道，维持生命体征，为伤员正确松解衣服。

（5）在转运中合理安置病人体位，监护不间断，用药不间断，抢救措施不间断。

（6）院前急救工作程序　接受呼救→发出指令→奔赴现场→安全转运→现场急救。

习　题

一、选择题

【A1/A2 型题】

1. 下列关于院前急救任务的叙述正确的是

A. 生命体征不稳定的急救病人占呼救病人的 70%～80%

B. 呼救病人中 10%～15% 为慢性病病人

C. 病情紧急但无生命危险的急诊病人占呼救病人的 10%～15%

D. 灾害救护是院前救护的经常性任务

E. 院前救护宜先施救，后转送

2. 院前急救是指

A. 急危重病人的现场救护

B. 专业救护人员到来之前的抢救

C. 急、危、重症伤病员进入医院前的医疗救护

D. 途中救护

E. 现场自救、互救

3. 关于伤员的转送，下列哪项错误

A. 对昏迷病人，应将头偏向一侧

B. 生命体征尚不稳定的病人应暂缓汽车长途转送

C. 途中严密观察病情

D. 遇有导管脱出应立即插入

E. 途中不能中断抢救

4. 下列关于灾难检伤分类场所的选择中错误的是

A. 远离灾难现场　　B. 伤员比较集中的地域

C. 避免气候条件影响的地方　　D. 有足够的面积

E. 便于疏散的地方

5. 脑水肿病人血压稳定后可抬高床头

A. 5°~15°　　B. 15°~30°

C. 45°　　D. 60°~75°

E. 45°~90°

6. 院前急救主要经常性任务是

A. 病人呼救　　B. 灾害遇难者急救

C. 救护值班　　D. 紧急救护枢纽

E. 以上都不是

7. 大批伤员中，对于大出血的病人应用何种颜色进行标记

A. 黄色　　B. 绿色　　C. 棕色　　D. 红色　　E. 黑色

8. 下列哪项不属于“生命链”的环节

A. 早期通路　　B. 早期心肺复苏

C. 早期转送　　D. 早期心脏除颤

E. 早期高级心肺复苏

9. 现场急救区的划分，后送区主要接受的是

A. 所有伤病员　　B. 有红色、黄色标识的危重病人

C. 能行走、病情较轻的病人　　D. 死亡病人

E. 需就地抢救的病人

10. 以下哪项不是院外急救的措施

A. 心肺复苏　　B. 气管插管

C. 骨折复位　　D. 止痛

E. 搬运

11. 一急诊创伤病人同时出现下列几种病情，你首先抢救哪一种

A. 休克　B. 窒息　C. 骨折　D. 内脏脱出　E. 伤口渗血

二、思考题

1. 简述院外急救的原则。
2. 在院外救护中，如何进行现场评估？
3. 紧急呼救 120 应注意些什么？

扫码“练一练”

（郭梦黔）

第三章　急诊科的管理

学习目标

1. **熟悉**　急诊预检分诊的概念、方法；急诊绿色通道制度及实施措施。

2. **了解**　急诊科的任务和设置；急诊抢救室仪器设备与管理。

3. 学会运用分诊技巧正确实施对各类急危重症病人的处理；具备正确实施急诊绿色通道各项措施的能力。

急诊科（室）是医院抢救急、危、重症病人的前沿阵地，是急诊病人入院治疗的必经之路，是急救医疗服务体系的重要组成部分。急诊科科学合理的管理机制，是急诊质量持续改进的基础，是急诊病人安全的保障，直接反映了医院的医疗护理水平。因此，加强急诊科管理是提高救护质量的关键。

第一节　概　述

一、急诊科的任务

（一）急诊工作

急诊科应24小时随时应诊，负责对急诊就诊的各种病人和院前救护转送来的伤病员进行接诊，抢救急、危、重症病人；为专科病房输送病员；必要时可参与院前急救和病人转运工作。

（二）急救工作

急诊护士应与医生密切配合，制订各种急诊抢救的应急预案，对即刻危及生命的病人进行抢救；对危重症生命体征不稳定者稳定生命体征；对一般急诊就诊病人识别潜在的威胁生命的危险因素。

（三）科研工作

护理科研是促进护理学科发展的动力，是研究探索护理理论、护理方法和先进的护理技术、提高工作效率的重要手段。急诊科护理科研的开展是推动急诊急救护理专科发展，提高专业地位，培养高素质、高能力护理队伍的需要。应根据急诊病人的特点，积极开展临床护理研究工作，循证实践，寻找规律，提高急诊护理质量，促进急诊医疗护理专业的发展。

（四）培训工作

急诊科应严格执行《全国医院工作条例》《急诊科建设与管理指南（试行）》中有关急诊方面的各项规章制度，并结合急诊科工作实际，建立健全各级、各类急诊护理人员的岗位职责、规章制度和技术操作规范。并对全体医护人员进行多种形式的培训，每隔2年再培训一次，不断学习现代急救知识和技术，提高抢救成功率。

二、急诊科的设置

急诊科应当设在医院内便于病人迅速到达的区域，并邻近大型影像检查等急诊医疗依赖较强的部门。急诊科入口应当通畅，设有无障碍通道，方便轮椅、平车出入，并设有救护车通道和专用停靠处；有条件的可分设普通急诊病人、危重伤病病人和救护车出入通道。急诊科应当有醒目的路标和标识，以方便和引导病人就诊，与手术室、重症医学科等相连接的院内紧急救治绿色通道标识应当清楚明显。在医院挂号、化验、药房、收费等窗口应当有抢救病人优先的措施。急诊科医疗急救应当与院前急救有效衔接。并与紧急诊疗相关科室的服务保持连续与畅通，保障病人获得连贯医疗的可及性。急诊科应当设医疗区和支持区。医疗区包括分诊处、就诊室、治疗室、处置室、抢救室和观察室，三级综合医院和有条件的二级综合医院应当设急诊手术室和急诊重症监护室；支持区包括挂号、各类辅助检查部门、药房、收费等部门。

（一）医疗区

1. 预检分诊处 设在急诊科入口明显位置，标志清楚，室内光线要充足，便于进行预检、分诊。备急诊通讯装置（电话、传呼、对讲机）、血压计、听诊器、手电筒、体温计、压舌板、分诊登记本和候诊椅等常用物品，为方便病人还应放置平车、轮椅、饮水设施。预检人员应由具有3年以上临床护理工作经验的护士担任。严格执行分诊程序及分诊原则，按病人的疾病危险程度进行分诊，对可能危及生命安全的病人应当立即实施抢救。建立急诊就诊记录信息管理系统和急诊临床信息系统，为医疗、护理、感染控制、医技、保障和保卫等部门及时提供信息，并逐步实现与卫生行政部门和院前急救信息系统的对接。有条件的医院设置有自助服务系统，配备有导医或导诊员，优化普通急诊病人就诊流程。

2. 急诊抢救室 急诊科抢救室应当邻近急诊预检分诊处，根据需要设置相应数量的抢救床，每床净使用面积不少于12m^2。抢救室内应当备有急救药品、器械及心肺复苏、监护等抢救设备，并应当具有必要时施行紧急外科处置的功能。

常用的监护和抢救设备有除颤仪、心电监护仪、心电图机、心脏起搏器、心脏复苏机、呼吸机、负压吸引器（有中心负压吸引可不配备）、给氧设备（中心供氧的急诊科可配备便携式氧气瓶）、洗胃机、输液泵、注射泵等；三级综合医院还应配备便携式超声仪和床旁X线机。有需求的医院还可以配备血液净化设备和快速床旁检验设备。

常用的器材有气管插管物品、面罩、简易呼吸囊、洗胃用品、输液器、导尿包、气管切开包、静脉切开包、胸穿包、腹穿包、无菌手套、无菌物品等。常用的急救药品有心脏复苏药物，呼吸兴奋药，血管活性药、利尿及脱水药，抗心律失常药，镇静药，止痛、解热药，止血药，常见中毒的解毒药，平喘药，纠正水电解质酸碱失衡类药，各种静脉补液液体，局部麻醉药，激素类药物等。

3. 诊疗室 设内科、外科、妇产科、儿科、眼科、耳鼻喉科、口腔科等诊疗室。外科诊疗室应设在所有诊疗室中最靠近大门处，以减少血迹污染；眼科、耳鼻喉科、口腔科诊疗室应有特殊设备。急诊科实行24小时开放，诊疗室的医生由专职与各科派值班医生轮流担任相结合。全部病人由急诊医生首诊，先给予必要的诊疗处理，然后分流。遇到疑难、危重病人由专科会诊解决。

4. 治疗室 一般设在护士办公室附近，以便为急诊病人进行各种护理操作。根据各医院情况不同，可分为准备室、注射室、输液室、处置室等。

5. 观察室 观察对象为暂时不能确诊、病情危重的病人，或抢救处置后需要进一步住院治疗的病人。观察室床位数一般按全院总床位数的5%设置，观察室病人原则上在3~5天内离院、转院或收留住院。

6. 急诊手术室或清创室　清创室位置应与抢救室、外科诊疗室相邻，配备开展外科清创缝合和急诊小手术的器械及物品。急诊手术室视急诊科与医院手术室的距离、手术室人员编制等因素而定，外伤病人视病情进行清创处理或经抢救生命体征不稳定且随时有可能危及生命者，应在急诊手术室进行急救手术。

7. 急诊监护室（EICU）　一般设监护床2~8张，室内配备中心监护装置、呼吸机、除颤器、心电图机、供氧装置和负压吸引装置等各种急救设备。由专职医护人员对严重创伤、中毒、各种休克、心力衰竭、急性呼吸衰竭等各种急危重病人进行监护和强化治疗。仪器设备可对病人体温、循环功能、呼吸功能、肝肾功能及脑功能等进行连续监护，发现异常及时处理和抢救。

8. 急诊病房　其设施按住院病房标准配备。目前国内医院通过设立急诊病房缓解急诊病人入院难的矛盾，以弥补医院某些专科设置的缺失，促进急诊病人的分流。急诊病房住院病人疾病谱广泛，往往涉及多专科，在病人的安排上尽量将不同系统疾病的病人分别安置，防止院内交叉感染。因此对病房管理和护理工作提出了更高要求。

9. 隔离诊室　隔离诊室内的物品配备，应有独立的卫生间、防护用品和消毒物品等。遇有疑似传染病病人，护士应及时通知专科医生到隔离室内诊治，病人的排泄物要及时处理。凡确诊为传染病的病人，应及时转送入传染病科或传染病医院诊治。

（二）支持区

1. 急诊医技部门　与急诊科密切相关的X线、B超、常规化验等检查科室，药房及收费室均应集中在急诊区，以便做到不出急诊区就能完成基本的辅助检查与处置。

2. 辅助及支持部门　包括挂号收费处、安全保卫、后勤等部门。目前，大部分医院对急诊后勤实行社会化管理，卫生工作、病人的运送以及物品的传递等杂务，由经过培训的非医务工作者来完成。

三、急诊科的功能布局

急诊科从功能结构上分为三大区域，即红区、黄区和绿区，实行“三区四级”。实施轻重缓急优先就诊顺序，保障急诊病人医疗安全。

1. 红区　抢救监护区，适用于Ⅰ级和Ⅱ级病人处置。

2. 黄区　密切观察诊疗区，适用于Ⅲ级病人，原则上按照时间顺序处置病人，当出现病情变化或分诊护士认为有必要时可考虑提前应诊，病情恶化的病人应被立即送入红区。

3. 绿区　Ⅳ级病人诊疗区。

第二节　急诊科的人员和设备管理

一、急诊科的人员管理

（一）急诊科人员组成

1. 急诊科（室）人员组成　急诊科应当配备足够数量，受过专门训练，掌握急诊医学的基本理论、基础知识和基本操作技能，具备独立工作能力的医护人员。应当有固定的急诊医师，且不少于在岗医师的75%，医师梯队结构合理。除正在接受住院医师规范化培训的医师外，急诊医师应当具有3年以上临床工作经验，具备独立处理常见急诊病症的基本能力。应当有固定的急诊护士，且不少于在岗护士的75%，护士梯队结构合理。急诊护士应当具有3年以上临床护理工作经验，经规范化培训合格，掌握急诊、危重症病人的急救护理技能，常见急救操作技术的配合及急诊护理工作内涵与流程，并定期接受急救技能的再培训，再培训间隔时间原则上不超过2年。

2. 急诊科管理人员组成　三级综合医院急诊科主任应由具备急诊医学副高以上专业技术职务任职资格的医师担任。二级综合医院的急诊科主任应当由具备急诊医学中级以上专业技术职务任职资格的医师担任。主任负责本科室的医疗、教学、科研、预防和行政管理工作，是急诊科诊疗质量、病人安全管理和学科建设的第一责任人。三级综合医院急诊科护士长应当由具备主管护师以上任职资格和2年以上急诊临床护理工作经验的护士担任。二级综合医院的急诊科护士长应当由具备护师以上任职资格和1年以上急诊临床护理工作经验的护士担任。护士长负责本科室的护理管理工作，是本科护理质量的第一责任人。

3. 急救领导小组人员组成　医院应成立急救领导小组，由院长任组长，成员由医务科主任、各大专科主任、急诊科主任或急诊室负责人、护士长等组成，遇有重大抢救任务时负责领导与协调急救工作。

（二）护理人员的素质要求

1. 高尚的思想品德　由于急诊的病人病情危重，往往神志不清、昏迷、休克、躁动、呕吐、大小便失禁等，很多人包括有的家属都想吐，因为脏、难闻的气味，不愿靠近病人，作为急诊室护士，要不怕脏、不怕累、不怕苦，急病人之所急，视病人如家人，尊重病人、尊重生命，以高度的责任心、科学的精神和道德，全心全意为病人服务。

2. 较强的沟通能力　急诊病人刚入院时，由于疾病的影响及环境的改变，会产生恐惧和不安，护理人员要态度和蔼。理解病人，特别是对一些情绪化的病人要多加注意，主动为其提供服务，与病人或其家属交谈，语言必须礼貌规范。

3. 良好的身体素质　急诊科属特殊的工作环境，护理工作繁琐多样，节奏紧张，病人病情复杂多变，生命垂危，每个医护人员为抢救病人全身心的投入，神经高度紧张，所以，护理人员需要保持身体健康，能经受在紧张抢救护理工作中的磨炼。

4. 丰富的知识，娴熟的急救技术　应具有多专科疾病的医疗护理知识，熟练掌握各项急救技术，熟悉抢救药品的应用，掌握抢救仪器及监护食品设备的性能与使用方法，能判断分析常用的监测数据，在急救护理中能及时、准确、迅速地完成各项护理工作。

5. 团队协作精神　能与科室人员及医院有关部门团结协助。抢救工作是个合作过程，只有通过群体合作，才能产生巨大的力量，取得良好的效果。

（三）急诊科的工作制度

急诊科应严格执行《全国医院工作条例》中有关急诊方面的各项规章制度，并根据有关制度要求结合急诊科工作实际制定适合本部门急诊工作的制度及有关规定。同时，制定切实可行的急救程序、各项急救技术操作规程及质量标准和相关的急救预案，制定急诊工作制度、首诊负责制度、预检分诊制度、急诊抢救制度、急诊留观制度、急诊监护室工作制度、急诊值班制度、急诊查房制度、疑难与死亡病例讨论制度、消毒隔离制度、医疗设备仪器管理制度、出诊抢救制度和重大突发事件呈报制度等，使工作规范、有章可循。

知识链接

急诊科管理：应当建立健全并严格遵守执行各项规章制度、岗位职责和相关诊疗技术规范、操作规程，保证医疗服务质量及医疗安全。应当根据急诊医疗工作制度与诊疗规范的要求，在规定时间内完成急救诊疗工作。急诊实行首诊负责制，不得以任何理由拒绝或推诿急诊病人，对危重急诊病人按照“先及时救治，后补交费用”的原则救治，确保急诊救治及时有效。急诊应当制定并严格执行分诊程序及分诊原则，按病人的疾病危险程度进行分诊，对可能危及生命安全的病人应当立即实施抢救。

二、急诊科的设备管理

（一）仪器设备的基本配置

1. 抢救监护仪器设备　除颤仪、心电监护仪、心电图机、心脏起搏器、呼吸机、洗胃机、输液泵、注射泵、简易呼吸囊、洗胃用品、血压计、快速血糖仪、吸引器、血气分析仪、供氧装置、B 超机、X 线机、护理用具（充气式床垫、升降温机、输液治疗车）等。

2. 手术设备　麻醉机、多功能手术床、无影灯、双极电凝器、显微镜、CO_2激光刀、各类急救手术器械。

3. 救护车设备　便携式监护仪、便携式氧气筒、吸引器、出诊箱（内放各类急救药品、物品等）。

（二）仪器设备的维护与管理

（1）抢救室的仪器设备管理责任到人，并有定期检查、登记、签名。

（2）医务人员必须经过培训才能使用各种仪器；操作者必须了解仪器性能及操作规程、注意事项，否则不可随便动用；保管人每周进行一次设施、器械的检查，护士每班当面清点交接，发现问题及时请维修工修理，发现遗失，当班护士应立即向科主任、护士长汇报；对陈旧、磨损的设施使用不便，必须报废的，护士长应向保障部申请报废、更新。

（3）建立仪器使用登记本，对贵重仪器使用后应有记载。当班人员负责使用后的清洁及维护，使该仪器处于备用状态。

（4）操作前需检查仪器，使用后全部关闭仪器，键钮复原，套好机罩。

（5）仪器使用时必须有使用记录，运转有故障时，应及时修理；仪器使用后，护士必须及时清洗、浸泡、消毒管道和附件，晾干后经消毒处理后装配并试机，对主机必须用消毒溶液擦拭或熏蒸消毒处理；使用当中发现故障，及时汇报护士长或科主任，同时汇报器械维修工及保障部，并做好登记。

（6）每天交接班必须清点贵重仪器并签名。

（7）每种器械、设施定人、定期、定地点、定数量管理，保证各种仪器、材料性能良好，并建立仪器档案。

（8）急诊抢救设备一律不外借，使用后要及时归还原处，清理补充，并保持清洁、整齐，以免影响急诊抢救工作。

（9）由专人负责仪器的保养；各种仪器每半年检修一次，并有检修记录。

第三节　急诊预检分诊

故事点睛

旁白： 小清是某医院的一名急诊科护士，一天晚上 9 时，接到 120 急救中心拨打的急救电话，说是“某高速公路上发生一起两辆轿车相撞的交通事故，导致车上 3 人受伤，其中一人重伤，怀疑有腹腔内出血，需要立即送医院急诊科救治，请做好接诊准备。”小清接到电话后，马上报告值班医生，同时准备用物做好急救准备。

人物： 由 2 名同学分别担任故事人物，进行即兴表演。

请问：

1. 小清作为急诊科护士，如何做好接诊分诊处理？
2. 该重伤病人到达急诊科怎样实施急诊绿色通道救治？

一、急诊预检分诊的含义及方法

急诊分诊是指对来院急诊就诊的病人进行快速、重点地收集资料，并将资料进行分析、判断，分类、分科，同时按轻、重、缓、急安排就诊顺序。同时登记入册（档），时间一般应在 2~5 分钟内完成。高质量的分诊能使病人得以及时救治，反之，则有可能因延误急救时机而危及生命。所以，做好这项工作对急危重病人的救治成功与否起着至关重要的作用。

（一）病史采集

1. 询问　通过问诊，得到病人的主观资料，即主诉及其相关的伴随症状，了解病人对疾病的感受、心理状态与行为反应及社会情况，与现病史有关的既往史、用药史、过敏史等。应根据病情有目的地进行问诊，以便收集的资料准确完整。

2. 观察　通过眼、耳、鼻、手等感官来收集病人的客观资料，即主要的体征。用眼观察病人的一般状况，如意识、精神状态、面容表情、肤色、体位，以及排泄物和分泌物的色、量、质。用耳辨别身体不同部位发出的声音如呼吸音、咳嗽音、心音、肠鸣音等。用鼻辨别病人发出的特殊气味。用手触摸病人的脉搏以了解其频率、节律及充盈度，触摸疼痛部位以了解疼痛范围和程度，触摸病人的皮肤以了解体温变化等。借助压舌板、手电筒、体温计、血压计、听诊器等进行查体，也可用心电图机、血糖仪等获得相关资料。

3. 查体　时间允许情况下，对病人头、颈、胸、腹、骨盆、脊柱及四肢进行重点查体或系统检查。

（二）分诊方法

临床上将常用分诊方法概括为分诊公式，以方便记忆和应用。常用的有 SOAP 公式、PQRST 公式、CRAMS 评分等。

1. SOAP 公式　是主观感受、客观现象、估计、计划的四个指标英文单词第一个字母缩写，是院前急救的分诊步骤。

S（subjective，主观感受）：收集病人的主观感受资料，包括主诉及伴随症状。

O（objective，客观现象）：收集病人的客观资料，包括体征及异常征象。

A（assess，估计）：对收集的资料做出综合分析，得出初步判断。

P（plan，计划）：依据判断结果进行专科分诊，按轻、重、缓、急有计划地安排就诊。

2. PQRST 公式　适用于疼痛病人的分诊。

P（provoke，诱因）：疼痛发生的诱因、加重与缓解的因素。

Q（quality，性质）：疼痛的性质，如绞痛、钝痛、电击样、刀割样、针刺样、烧灼样等。

R（radiate，放射）：有无放射痛，放射的部位。

S（severity，程度）：疼痛的程度，把无痛到不能忍受的疼痛用 1~10 的数字来比喻，相当于哪个数值的程度。

T（time，时间）：疼痛开始、持续、终止的时间。

3. CRAMS 评分　主要采用循环、呼吸、运动、语言等生理变化指标进行简易快速地判断伤情。评分原则是：每项正常为 2 分，轻度异常为 1 分，严重异常为 0 分。总分为 10 分，总分愈高，伤情愈轻。>7 分者，死亡率为 0.15%；<7 分者，死亡率为 62%。CRAMS 分值 9~10 分为轻伤；8~7 分为重伤；≤6 分为极重伤（表 3-1）。

表 3-1　CRAMS 评分

分值	2	1	0
循环（circulation）	毛细血管充盈正常 收缩压>13.3kPa	毛细血管充盈迟缓 收缩压为 11.31/13.17kPa	毛细血管无充盈 收缩压<11.31kPa
呼吸（respiration）	正常	>35 次/分	无自主呼吸
胸、腹压痛（abdomen）	无压痛	胸或腹压痛	连枷胸、板状腹或深穿刺伤
运动（motor）	遵嘱动作	只有疼痛反应	无反应
语言（speech）	回答切题	错乱、语无伦次	发音听不懂或不能发音

（三）病情分类

依据卫生部医管司关于征求《急诊病人病情分级试点指导原则（征求意见稿）》卫医管医疗便函［2011］148 号，全国各级各类医疗机构急诊医学科及其医务人员，需按《指导原则》规范地进行诊疗活动。《指导原则》明确指出，急诊病人分级依据是急诊病人病情的严重程度和急诊病人占用急诊医疗资源的多少，根据病人病情评估结果进行分级，实行“三区四级”分类，实施轻重缓急优先就诊顺序，保障急诊病人的医疗安全。

1. Ⅰ级——濒危　病情可能随时危及病人生命，需立即采取挽救生命的干预措施，急诊科应合理分配人力和医疗资源进行抢救。临床上出现下列情况要考虑为濒危病人：气管插管病人、无呼吸/无脉搏病人、急性意识障碍病人，以及其他需要采取挽救生命干预措施（表 3-2）的病人，这类病人应立即送入急诊抢救室。

表 3-2　属于/不属于 ESI（紧急严重指数）挽救生命干预措施

	ESI 挽救生命干预措施	不属于 ESI 挽救生命措施
气道/呼吸	BMV 通气支持、气管插管、外科气道、急诊 CPAP、急诊 BiPAP	氧疗：鼻导管吸氧、非重复呼式面罩吸氧
电生理措施	除颤、心脏电转复、体外起搏	心电监护

续表

	ESI 挽救生命干预措施	不属于 ESI 挽救生命措施
临床操作	张力性气胸胸腔穿刺、开胸手术、心包压塞、心包穿刺、骨髓腔内输液通路建立	ECG、实验室检查、超声检查、创伤腹部超声筛查
稳定血流动力学措施	容量复苏、输血稳定血流动力学、控制大出血	建立静脉通路、生理盐水封管
药物	纳洛酮、50%葡萄糖、多巴胺、阿托品、腺苷	阿司匹林、硝酸甘油、抗生素、肝素、止痛剂、β受体激动剂

2. Ⅱ级——危重　病情有可能在短时间内进展至Ⅰ级，或可能导致严重残疾者，应尽快安排接诊，并给予病人相应的处置及治疗。病人来诊时呼吸循环状况尚稳定，但其症状的严重性需要很早就引起重视，病人有可能发展为Ⅰ级，如急性意识模糊/定向力障碍、复合伤、心绞痛等。急诊科需要立即给这类病人提供平车和必要的监护设备。严重影响病人自身舒适感的主诉，如严重疼痛（疼痛评分≥7/10），也属于该级别。

3. Ⅲ级——急症　病人目前明确没有在短时间内危及生命或严重致残的征象，应在一定的时间段内安排病人就诊。病人病情进展为严重疾病和出现严重并发症的可能性很低，也无严重影响病人舒适性的不适，但需要急诊处理缓解病人症状。在留观和候诊过程中出现生命体征异常者，病情分级应考虑上调一级。

4. Ⅳ级——非急症　病人目前没有急性发病症状，无或很少不适主诉，且临床判断需要很少急诊医疗资源（≤1个）的病人。如需要急诊医疗资源≥2个，病情分级上调1级，定为Ⅲ级。

知识拓展

列入/不列入急诊病人病情分级的医疗资源（规范性附录）如下。

1. 列入急诊分级的医疗资源　实验室检查（血和尿），ECG，X线，CT/MRI/超声血管造影，建立静脉通路补液，静脉注射、肌内注射、雾化治疗，专科会诊，简单操作，如导尿、撕裂伤修补，复杂操作，如镇静镇痛。

2. 不列入急诊分级的医疗资源　病史查体（不包括专科查体），POCT（床旁快速检测），输生理盐水或肝素封管，口服药物；处方再配，电话咨询细菌室、检验室，简单伤口处理，绷带、吊带、夹板等。

（四）分诊要求

（1）急诊预检分诊护士必须业务熟练、责任心强。

（2）必须坚守工作岗位，临时因故离开时须由护士长安排能胜任的护士替代。

（3）对来急诊科（室）就诊的病人，预检分诊护士按轻、重、缓、急依次办理分科就诊手续，并做好登记，包括姓名、性别、年龄、职业、接诊时间、初步判断、是否患传染病等项目，书写要规范、清楚。

（4）遇有分诊错误时，应按首诊医师负责制处理，即首诊医生先看再转诊或会诊，护士应做好会诊、转科协调工作。

（5）遇急危重病人时，应立即将其送入绿色通道，实行先抢救后补办手续的原则。

（6）遇成批伤病员时，应对病人进行快速检伤、分类，分流处理，并立即报告上级及有关部门组织抢救。

（7）遇患有或疑患传染病病人时，应将其安排到隔离室就诊。

（8）遇由他人陪送而来的无主病人时，应优先给予分诊处理，同时做好保护工作。神志不清者，应由两个以上的工作人员清点其随身所带的钱物并签名后上交保卫科保存，等亲属到来后归还。

二、急诊预检分诊的功能

（1）经初步评估，根据病情决定优先诊治顺序。对需要抢救的危重病人开放绿色通道，并立即通知有关医师进行急救。病情稳定后再挂号收费。

（2）给予病人初步的救护措施，如止血、吸氧等。

（3）根据病情，优先安排病人进行简单的化验检查，缩短病人就诊时间。

（4）减轻病人和家属的焦虑心情。

（5）保证急诊通道通畅，减少病人等待就诊时间。

（6）解答病人及家属的询问。

（7）遇到暴力事件及时和保安部门联系。

第四节　急诊绿色通道

为充分体现急救工作的安全、畅通、规范、高效，近年来国内外许多医院建立了“急诊绿色通道”。急诊绿色通道即急救绿色生命安全通道，是指对急危重症病人一律实行优先抢救、优先检查和优先住院的原则，医疗相关手续按病情补办。

一、建立急诊绿色通道的要求

（一）急诊绿色通道的硬件要求

1. 通信设备方便高效　根据地区不同状况，选用对讲机、移动电话、可视电话等通信设备，设立急诊绿色通道专线，24 小时接收院内、外的急救信息。

2. 流程图指示简捷　在急诊大厅设立简明的急诊绿色通道流程图，方便病人及家属快速进入急诊绿色生命通道。

3. 标志清楚醒目　急诊绿色通道的各个环节，包括预检台、抢救通道、抢救室、急诊手术室、急诊药房、急诊化验室、急诊影像中心、急诊留观室和急诊输液室等均有醒目的标志，一般用绿色或红色的标牌和箭头。

4. 医疗设备齐全　一般应备有可移动的推车或床、输液泵、心电图机、多导监护仪、固定和移动负压吸引设备、除颤仪、心脏起搏泵、气管插管设备、面罩、简易人工呼吸囊及呼吸机等。

（二）急诊绿色通道的人员要求

（1）急诊绿色通道的各个环节 24 小时都有值班人员，随时准备投入抢救，并配备 3~4 名护士协助工作。院内急会诊 10 分钟内到位。

（2）急诊绿色通道的各个环节人员均应能熟练胜任各自的工作，临床人员至少有两年以上的急诊工作经验。

（3）设立急诊绿色通道抢救小组，由医院业务院长领导，包括急诊科主任、护士长和各相关科室领导。

二、急诊绿色通道的收纳范围

需要进入急诊绿色通道的病人是指在短时间内发病，所患疾病可能在短时间内（<6 小时）危及病人生命。这些疾病包括但不限于：急性创伤引起的体表开裂出血、开放性骨折、内脏破裂出血、颅脑出血、高压性气胸、眼外伤、气道异物、急性中毒、电击伤及其他可能危及生命的创伤、急性心肌梗死、急性肺水肿、急性肺栓塞、大咯血、休克、严重哮喘持续状态、消化道大出血、急性脑血管意外、昏迷、重症酮症酸中毒、甲状腺危象、宫外孕大出血、产科大出血、小儿高热惊厥等。各家医院具体把哪些病人纳入急救绿色通道，这与医院的医疗人力资源、医疗技术水平、医疗设备、急救制度、病人结构等因素有关。

三、急诊绿色通道的实施措施

急诊的首要任务是抢救急危重症病人，急诊科工作人员中，要认真细致地做好各个环节的工作，对急诊病人进行及时、有效的处理。

（一）快速识别

急诊护士对急诊病人须准确及时分诊，并立即通知医生进行抢救。凡心衰、呼衰、肾衰等脏器功能衰竭，休克，多发伤，急性大出血，急性中毒，电击伤，溺水，需心肺脑复苏或紧急手术挽救生命的急危重症病人，无须任何手续可直接进入急诊绿色通道进行救治，然后再补办手续。

（二）开放绿色通道的管理要求

1. 急诊绿色通道严格执行首诊负责制 使病人顺利进入急诊绿色通道。病情需要会诊时，会诊医师必须在接到电话后 10 分钟内到位。必要时，急诊科值班主任与医务部或总值班有权调动院内有关专家参与抢救。急诊科急、危重病人的诊断以及是否需要手术由急诊科有关专科总住院医师以上人员决定。开放绿色通道流程见图 3-1。

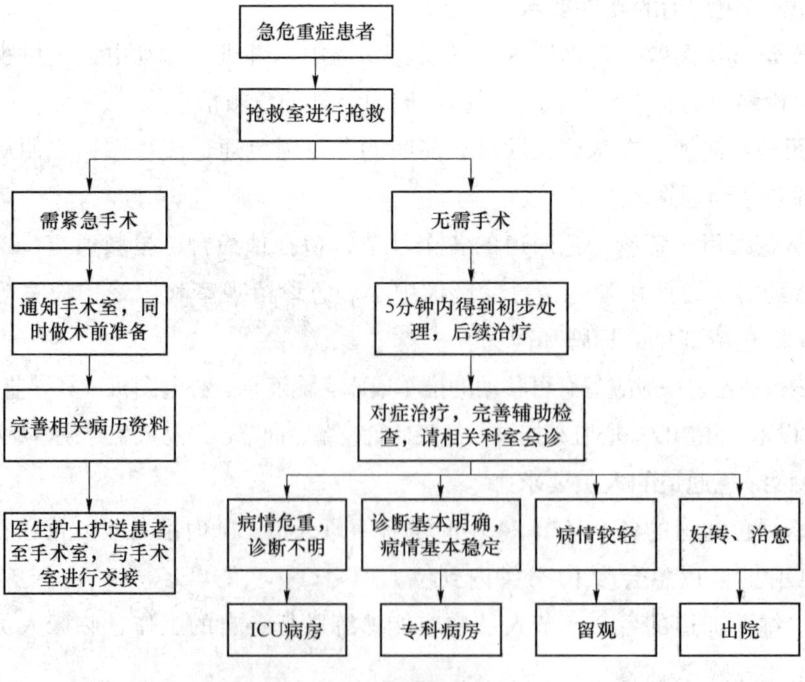

图 3-1 开放绿色通道流程图

2. 设“医院急诊绿色通道”印章 由急诊科护士管理，在界定需要开放绿色通道救治的病人在其处方、检验申请单、收费单、住院证与会诊单等盖上印章。相关科室人员见此印章，必须给予紧急优先处置，不得无故推诿。

3. 其他　遇大批伤员、中毒或传染病、严重多发伤、复合伤、外籍伤病员，应及时向急诊部值班主任汇报，同时向医务部、医院行政领导报告，以便组织抢救。

本章小结

急诊科（室）是医院抢救急、危、重症病人的前沿阵地，是急诊病人入院治疗的必经之路，是急救医疗服务体系的重要组成部分。承担着医疗、教学、科研、培训等各项任务，配备有独立工作区，各功能区布局合理。急诊科必须有足够训练有素的医护人员，健全的工作制度、完善的工作流程、足够的应急预案，并在实际工作中不断修订和改进加强护理人员、急救仪器设备、急救药品和护理质量等方面的管理，不断提升护理质量。急诊分诊是急诊护理工作的重要环节，快速优质的接诊不但对危重病人至关重要，同时还可减轻就诊病人的恐惧心理；分诊时应做到紧急评估、准确判断、快速分流；分诊后的病人，应根据其具体情况给予及时、合理的处理。

习题

一、选择题

【A1/A2 型题】

1. 下列不属于急救物品的是
   A. 除颤器　　B. 心电图机
   C. 纤维胃镜　　D. 电动洗胃机
   E. 简易呼吸囊

2. 下列不属于预检分诊处配备的物品和设备是
   A. 电子血压计　　B. 体温计
   C. 抢救车　　D. 手电筒
   E. 听诊器

3. 不属于分诊护士的职责范围的是
   A. 分清病人的轻重缓急　　B. 对所有急诊病人进行登记
   C. 维持就诊环境　　D. 护送病人入病房
   E. 参与急救

4. 下列不属于急诊科的设置是
   A. 预检分诊处　　B. 急诊诊查室
   C. 急诊抢救室　　D. 急诊换药室
   E. 急诊观察室

扫码“练一练”

5. 生命支持类仪器设备必须

A. 每半天检测一次　　B. 每天检测一次

C. 每 3 天检测一次　　D. 每 5 天检测一次

E. 每 7 天检测一次

（二）思考题

1. 什么是急诊分诊？

2. 开放绿色通道的注意事项是什么？

（韦艳春）

第四章　重症监护

学习目标

1. **掌握**　ICU概念；中心静脉压监测、心输出量监测、呼吸功能监测和颅内压监测技术。

2. **熟悉**　ICU的规模、人员编制和要求；ICU病人收治的范围。

3. **了解**　ICU的任务和设置；ICU感染的管理。

4. 具备运用各种监护技术对各类危重症病人进行监护和正确实施ICU护理的各项措施的能力。

第一节　重症监护病房的管理

重症监护病房（ICU）即重症加强护理病房，它是重症医学学科的临床基地，对因各种原因导致一个或多个器官与系统功能障碍危及生命或具有潜在高危因素的病人，及时提供系统的、高质量的医学监护和救治技术，是医院集中监护和救治重症病人的专业科室。ICU应用先进的诊断、监护和治疗设备与技术，对病情进行连续、动态的定性和定量观察，并通过有效的干预措施，为重症病人提供规范的、高质量的生命支持，改善生存质量。早在20世纪30年代，在美国约翰霍普斯金大学附属医院建立重症监护病房，针对脑外科手术后病人提供密切的观察与护理。20世纪50年代脊髓灰质炎流行，病人面临呼吸衰竭的危险情况，早期呼吸衰竭病人在当时只能依赖简单的负压呼吸机“铁肺”进行辅助呼吸，由此建立了呼吸支持重症病房。1960年，麻醉恢复室初步成立，用来护理重大的手术后病人，初步形成了重症监护的基本概念。经过近50年的发展，重症病人的生命支持技术水平，直接反映医院的综合救治能力，体现医院整体医疗实力，是现代化医院的重要标志。我国ICU的建立起步较晚，始于20世纪80年代初期，但发展很快，目前国内三甲医院均设有ICU，大部分的县级医院也已经设置了相应等级的ICU病房。

一、ICU模式

依据医院的规模、条件进行设置，目前大致分为综合ICU和专科ICU两种模式。

1. 综合ICU　综合ICU主要包括外科重症监护病房（SICU）、内科重症监护病房（MICU）、急诊重症监护病房（EICU）等。

2. 专科ICU　包括烧伤重症监护病房（BICU）、呼吸重症监护病房（RICU）、肾病重症监护病房（KICU）、新生儿重症监护病房（NICU）、产科重症监护病房（OICU）、儿科重症监护病房（PICU）、麻醉重症监护病房（AICU）、移植重症监护病房（TICU）等。

部分有条件的医院还会对综合ICU，甚至专科ICU继续细分，如心血管重症监护还可分为冠心病重症监护治疗病房（CCU）、心肺重症监护病房（CPICU）、心脏外科重症监护病房（CSICU）、神经外科重症监护病房（NSICU）等等，以便于深度和精准监护。

二、ICU 规模

1. 床位数设置 在国内三级综合医院，ICU 床位数一般为医院病床总数的 2%～8%。发达国家 ICU 床位数占全院总床位的 5%～10%。每个床单元使用面积不少于 9.5m^2，建议 15～18m^2，床间距大于 1m。单间病室使用面积不少于 18m^2，建议 18～25m^2。ICU 每张床占地面积不小于 20m^2，以 25m^2 为宜，也可根据人力、物力、房间条件设置每单元床位数。室温以 20～22℃，湿度 50%～60% 为宜。ICU 床位使用率以 75% 为宜，全年床位使用率平均超过 85% 时，应适度扩大规模。

2. 中央工作站设置 病室以中央工作站为中心呈圆形、扇形或 T 形等排列，以稍高出地面、直接观察到所有病床的扇形设计为佳。站内设置中心监护仪、计算机等设备，存放病历夹、医嘱本、治疗本、病情报告本及各种记录表格，是各种监测记录的场所。

3. 手卫生设施 安装足够的洗手设施，单间每床 1 套，开放式病床至少每 2 床 1 套，每套设施至少包括非手接触式洗手池、洗手液和擦手纸。每床床旁放置快速手部消毒装置 1 套。

三、ICU 人员编制

ICU 必须配备足够数量，受过专门训练，掌握重症医学的基本理念、基础知识和基本操作技术，具备独立工作能力的医护人员。医生人数与床位数之比应为 0.81 以上，护士人数与床位数之比应为 2.5～3∶1 以上。可以根据需要配备适当数量的医疗辅助人员，有条件的医院还可配备相关的设备技术与维修人员。

1. ICU 医生基本要求 掌握重症病人重要器官、系统功能监测和支持的理论与技能，要对脏器功能及生命的异常信息具有足够的快速反应能力：休克、呼吸功能衰竭、心功能不全、严重心律失常、急性肾功能不全、中枢神经系统功能障碍、严重肝功能障碍、胃肠功能障碍与消化道大出血、急性凝血功能障碍、严重内分泌与代谢紊乱、水电解质与酸碱平衡紊乱、肠内与肠外营养支持、镇静与镇痛、严重感染、多器官功能障碍综合征、免疫功能紊乱。要掌握复苏和疾病危重程度的评估方法。除掌握临床科室常用诊疗技术外，应具备独立完成以下监测与支持技术的能力：心肺复苏术、颅内压监测技术、人工气道建立与管理、机械通气技术、深静脉及动脉置管技术、血流动力学监测技术、持续血液净化、纤维支气管镜等技术。

2. ICU 护士基本要求 掌握重症监护的专业技术，包括输液泵的临床应用和护理，外科各类导管的护理，给氧治疗、气道管理和人工呼吸机监护技术，循环系统血流动力学监测，心电监测及除颤技术，血液净化技术，水、电解质及酸碱平衡监测技术，胸部物理治疗技术，重症病人营养支持技术，危重症病人抢救配合技术等。除掌握重症监护的专业技术外，应具备以下能力：各系统疾病重症病人的护理、重症医学科的医院感染预防与控制、重症病人的疼痛管理、重症监护的心理护理等。

3. 科主任和护士长基本要求 具有副高以上专业技术职务任职资格的医师担任主任，全面负责医疗护理工作和质量建设。护士长应当具有中级以上专业技术职务任职资格，在重症监护领域工作 3 年以上，具备一定管理能力。

四、ICU 设备设置

必须配置必要的监测和治疗设备，以保证危重症病人的救治需要。

1. 常用的监测设备　多功能生命体征监测仪、呼吸功能监测装置、血流动力学监测设备、血气分析仪、心电监护仪、心电图机等。影像学监测设备有床边 X 线机、超声设备等。

2. 常用的治疗设备　输液泵、注射泵、呼吸机、除颤仪、临时心脏起搏器、主动脉内球囊反搏装置、血液净化装置等。

3. 床单位　每床配备完善的功能设备带或功能架，提供电、氧气、压缩空气和负压吸引等功能支持。每张监护病床装配电源插座 12 个以上，氧气接口 2 个以上，压缩空气接口 2 个和负压吸引接口 2 个以上。医疗用电和生活照明用电线路分开。每个床位的电源应该是独立的反馈电路供应。有备用的不间断电力系统（UPS）和漏电保护装置；每个电路插座都应在主面板上有独立的电路短路器。

4. 其他必配设备　心电图机、血气分析仪、除颤仪、心肺复苏抢救装备车（车上备有喉镜、气管导管、各种管道接头、急救药品以及其他抢救用具等）、纤维支气管镜、升降温设备等。三级医院必须配置血液净化装置、血流动力学与氧代谢监测设备。

五、ICU 诊治范围

（一）ICU 病人准入标准

并非医院内所有就诊病人都能够入住 ICU，ICU 的病人收治应遵循相应的原则，主要包括四类情况：第一类是急性、可逆、已经危及生命的器官功能不全，经过 ICU 的严密监护和加强治疗，短期内可能得到康复的病人；第二类是存在各种高危因素，具有潜在生命危险，经过 ICU 严密的监护和随时有效治疗可能减少死亡风险的病人；第三类是在慢性器官功能不全的基础上，出现急性加重且危及生命的症状或体征，经 ICU 的严密监护和治疗可能恢复到原来状态的病人；第四类是其他适合在重症医学科进行监护和治疗的病人。但是慢性消耗性疾病的终末状态、不可逆性疾病和不能从 ICU 监护治疗中获得益处的病人，一般不是 ICU 的收治范围。

（二）ICU 的服务对象

（1）各种复杂大手术后的病人，尤其术前有并发症或术中生命体征不稳定者（如肝肾移植术后、心脏外科及颅脑术后）。

（2）各种原因所致急性呼衰或慢性呼衰急性发作者或其他需要呼吸管理和呼吸支持的病人。

（3）各种类型的休克、严重复合性创伤病人。

（4）心功能不全或有严重心律失常病人。

（5）某些意外灾害性疾病，如各种中毒、溺水、触电等。

（6）各种原因所致呼吸、心搏骤停，心肺复苏后需进一步生命支持，经治疗可望恢复的多器官功能衰竭病人。

（7）妊娠高血压综合征、羊水栓塞、产后大出血病人等。

（8）各种代谢性疾病危象者严重感染、败血症、感染性休克等生命体征不稳定者。

（9）严重营养及水、电解质代谢严重失衡者。

（三）ICU 病人转出标准

ICU 病人转出标准：急性器官或系统功能衰竭已基本纠正，需要其他专科进一步诊断治疗；病情转入慢性状态，病人不能从继续加强监护治疗中获益。

六、医院感染管理

ICU是医院感染的高发区域，感染部位包括肺部感染、尿路感染、伤口感染等。加强医院感染管理，严格执行手卫生规范及对特殊感染病人的隔离。严格执行预防、控制呼吸机相关性肺炎、血管内导管所致血行感染、留置导尿管所致感染的各项措施，加强耐药菌感染管理，对感染及其高危因素实行监控。

1. 整体布局 应该使放置病床的医疗区域、医疗辅助用房区域、污物处理区域和医务人员生活辅助用房区域等有相对的独立性，以减少彼此之间的干扰和控制医院感染。

2. 设施 病房环境应具备良好的通风、采光条件。医疗区域内的温度应维持在（24±1.5）℃左右。具备足够的非接触性洗手设施和手部消毒装置，单间每床1套，开放式病床至少每2床1套。

3. 工作人员管理 尽量减少进出ICU的工作人员。工作人员进入ICU要更换专用工作服、换鞋、戴口罩、洗手，因事外出必须更衣或穿外出衣。接触特殊病人如MRSA感染或携带者，或处置病人可能有血液、体液、分泌物、排泄物喷溅时，应穿隔离衣或防护围裙。严格执行手卫生规范和正确使用手套。

4. 病人管理感染病人与非感染病人应分开安置 对于空气传播的感染，如开放性肺结核，应隔离于负压病房。接受器官移植等免疫功能明显受损病人，应安置于正压病房。医务人员不可同时照顾正、负压隔离室内的病人。如无禁忌证，应将床头抬高30°~45°。

5. 探视管理 尽量减少不必要的访客探视。探视人有疑似或证实呼吸道感染症状时或婴幼儿，禁止进入ICU探视，探视者进入ICU前穿隔离衣、戴口罩和穿鞋套。

6. 医疗操作流程管理 各项医疗、护理操作严格执行无菌技术原则。各种引流应保持密闭性，引流管通畅。每日评估深静脉置管、尿管、气管导管等，尽早拔管。做好口腔护理、声门下分泌物吸引和呼吸机管道护理，预防呼吸机相关性肺炎的发生。

7. 物品管理规范 使用一次性物品，用后物品按照使用规范和医院感染管理要求进行清洁、消毒或灭菌处理；定期对仪器、设备进行清洁消毒，病床、台面、桌面等定期擦拭消毒。

8. 环境管理 定期对病室进行彻底清洁和消毒，定时开窗通风或机械通风，保持ICU室内空气流通，空气新鲜无异味。

七、质量管理

应当建立健全各项规章制度、岗位职责和相关技术规范、操作规程，并严格遵守执行，保证医疗服务质量。应当加强质量控制和管理，指定专（兼）职人员负责医疗质量和安全管理。医院应加强对重症医学科的医疗质量管理与评价，医疗、护理、医院感染等管理部门应履行日常监管职能。

第二节　危重病人监护

危重症监护是利用先进的、精密的医疗设备，对急危重症病人进行多方面的监测，并根据所得到的资料，进行综合分析，从而达到挽救生命，治愈疾病的目的。持续生命体征监测，对那些危及病人生命现象能够及早发现早期干预，可以有效地防止意外事件发生。

故事点睛

旁白：王凌是ICU护士，某天小夜班接到手术室电话："病人，老年男性，在旅游途中因车祸致伤胸腹部受伤致肝脾破裂、多发伤肋骨骨折、肾挫伤，既往冠心病史20余年，急诊行肝脾破裂修补术，手术10分钟后结束，需要转你科监护治疗，请做好准备。"

人物：由两名学生分别担任案例中人物，进行即兴表演。

请问：

1. 王凌作为急诊科护士，如何做好接诊危重症病人的准备？
2. 该重伤病人到达ICU后怎样实施监护措施？

一、ICU病人的接诊

ICU收治对象主要来自院内住院病人，少数来自急诊科。拟转入ICU的病人，应由病人所在科室医师书面或电话向ICU提出会诊申请，经ICU医师会诊，明确病人主要病情，主要指征，需要监护治疗的主要问题后，再决定是否需要转入。病人转ICU后应常规下病危通知书，医生要向病人家属和单位领导交代病情，以取得其理解与配合。

二、ICU监护内容

ICU监护主要是通过对危重病人各系统功能的动态监测，有效反映出危重病人全身脏器功能和内环境状况的重要辅助手段。监护内容有循环、呼吸、泌尿、中枢神经、体液、血液、肝脏、胃肠及免疫等，其中以循环、呼吸、泌尿三系统的监护为主要。一般的呼吸系统衰竭出现较早，两个以上系统器官功能衰竭，称为多系统器官功能衰竭。心、肺、肾三器官功能衰竭，称为"三衰"。

（一）循环系统监护

监测心脏的前、后负荷，心肌收缩力和心肌供氧状况等。监测项目包括心率、节律、心输出量（CO）或心脏指数（CI）、心脏搏出量、左室做功指标、右室做功指标、中心静脉压（CVP）、肺动脉压、肺毛细血管嵌顿压（PCWP）、全身血管阻力指数、肺血管阻力指数等。

（二）呼吸系统监护

潮气量、每分通气量、呼吸频率、呼吸幅度、平均气道压力、平均气阻力、吸气力、呼气力、气道峰值压力、肺的动态或静态顺应性、肺通气与血流比例、肺泡动脉氧分压差、末梢氧饱和度、呼气末二氧化碳分压，以及血气分析指标（如pH值、氧分压、二氧化碳分压等）。

（三）泌尿系统监护

24小时或每小时尿量，尿比重、尿pH值、尿蛋白定量，血、尿肌酐和尿素氮的测定，内生肌酐清除率，血、尿渗透压比值，24小时代谢产物（如尿素氮、肌酐、总氮及电解质成分等）在尿中排出量。

（四）中枢神经系统监护

意识状态、瞳孔大小及对光反应、肢体肌力及肌腱反射、皮肤感觉等临床观察，有条件可做颅内压力、脑电图、脑血流图监测及头颅影像学检查。

（五）水、电解质和酸碱平衡

血液钾、钠、氯、钙离子测定，微量元素的测定，24 小时尿电解质成分的排出量，血液 pH 值、PCO_2、实际碳酸氢根、标准碳酸氢根、剩余碱和缓冲碱等。

（六）血液系统监护

血红蛋白、血细胞比容、白细胞计数和分类、血小板计数、出血时间、凝血时间、凝血酶原时间、部分凝血活酶时间、纤维蛋白原定量、纤维蛋白原降解产物定量、3P 试验，必要时做骨髓穿刺检查。

（七）消化系统

血清总胆红素、结合胆红素、白蛋白、球蛋白、谷丙转氨酶，胃液 pH 值、呕吐物或粪便潜血试验，观察腹胀、腹水、腹痛、肠鸣音等。

（八）代谢和营养

人血白蛋白、转铁蛋白含量、血葡萄糖、肌酐测定、24 小时肌酐排出量、总氮平衡、基础代谢率、呼吸商测定、体重、皮肤皱折厚度、中臂肌肉周长测定。

三、ICU 护理要点

（一）评估和观察要点

（1）评估病人的病情、意识状态、生命体征、心理状况、合作程度。

（2）观察病人的氧合状况，包括血氧饱和度水平，血气分析的指标变化等。

（3）评估病人管道留置情况：有无气管插管、深静脉置管、动脉穿刺置管、外周静脉置管、胃管、引流管、尿管等。观察置管局部皮肤情况，置管时间及置管长度，是否通畅，引流液颜色、性质及量。

（二）实施要点

（1）凡进入 ICU 的病人，均按重症监护护理级别予以监护，及时完成卫生处置，制定重症监护计划。

（2）进行基础监护，如神志、瞳孔、心电、血压、血氧饱和度、脉搏、呼吸、体温，并随时记录。准确记录 24 小时出入量，每班小结，24 小时总结。

（3）根据病情选择体位（平卧或抬高床头）、氧疗方式。保持呼吸道通畅，建立人工气道者按人工气道护理常规护理，机械通气者按机械通气护理常规护理。

（4）建立、维护有效静脉通道，保证药物应用。如进行中心静脉压监测，严格按深静脉穿刺常规护理。

（5）补充营养水分，及时纠正水、电解质紊乱：危重病人分解代谢增加，机体消耗大，需及时补充营养水分以保持水、电解质的平衡。

（6）安全护理。保持各种管道妥善固定、保持通畅；对烦躁不安的病人适当使用约束带；预防压疮、肺部感染、尿路感染及下肢深静脉血栓等并发症；严格按操作规程执行各种仪器设备，保证安全。

（7）心理护理。对生命垂危、神志尚清的病人，针对不同的心理反应、情绪变化给予相应的心理护理，消除紧张、恐惧情绪，避免 ICU 紧张综合征发生。

第三节　监护技术

一、循环功能监测

循环系统功能监测是反映心脏、血管、血液、组织的氧供氧耗等方面的功能指标。一般可将循环系统功能监测分为无创性和有创性两大类。无创性血流动力学监测是应用对机体没有机械损伤的方法，经皮肤或黏膜等获得有关心血管功能的各项参数，如无创动脉血压监测已成为常用的监测手段。有创的血流动力学监测是指经体表插入各种导管或监测探头到心脏和（或）血管腔内，利用各种监测装置直接测定心血管功能参数，如中心静脉压监测、有创血压监测、肺动脉漂浮导管、脉搏指示连续心排出量监测等。

（一）心率监测

1. 正常值　正常成人安静时心率（HR）60～100 次/分，随着年龄的增长而变化。小儿心率较快，老年人心率较慢。多功能心电监护仪可监测生命体征、心律的变化，可根据病人病情设置心率报警上、下限。

2. 临床意义

（1）判断心输出量心率对心排血量有很大的影响　心输出量（CO）= 每搏输出量（SV）×心率（HR）。在一定的范围内，心率增加，心排出量会增加。当心率超过 160 次/分时，由于心室舒张期缩短，心室充盈不足，每搏输出量减少，而使心排出量减少。心率低于 50 次/分，尽管心室充盈时间增加，每搏输出量增加，但心输出量减少。

（2）计算休克指数（shock index，SI）　失血性休克时，心率改变最敏感，心率增快多在血压下降前发生，SI=HR/SBP。SI=0.5，表明血容量正常；SI=1，提示失血量占血容量的 20%～30%；SI>1 时，提示失血量占血容量的 30%～50%。

（3）估计心肌耗氧（MVO_2）　心肌耗氧与心率的快慢密切相关。心率的快慢与 MVO_2 呈正相关。心率与收缩压的乘积（rate pressure product，Rpp）反映了心肌耗氧情况。Rpp=SBP×HR。正常值应小于 12 000，若大于 12 000 提示心肌负荷增加，心肌氧耗增加。

（二）动脉压监测

动脉压（arterial blood pressure，BP），即血压，是最基本的循环系统监测项目。影响动脉压的因素包括心排出量、外周血管阻力、血容量、血管壁弹性、血液黏滞度等。血压能够反映心室后负荷、心肌耗氧及周围血管阻力。血压的监测方法分为两类：无创血压测量法和有创血压测量法。

1. 无创动脉血压监测　无创血压监测分为手动测压法和自动间断测压法。

（1）手动测压法　为经典的血压测量方法，即袖套测压法。用手法控制袖套充气，压迫周围动脉（常用肱动脉）间断测压。

（2）自动测压法　是 ICU 和临床麻醉使用最广的血压监测方法，它克服了手动测压法的缺点，是现代心血管监测史上重大的突破之一。目前最普遍使用的是自动间断测压法，又称自动无创伤性测压法（automated noninvasive blood pressure，NIBP）。

2. 有创动脉血压监测　有创动脉血压监测是将动脉导管置入动脉内直接测量动脉内血压的方法。适用于休克、危重症、严重的周围血管收缩、重大手术或存在的高循环功能障碍风险的手术病人的血压监测。常用于动脉内置入导管的部位包括桡动脉、股动脉、腋动脉、肱动脉、足背动脉，其中首选桡动脉，其次为股动脉。正常情况下有创动脉血压比无创动脉血压高 2~8mmHg，危重病人可高 10~30mmHg。

（1）目的　①持续、动态、直接监测动脉压力的变化过程，不受人工加压、袖带宽度及松紧度影响，准确可靠，随时取值；②根据动脉波形变化判断心肌收缩能力；③应用血管活性药物时可及早发现动脉压力的变化；④可反复采集动脉血气标本，减少病人痛苦。

（2）测压途径及方法　首选桡动脉，位置表浅、相对固定，易穿刺成功和管理方便。选用桡动脉进行穿刺置管，接上测压管道系统，用肝素稀释液冲洗动脉套管以防止凝血，保持管道通畅，将测压管道系统与压力监测仪相连，即可显示动脉压力的数值和（或）动脉压波形。

（3）注意事项　①直接测压与间接测压之间有一定的差异，直接测压的数值一般比间接法略高出 0.66~2.66kPa（5~20mmHg）。②用肝素稀释液冲洗动脉套管以防止凝血，保持管道通畅。③换能器的高度应与心脏在同一水平。④不同部位的动脉压差。仰卧位时，从主动脉到远心端的周围动脉，收缩压依次升高，而舒张压逐渐降低，如足背动脉的收缩压较桡动脉高而舒张压较低。

3. 血压监测的临床意义

（1）收缩压（SBP）　反映心肌收缩力和心排出量，其重要性在于克服各脏器的临界关闭压，保证脏器的供血。

（2）舒张压（DBP）　主要与冠状动脉血流有关，其重要性在于维持冠状动脉灌注压（CPP）。

（3）平均动脉压（MAP）　是心动周期的平均血压。MAP = DBP + 1/3 脉压 = DBP + 1/3（SBP−DBP）。MAP 与心排出量和体循环血管阻力有关。MAP = CO（心排出量）×SVR（体循环血管阻力），是反映脏器组织灌注良好的指标之一。MAP 正常值为 7.98 ~ 13.3kPa（60~100mmHg），受 SBP 和 DBP 双重影响。

（三）中心静脉压监测

中心静脉压（central venous pressure，CVP）是指腔静脉与右心房交界处的压力，是反映右心前负荷的指标。中心静脉压由四部分组成：右心室充盈压；静脉内壁压力，即静脉内血容量；静脉外壁的压力，即静脉收缩压和张力；静脉毛细血管压。因此，CVP 的大小与血容量、静脉压力和右心功能有关。但是 CVP 受静脉腔内瓣膜与其他机械因素的影响，故不能确切反映血容量与心功能等状况。临床实践中，通常进行连续测定，动态观察其变化趋势。

1. 适应证

（1）各类大中手术，尤其是心血管、颅脑和胸部的大手术。

（2）重症休克病人的手术或抢救。

（3）脱水、失血和血容量不足。

（4）需要大量静脉输血、输液的病人。

（5）右心功能不全。

（6）需要完全胃肠外营养治疗者。

2. 测量方法　经皮穿刺测量中心静脉压，主要经颈内静脉或锁骨下静脉，将中心静脉导管插至上腔静脉，也可经股静脉用较长导管插至胸腔内下腔静脉。将刻有厘米水柱的标尺固定在输液架上，标尺零度对准腋中线右心房水平。中心静脉导管外接三通管，一端与输液器相连，一端与连接管相连，连接管内充满液体，排除空气。阻断输液器，即可测CVP（图4-1）。CVP高低，主要反映右心前负荷和血容量。

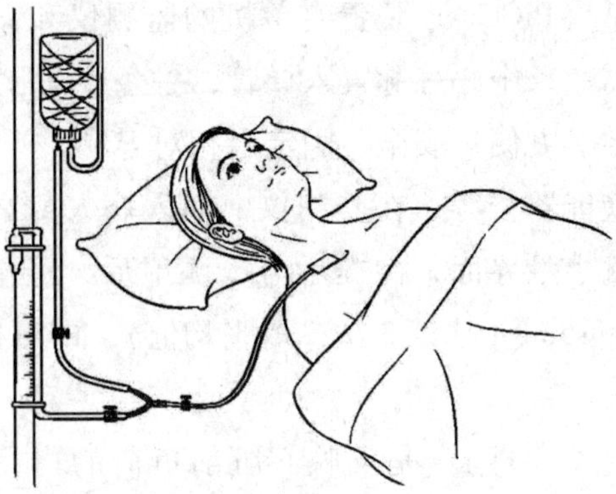

图4-1　中心静脉压监测

3. 正常值及临床意义　正常值0.49～1.18kPa（5～12cmH_2O），<0.20～0.49kPa（2～5cmH_2O），提示右心房充盈欠佳或血容量不足，需要快速补液；>1.47～1.96kPa（15～20cmH_2O），提示右心功能不全或血容量超负荷，需采取强心、利尿等措施。CVP监测是反映右心功能的间接指标，对了解循环血量和右心功能具有十分重要的临床意义，对临床指导治疗具有重要的参考价值。

4. 注意事项

考点提示

CVP的临床意义。

（1）严格无菌操作，严密监测生命体征及病情变化。

（2）每班均应检查导管置入长度，测压导管连接是否正确，严防空气进入；每8h冲洗测压管道一次，以确保管道通畅。疑管腔堵塞时不能强行冲注，只能拔除，以防血块栓塞。

（3）每次测压前检查压力定标及监护仪的零点位置。

（4）准确记录测量数据，波形如有异常变化时，及时查找原因并调整好导管。

（5）尽量不安排在中心静脉压的测量通路上同时予药液输入，以免在测试时影响有效的药物浓度。

5. 影响CVP的因素

（1）病理因素　CVP升高见于右心房及左、右心室心力衰竭、心房颤动、肺栓塞、支气管痉挛、输血补液过量、纵隔压迫、张力性气胸及血胸、慢性肺部疾患、心脏压塞、缩窄性心包炎、腹内压增高的各种疾病及先天性和后天性心脏病等。CVP降低的原因有失血和脱水引起的低血容量，以及周围血管扩张，如神经性过敏性休克。

（2）神经体液因素　交感神经兴奋，儿茶酚胺、抗利尿激素、肾素和醛固酮等分泌增加，血管张力增加，使CVP升高。相反，某些扩血管活性物质，使血管张力减少，血容量相对不足，CVP降低。

（3）药物因素　快速输液、应用去甲肾上腺素等血管收缩药，CVP明显升高。应用扩血管药或心功能不全病人应用洋地黄等强心药后，CVP下降。

（4）其他　缺氧、肺血管收缩、气管插管或气管切开、病人挣扎和躁动、控制呼吸时胸膜腔内压增加、腹腔手术和压迫等均使 CVP 升高。麻醉过深或椎管内麻醉时血管扩张，CVP 降低。

6. 常见并发症　主要有空气栓塞、动脉损伤、局部血肿、神经损伤、气胸、感染等。

（三）脉搏指示连续心排出量监测

脉搏指示连续心排出量（PiCCO）装置有单机的监测仪和 PiCCO 模块两大类，导管置入连接方式基本一致，均需一条中心静脉置入导管，一条股动脉或腋动脉置入 PiCCO 导管，通常以股动脉置入较为简单、方便、安全、固定也相对容易。

导管置入成功后，将换能器校零，在监测仪上输入病人身高、体重和中心静脉压等基本参数。将监测仪调至心输出量界面，待提示可以注射后，经中心静脉导管处快速（5 秒钟内）注入冰生理盐水 10~15ml（建议 3 次，取平均值），即可见描记出热稀释曲线，得出相应血流动力学参数。

1. 全心舒张末期容积（GEDV）　是反映心脏前负荷的指标，它优于一般使用的 CVP 和肺动脉楔压（PAWP），可不受呼吸和心脏功能的影响，真正反映心脏的前负荷数。

2. 胸腔内血容量（ITBV）　是由 GEDV 和肺血管内总容量（PBV）组成，能直接反映心脏容量负荷状况。

3. 血管外肺水（EVLW）　由细胞内液、肺间质内液和肺泡内液组成。通常情况下细胞内液变化较小，而肺间质内液和肺泡内液却能准确反映肺水肿的严重程度，因此 EVLW 的变化与肺水肿发展密切相关，是目前监测肺水肿的特异性量化指标。

4. 其他指标　心输出量指数（CFI）、持续心输出量（PICCO）、有创动脉血压（ABP）、每搏输出量变异度（SW）、脉压变异率（PPV）、全身血管阻力（SVR）、肺血管通透性指数（PVPI）、左心室收缩力指数（dp/dt max）等。

5. 注意事项　①病人保持平卧位注意股动脉置管侧肢体适当制动，防止导管打折、弯曲脱离，保证导管通畅。②PiCCO 测量每 8 小时换能器校零用经肺热稀释法测量单次心输出量并校正 PiCCO 持续监测数据。测量前中心静脉停止输液 30 秒以上，经中心静脉 5 秒内快速匀速注入冰盐水 10~15ml，重复上述操作 3 次取平均值，仪器计算分析获得各种数据（以每次测量的差值不超过 15% 为测量有效）。如有病情变化或数值突然变化须重新测量。避免反复频繁测定，增加心脏负荷测量过程勿触摸中心静脉的温度传感器和导管，避免手温影响测量准确性。③预防并发症严密观察肢体皮肤温度，定时测量下肢腿围，观察下肢有无肿胀及有无下肢静脉回流受阻的现象，并需观察、记录足背动脉搏动情况，防止血栓形成。

二、呼吸功能监测

呼吸功能监测的主要目的是评价病人的呼吸功能状态，诊断呼吸功能障碍的类型和严重程度，评价呼吸治疗的有效性。

（一）呼吸运动观察

呼吸运动是在中枢神经系统的调节下，主要依靠胸腹部呼吸肌的运动，引起胸廓的扩大和缩小，有节律地产生呼气与吸气动作。病理状况下，呼吸运动的频率和节律可发生改变。

1. 呼吸频率　是呼吸功能最简单的基本的监测项目，可通过目测，也可通过仪器测定。正常成年人呼吸频率为 10~18 次/分。小儿年龄越小，呼吸频率越快，1 岁时呼吸频率为 25 次/分，新生儿为 40 次/分。呼吸频率的增快或减慢，均提示可能发生呼吸功能障碍。

2. 常见的异常呼吸类型

（1）紧促式呼吸　见于胸膜炎、胸腔肿瘤、肋骨骨折、胸背部剧烈扭伤、颈胸椎疾病引起疼痛者。特点是呼吸运动浅促而带有弹性。

（2）深浅不规则呼吸　多见于周围循环衰竭、脑膜炎或各种病因引起的神志丧失者。特点是呼吸深浅不规则。

（3）蝉鸣样呼吸　发生于会厌部阻塞，为上呼吸道梗阻，吸气时发生高音调啼鸣音，并有吸气性呼吸困难和“三凹征”。

（4）鼾音性呼吸　主要因上呼吸道有大量分泌物潴留所致，见于昏迷或咳嗽反射无力病人。

（5）哮喘性呼吸　见于哮喘、肺气肿及其他喉部以下有阻塞者。特点是呼气期较吸气期延长，并带有哮鸣音。

（6）叹息式呼吸　见于癔症、过度疲劳、肺结核、周围循环衰竭等病人。

（7）点头样呼吸　见于垂死病人。吸气时，胸锁乳突肌收缩，下颏上移；呼气时，下颏重返原位，类似点头样。

（8）潮式呼吸　在阵发性的急促深呼吸后，出现一段呼吸暂停时间，且反复交替出现。一般每次周期历时 30~70 秒。见于脑炎、颅内压增高、肾衰竭等垂危病人。

（9）间歇呼吸　一次或多次强呼吸继以长时间呼吸暂停，之后又出现第二次这样的呼吸。周期持续时间变化约 10 秒~1 分钟。

（二）呼吸功能测定

1. 潮气量（VT）　即每次吸入或呼出的气量，成人静息状态的潮气量为 500ml。床边监测多用呼气流量表或呼吸监测仪，先测定每分通气量，除以呼吸频率即得潮气量。VT 反映人体静息状态下的通气功能。潮气量增大，多见于中枢神经系统疾病、酸血症所致的过度通气。潮气量减少，多见于间质性肺炎、肺纤维化、肺梗死、肺淤血等。

2. 肺活量（VC）　即最大吸气之后缓慢呼出的最大气量。反映肺每次通气的最大能力，即肺和胸廓最大扩张和收缩的幅度。肺活量可用呼气流量表、呼吸监护仪或肺活量计在床边测定。正常肺活量为 30~70ml/kg。临床上 VC<15ml/kg，为气管插管或气管造口应用呼吸机指征；VC>15ml/kg，为撤掉呼吸机的指标之一。临床上任何引起肺实质损害的疾病，胸廓活动度减低，膈肌活动度减低，膈肌活动受限制或肺活动受限的疾病均可使肺活量降低。

3. 每分钟通气量（V）　在静止状态下，每分钟呼出或吸入的气量，是 VT 与 RR 的乘积，正常值 6~8L/min，是肺通气功能最常用的测定项目之一，用肺量计测定。成人 V>10~12 L/min，为通气过度；V<3~4L/min，为通气不足。

4. 每分钟肺泡通气量（VA）　在静息状态下，每分钟吸入气量中能到达肺泡进行气体交换的有效通气量。反映肺真正的气体交换量。VA 的正常值为 70ml/s。可通过潮气量减去生理性无效腔量的差再乘以呼吸频率求得：VA=（VT-VD）×RR。

5. 最大通气量（MVV）　单位时间内病人尽力所能吸入或呼出的最大气量。让病人在

15 秒内做最大最快的深呼吸，用肺量计测通气量，正常成年男性每分钟为 104L，女性为 82.5L，是通气功能中较有价值的指标。

6. 时间肺活量（TVC） 亦称为用力呼气量（FEV）或用力肺活量（FVC），为深吸气后再用最快的速度、最大的气力呼气，所能呼出的全部气量。可用肺量计测定 1 秒、2 秒、3 秒的呼气绝对值。正常值分别为 1 秒量（FEV1.0）2.83L，2 秒量（FEV2.0）3.30L，3 秒量（FEV3.0）3.41L；或 1 秒、2 秒、3 秒呼气率（FEV%），即占 VC 的百分比，1 秒率（FEV1.0%或 FEV1% VC）88%，2 秒率（FEV2.0%）96%，3 秒率（FEV3.0%）99%。其中 FEV1.0%意义最大。主要用来判断较大气道的阻塞性病变如肺气肿、支气管哮喘等。

7. 生理无效腔（VD） 即解剖无效腔+肺泡无效腔。解剖无效腔是指口、鼻、气管和细支气管这一段呼吸道。肺泡无效腔是指一部分在肺泡中未能与血液发生气体交换的空间。正常情况下二者基本相等，疾病时生理性无效腔量可增大。

（三）脉搏氧饱和度（SpO_2）监测

SpO_2是利用脉搏氧饱和度仪经皮测得的动脉血氧饱和度值，是临床常用的评价氧合功能的指标，是麻醉和 ICU 常规监测项目之一，亦称为第五生命体征监测。临床上 SpO_2与 SaO_2有显著的相关性，相关系数为 0.90~0.98。

1. 原理 利用氧合血红蛋白和还原血红蛋白吸收光谱的不同而设计的脉搏血氧饱和度仪测定。当低温（体温<35℃）、低血压（收缩压<6.65kPa）或应用血管收缩药物使脉搏搏动减弱时，可影响 SpO_2的正确性。

2. 正常值 $SpO_2=HbO_2/(HbO_2+Hb)\times100\%$。正常值为 96%~100%。

3. 临床意义 通过 SpO_2监测，间接了解病人 PaO_2高低，以便了解组织的氧供情况，<90% 提示低氧血症。

（四）呼气末二氧化碳（$PETCO_2$）监测

$PETCO_2$监测是一种无创伤性持续监测肺泡二氧化碳压力或浓度的方法，在 ICU 中具有重要的应用价值和意义。二氧化碳的弥散能力很强，动脉血与肺泡气中的二氧化碳分压几乎完全平衡。

知识拓展

经皮二氧化碳分压监测：是呼气末二氧化碳监测以外对二氧化碳分压进行监测的一种无创性方法，主要通过运用固态二氧化碳电极或结合氧电极测定渗逸到皮肤表面的二氧化碳来预测动脉血二氧化碳分压（$PaCO_2$），该方法不受肺部疾病的影响，较呼气末二氧化碳分压（$PETCO_2$）应用范围更加广泛。存在的主要缺点：①可能导致皮肤烫伤；②当通气突然改变时，测得的二氧化碳分压变化较 $PETCO_2$有较长的滞后；③经皮分压监测技术复杂且价格昂贵，因而应用受到一定的限制。

三、神经系统监测

（一）意识监测

意识障碍是指意识清晰度下降和意识范围的改变。意识是中枢神经系统损害的客观标志，分为以下几类。

1. 嗜睡　为最轻的意识障碍，是一种病理性嗜睡，表现为持续睡眠状态，但易唤醒，后有一定的语言和运动反应，并能正确回答问题。刺激解除后又再入睡。

2. 意识模糊　是意识水平轻度下降的一种状态，比嗜睡深，能保持简单的精神活动，对时间、地点、人物、定向力完全或部分发生障碍。

3. 昏睡　为接近不省人事的意识状态。病人受到强刺激可被唤醒，但很快入睡，回答问题模糊或答非所问。

4. 昏迷　是意识障碍最严重的阶段，是大脑皮质和脑干网状结构受到高度抑制的状态，表现为意识丧失，自主运动消失，对外界无反应。

（二）昏迷指数测定

临床上采用国际通用的格拉斯哥（Glasgow）昏迷分级，简称昏迷指数法。它将颅脑损伤后刺激病人的睁眼反应、语言行为反应及运动反应分别列表记分，以其总分判断病情的严重性。15分为正常，8分以下为昏迷。Glasgow昏迷评分法见表4-1。昏迷指数监测能较客观地反映颅脑损伤的严重程度。

表4-1　Glasgow昏迷评分法

睁眼反应	语言反应	运动反应
能自行睁眼4分	能对答，定向正确5分	能按吩咐完成动作6分
呼之能睁眼3分	能对答，定向有误4分	刺痛时能定位，手举向疼痛部位5分
刺痛能睁眼2分	胡言乱语，不能对答3分	刺痛时肢体能回缩4分
不能睁眼1分	仅能发音，无语言2分	刺痛时双上肢呈过度屈曲3分
	不能发音1分	刺痛时四肢呈过度伸展2分
		刺痛时肢体松弛，无动作1分

（三）颅内压监测

颅内压监测是应用微型压力传感器将颅内压力转换为电能，用记录器描记，以便对颅内压力进行观察，常用于急性颅脑损伤的病人。持续颅内压监测，是观察颅脑损伤危重病人的一项重要指标，颅内压的改变可在颅内疾患出现症状之前出现。

1. 测压方法

（1）脑室内测压　经颅骨钻孔后，将硅胶导管插入侧脑室，然后连接换能器，再接上监护仪即可测试颅内压。该法测压准确可靠，可引流脑脊液，降低颅内压，但有感染的危险。

（2）硬膜外测压　将传感器置于硬膜与颅骨之间，避免压迫过紧或过松，以免读数不准，一般比脑室内测压高0.13~0.39kPa（1~3mmHg）。此法感染较少，可长期监测。

（3）腰部蛛网膜下隙测压　即腰椎穿刺法，此法操作简单，但颅内高压时不能应用此法。如颅内高压时，同时存在脑室与蛛网膜下隙间阻塞，测出的压力不能代表颅内压。

（4）纤维光导颅内压监测　颅骨钻孔后，将传感器探头以水平位插入2cm，放入硬脑膜外。此法操作简单，可连续监测，活动时对压力影响不大，临床常使用。

2. 颅内压力的分级　颅内压持续超过1.0kPa（15mmHg），称为颅内压增高。为方便临床观察，将颅内压力划分为四级：正常成人平卧时颅内压为1.33~2.0kPa（10~15mmHg）；

轻度增高为2.0~2.66kPa（15~20mmHg）；中度增高为2.66~5.32kPa（20~40mmHg）；重度增高为>5.32kPa（40mmHg）。国际上多采用2.66kPa（20mmHg）作为需降颅压治疗临界值。

3. 影响颅内压因素

（1）动脉血二氧化碳分压（$PaCO_2$） 脑血管反应不受CO_2直接影响，而是通过脑血管周围细胞外液pH的变化而产生作用。$PaCO_2$下降时，pH升高，脑血流量减少，颅内压下降；$PaCO_2$增高时，pH下降，脑血流量增加，颅内压增高。脑外科手术时，常用过度通气以降低颅内压。但$PaCO_2$过低，脑血流量太少，可引起脑组织缺血缺氧，导致脑水肿，加重脑损害。

（2）动脉血氧分压（PaO_2） PaO_2在7.98~39.9kPa（60~300mmHg）范围变动时，脑血流量和颅内压基本不变。PaO_2低于6.65kPa（50mmHg）时，脑血流量明显增加，颅内压增高。长期低氧血症，伴有脑水肿，即使提高PaO_2，颅内压也不易恢复正常。

（3）血压 动脉压在6.65~19.95kPa（50~150mmHg）波动时，依赖脑血管的自动调节机制，颅内压不变，超过这一范围，颅内压将随着血压的升高或降低呈平行改变。

（4）中心静脉压 胸膜腔内压和中心静脉压对颅内压有重要影响，这两项压力升高均可逆向影响脑静脉，使静脉回流障碍，颅内压升高。因此，正压通气、咳嗽、喷嚏均可使颅内压升高；颈静脉受压，也能使颅内压升高。

（5）其他方面影响 颅内压与体温高低有关，体温每降低1℃，颅内压下降5.5%~6.7%；某些使脑血管扩张的药物如氯胺酮，可使脑血流量增加，颅内压升高；甘露醇等渗透性利尿药使脑细胞脱水，可使颅内压降低。

4. 临床意义

（1）尽早发现颅内压变化，及时做出降压处理，避免脑干受到继发性损害。

（2）指导治疗，颅内压监测有助于观察降压效果，客观评价各种降压措施，并作针对性治疗。

（3）判断预后，如颅内压持续大于5.32kPa（40mmHg），提示预后不良。

本章小结

（1）介绍了ICU的概念、ICU的规模、人员编制。

（2）介绍ICU病人准入标准、服务对象、转出标准，ICU感染管理和质量管理。

（3）危重病人的监护内容、常见的监测技术包括循环系统监测、呼吸系统监测和神经系统监测。

（4）ICU即重症加强护理病房，其诊疗水平直接体现一个医院的综合救治能力，因此，无论是哪一级医院的ICU都应遵循ICU的管理原则，参照ICU病人的准入和转出标准，按要求配置仪器设备，严格人员准入培训，使其符合医院功能任务和实际收治重症病人的需要，以提高重症病人的救治水平。

习 题

一、选择题

【A1/A2 型题】

1. ICU 收治病种不包括

A. 急性心肌梗死　　B. 严重创伤、多发伤

C. 重症胰腺炎　　D. 恶性肿瘤晚期病人

E. 严重心律失常

2. ICU 护士总数与病床数之比为

A. 4∶1　　B. 1~1.5∶1

C. 2~3∶1　　D. 2.5~3∶1

E. 5∶1

3. ICU 病房的温度应保持在

A. 16~20℃　B. 18~22℃　C. 22~24℃　D. 25~28℃　E. 26~30℃

4. ICU 病房的相对湿度应保持在

A. 20%~30%　B. 80%~90%　C. 60%~70%　D. 20%~40%　E. 40%~60%

5. 不是监护记录书写要求的是

A. 保持页面清洁，书写错误时刮去错误字迹重新书写

B. 表述准确，使用书面语言

C. 填写项目齐全

D. 动态反映病人病情变化、处理措施及效果

E. 内容简明扼要、重点突出

6. 测量 CVP 时，必须调节换能器位置，以防测量有误，一般水平于

A. 心脏水平　　B. 胸壁水平

C. 第四肋间，腋中线水平　　D. 第四肋间，腋前线水平

E. 第五肋间，腋中线水平

7. 通过心率监测，不能辅助判断的指标是

A. CO　　B. 休克指数

C. 心肌耗氧量　　D. 心排出量

E. 血压变化

8. 肺的有效通气量是指

A. 肺活量　　B. 每分肺泡通气量

C. 时间肺活量　　D. 肺通气量

E. 潮气量

（9~10 题共用题干）

病人，男性，车祸致胸腹联合伤，呼吸 38 次/分，心率 123 次/分，血压 75/46mmHg，需快速补液并监测 CVP。

9. 在置入中心静脉时，不可能出现的并发症是
   A. 心律失常　B. 肺及胸膜损伤
   C. 相伴行的动脉损伤　D. 神经损伤
   E. 感染
10. 该病人需快速补液并监测 CVP，选择静脉时，首选静脉位置是
   A. 右侧头静脉　B. 右侧颈内静脉
   C. 右侧股静脉　D. 经贵要静脉行 PICC
   E. 无相对禁忌证，都可以选择

二、思考题

1. 简述重症护理的内容。
2. 中心静脉压监测的注意事项是什么？
3. ICU 病人收治的范围是什么？
4. ICU 护士的基本要求是什么？

扫码“练一练”

（韦艳春）

第五章　心脏骤停与心肺脑复苏

学习目标

1. **掌握**　心脏骤停的定义、临床表现；心肺脑复苏的一般程序和方法。
2. **熟悉**　心脏骤停的病因、类型。
3. **了解**　心肺脑复苏概念的形成和发展历史。
4. 具备评估和急救心脏骤停病人的能力。
5. 具有尊重和保护病人权利的素质以及预防医疗事故发生的意识。

第一节　概　述

故事点睛

旁白： 小丽接到急诊电话，病人，女性，28 岁。因“出血性休克，宫外孕”急诊手术。入手术室时，神志清，T 37.2℃，P 92 次/分，BP 100/60mmHg。硬膜外麻醉成功后，突然出现意识丧失，面色苍白，口唇四肢末梢严重发绀，脉搏、心音、血压均测不到，血氧饱和度迅速下降至 20%。

人物： 由两名学生分别担任案例中人物，进行即兴表演。

请问：

1. 病人可能发生了什么？
2. 你的诊断依据是什么？
3. 如何对病人进行急救？

一、心脏骤停及心脏性猝死的定义

心脏骤停（SCA）是指由于各种原因引起的心脏射血功能突然终止，引起全身组织细胞严重缺血、缺氧和代谢障碍，随即出现意识丧失、脉搏消失、呼吸停止，经及时有效的心肺复苏部分病人可存活，如不及时抢救即可立刻失去生命。

心脏性猝死（SCD）是指未能预料的、突发心脏症状 1 小时内发生的心脏原因死亡。SCA 未得到及时有效治疗是心脏猝死最常见的死因，减少 SCD 发生率对降低心血管疾病死亡率有重要意义。

二、心脏骤停的病因

导致 SCA 的原因可分为心源性和非心源性因素两大类。

1. 心源性因素　为心脏本身病变所致，常见的原因有冠状动脉粥样硬化性心脏病、心肌病变、主动脉疾病、瓣膜功能不全等。

2. 非心源性因素

（1）呼吸停止　溺水和窒息等所致的气道阻塞，脑卒中、巴比妥类等药物过量及头部外伤等均可导致呼吸停止。

（2）严重电解质与酸碱平衡失调　严重的高钾血症、低钾血症、酸中毒等可导致心脏骤停。

（3）突然意外事件　电击、雷击伤可因强电流通过心脏而引起心脏骤停，自缢、严重创伤等也可因缺氧引起心脏骤停。

（4）其他　药物中毒或过敏，如锑剂、洋地黄类、奎尼丁等药物的毒性反应，青霉素引起的过敏反应都可引起心脏骤停。麻醉剂量过大、硬膜外麻醉药物误入蛛网膜下隙、肌肉松弛剂使用不当等均可能引起心脏骤停。某些诊断性的操作如心导管检查、血管造影等。

三、心脏骤停的机制

SCA 导致全身各组织器官严重缺血、缺氧，不同组织对缺血损伤的敏感性不同，依次为大脑、心脏、肾脏、胃肠道和骨骼肌。正常体温情况下，心脏停搏 5 分钟后脑细胞开始发生不可逆的缺血损害，心脏停搏 10 分钟内未行心肺复苏，神经功能极少恢复。SCA 与心肺复苏相关的缺血再灌注损伤的病理生理机制，按时间顺序分为骤停前期、骤停期、复苏期和复苏后期。

四、心脏骤停的类型

根据心脏的活动情况及心电图表现，SCA 可分为以下 3 种类型。

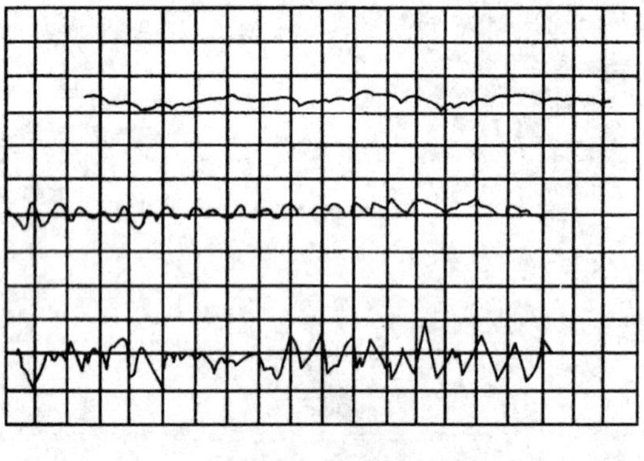

图 5-1　心室颤动

1. 心室颤动（VF）　简称室颤，占心脏骤停病人的 72%～80%。病人心室肌出现极不规则的快速而又不协调的颤动，心电图表现为 QRS 波群完全消失，出现大小不等、形态各异的颤动波，频率 200～400 次/分，是极严重的心律失常（图 5-1），多为心脏停搏的先兆。多发生于急性心肌梗死早期或严重心肌缺血时，是冠心病猝死的常见原因，复苏成功率最高。

2. 心脏停搏（ventricular standstill）　又称心室静止，占心脏骤停病人的 10%。病人心房、心室肌完全丧失电活动能力。心电图上无房室激动波，呈一直线，或偶见 P 波。多见于麻醉、意外伤害、外科手术及严重酸碱平衡紊乱等。

3. 无脉性电活动（PEA）　以前称心电-机械分离（EMD）。病人心肌虽有生物电活动，但无有效的机械活动，断续出现微弱的“收缩”。心电图表现为间断出现的缓慢的（20～30 次/分）宽而畸形、振幅较低的 QRS 波群（图 5-2）。多为严重心肌损伤的表现，常为左心室衰竭的终期表现，也可见于张力性气胸和急性心包压塞。

以上三种类型，虽然在心电和心脏活动方面各有其特点，但共同的结果是心脏丧失有效舒缩和排血功能，血液循环停止从而引起相同的临床表现，其中以 VF 最常见。

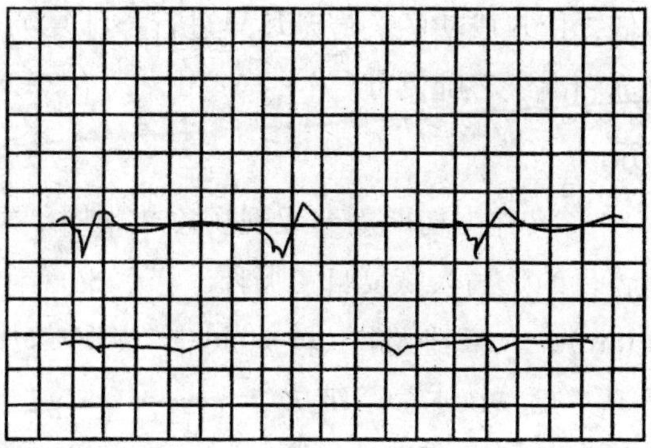

图 5-2　心电-机械分离

知识链接

心脏骤停（SCA）是指由于各种原因引起的心脏射血功能突然终止，引起全身组织细胞严重缺血、缺氧和代谢障碍，随即出现意识丧失、脉搏消失、呼吸停止，如不及时抢救即可立刻失去生命。心搏骤停不同于任何慢性病终末期的心脏停搏，若及时采取正确有效的复苏措施，病人有可能被挽回生命并得到康复。

五、心脏骤停的临床表现

SCA 的典型“三联征”包括：意识突然丧失、呼吸停止和大动脉搏动消失。临床表现如下。

（1）突然摔倒，意识丧失，面色迅速变为苍白或青紫。

（2）大动脉搏动消失，触摸不到颈动脉、股动脉搏动。

（3）呼吸停止或叹气样呼吸，继而呼吸停止。

（4）双侧瞳孔散大。

（5）可伴有因脑缺氧引起的抽搐和大小便失禁，随即全身松软。

（6）心电图显示：心室颤动、无脉性室性心动过速、心电静止或无脉性电活动。

考点提示

确诊心脏骤停的依据。

第二节　心脏骤停的处理

故事点睛

旁白：小灿是一名急诊护士，一天和家人乘火车外出旅游，在火车上听到广播通知，说是“6 车厢一位 65 岁男性突然倒地，昏迷不醒。”小灿闻讯后急忙赶到 6 车厢抢救。

人物：由两名学生分别担任故事人物，进行即兴表演。

请问：

1. 小灿应该如何进行就地抢救？
2. 如果抢救成功，病人的表现是什么？

SCA 病人的生存率很低，抢救成功的关键是尽早进行心肺复苏（CPR）和电复律治疗。心肺复苏分为初级心肺复苏和高级心肺复苏。

一、初级心肺复苏

即基本生命支持（BLS），又称为初期复苏或现场急救，用于发病或创伤现场，包括对评估病情和其他抢救措施，目的是病人恢复自主循环。

包括开放气道 A（airway），人工呼吸 B（breathing），胸外按压 C（compressions）和电除颤 D（defibrillation）等基本抢救技术，归纳为 A、B、C、D。一旦确立 SCA 病人，应将病人仰卧于硬质平地，在病人一侧立即进行复苏，目前强调胸外按压最重要，CPR 程序由原来的 ABC 修改为 CAB，即胸外按压-开放气道-人工呼吸。

新的“生存链”概念包括五个环节：①早期识别，求救，②早期 CPR，③早期电除颤，④早期高级生命支持，⑤心脏骤停后的综合治疗，其中前三个环节是 BLS 的主要内容。

（一）检查意识与呼吸

SCA 后复苏能否获得成功，最重要的是时间问题，因此迅速而准确地识别 SCA 最重要。

发现意识丧失突然倒地者，救护者先要评估现场是否安全，及时躲避并脱离危险现场，否则尽可能不移动病人。轻拍病人肩部并大声呼叫“你怎么啦”，观察病人有无语音或动作反应。

快速判断病人是否没有呼吸或不能正常呼吸（无呼吸或叹气样呼吸），尽可能暴露病人胸腹部皮肤，观察胸腹部有无起伏，时间为 5~10 秒。

知识链接

快速判断病人是否没有呼吸或不能正常呼吸，时间为 5~10 秒。

不再推荐将耳部贴近病人口鼻，耳朵聆听有无呼气声，面部感觉有无气流。将传统的“一看二听三感觉”精简为“一看”。需要注意将心脏骤停早期叹气样呼吸（濒死呼吸）视为无效呼吸。

一旦判定病人无反应，无呼吸或仅有叹息样呼吸，应呼救启动 EMSS，立即开始初级心肺复苏。

（二）检查脉搏

已有证据表明，即使救护者花很长时间检查脉搏，也常常难以确定脉搏是否存在，已不再强调检查脉搏的重要性。

最短的时间内判断有无脉搏（10 秒内完成），救护者用一手食指及中指先触及气管，然后向旁滑行 2~3cm，在气管旁软组织深处轻触颈动脉有无搏动（图 5-3）。

如果救护者在 10 秒内不能明确触及脉搏，应立即实行胸外心脏按压。

（三）呼救启动 EMSS

在不延缓心肺复苏实施的同时，应设法（打电话或呼叫他人打电话）通知并启动 EMSS，有条件时使用自动体外除颤仪。

（四）胸外按压 C（compressions）

即持续而有节律地按压胸骨，是现场抢救时最实用而有效的方法。

1. 复苏体位　将病人仰卧于硬板床或坚实的地上，如在软床上，则应在其背部垫木板。

2. 按压部位　胸骨下 1/3 处，即两乳头连线与胸骨交界处（图 5-4）。

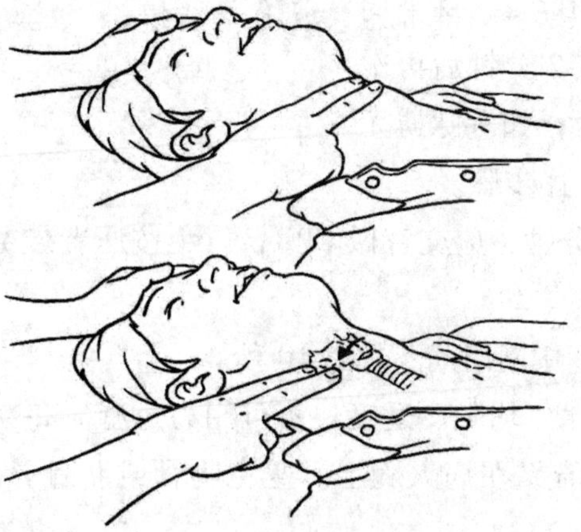

图 5-3　触摸颈动脉

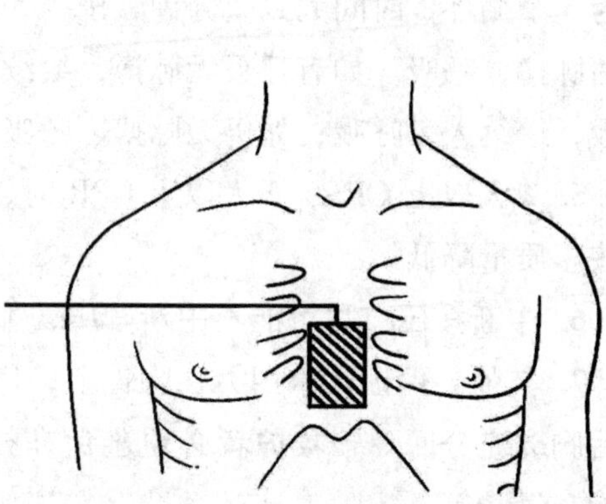

图 5-4　胸外心脏按压正确部位

3. 按压方法　抢救者在病人一侧，一个掌根置于按压部位（图 5-5），另一掌根叠于其手背上，两手指交叉互扣，指尖翘起，双臂伸直，使肩、肘、腕在同一轴线上，与病人身体平面垂直，用上身重力垂直下压（图 5-6），使胸骨下陷：成人至少 5cm，儿童、婴儿按压幅度至少为胸部前后径的 1/3（儿童约为 2~3cm，婴儿大约 1~2cm）。按压频率至少 100 次/分，按压与放松的时间相等。注意放松时掌根不能离开胸壁。

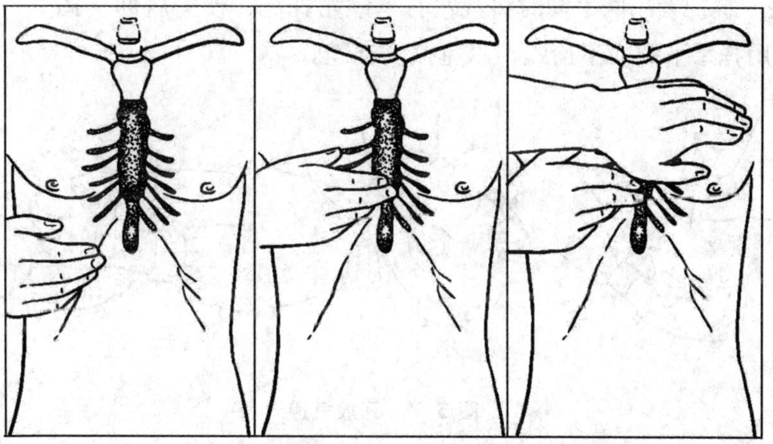

图 5-5　胸外心脏按压部位定位方法

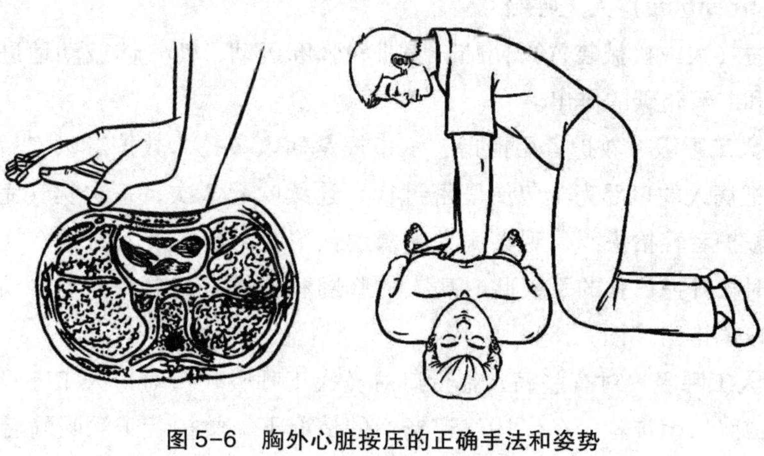

图 5-6　胸外心脏按压的正确手法和姿势

4. 按压/通气比 目前推荐按压与通气比为30∶2，每个周期为5个循环，时间大致2分钟。按压5个循环或2分钟后再次评估脉搏、呼吸。如有呼吸无脉搏，继续心脏按压；如有脉搏无呼吸，继续人工呼吸；如仍无脉搏、呼吸，重复上述步骤。

考点提示
胸外按压方法。

5. 2人以上CPR 2人以上CPR时，每隔2分钟，应交替做CPR，以免按压者疲劳致使按压质量降低。

6. 中断按压 尽可能不中断按压，如若中断，中断时间不超过10秒。

7. 其他 保证手掌用力在胸骨上，用力要规律、均匀、适度，不可用力过猛。每次按压后胸廓充分回弹，救护者必须避免在按压间隙倚靠在病人胸上。避免胸骨或肋骨骨折、血胸、气胸等。

（五）A（airway）开放气道

1. 仰头抬颏法 如病人无明显头颈部外伤用此法。救护者一手置于病人前额用力向后下压使头后仰，另一手的示指和中指放在下颌骨近下颏或下颌角处，向上抬起下颏，使下颌尖和耳垂的连线与地面垂直（图5-7a）。

2. 仰头抬颈法 救护者一手抬举病人颈部，另一手以小鱼际侧向下按压前额，使其头后仰，使颈部抬起（图5-7b），动作应轻柔，以避免损伤颈椎。

3. 托颌法 救护者用两手同时将其左右下颌角托起，使头后仰（图5-7c）。疑有颈部损伤者，常仅用托举下颌而不抬颈，以免损伤脊髓。

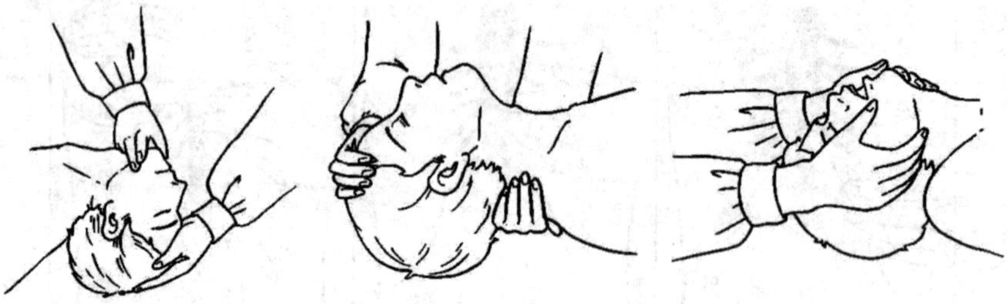

a　　　b　　　c

图5-7　开放气道

a. 仰头举颏法；b. 仰头抬颈法；c. 托下颌法

（六）B（breathing）人工呼吸

用人工方法（人或机械装置）使肺、膈肌和胸廓运动，使气体被动地进出肺，以维持机体氧的供给和二氧化碳的排出。

1. 口对口人工呼吸 救护者用拇指、示指捏紧病人鼻孔，救护者吸气后，张开口紧贴病人的嘴（要把病人的口部完全包住呈密封状）连续吹起2次，一次吹气完毕后，即与病人口部脱离，救护者轻抬头部，观察病人胸廓起伏情况。然后吸入新鲜空气以便做下一次人工呼吸，同时松开捏鼻孔的手，此时病人的胸廓和肺依靠其自身弹性自动回缩，胸部下陷，有气流自口鼻排出（图5-8）。

2. 口对鼻人工呼吸 对有些病人施行口对鼻人工呼吸较口对口人工呼吸效果更佳，适用于口部外伤或张口困难者。在保持气道畅通的情况下，救护者于深吸气后以口唇包住病人的鼻孔，用力向其鼻孔内吹气。吹气时应用一手提起病人的下颌，使上下唇合拢，口部闭住，呼气时松开。

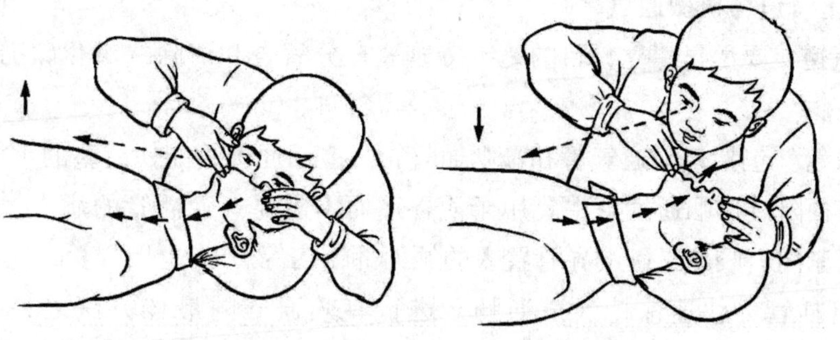

图 5-8 口对口人工呼吸

3. 口咽通气管的应用 将“S”形口咽管沿病人舌面插入咽部，口咽管的腭部压紧病人的口唇，勿漏气。术者捏紧病人鼻孔，吸气后经管的另一端将气吹入（图 5-9）。

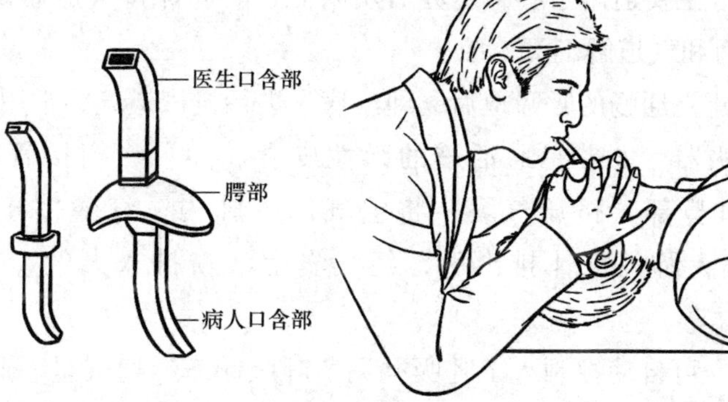

图 5-9 口咽通气管吹气

无论何种人工呼吸方法，救护者每次吹气时间不少于 1 秒钟，吹气频率成人 10~12 次/分，儿童 18~20 次/分，婴儿 20 次/分。每次吹气量成人 500~600ml，儿童 150~200ml，婴儿 30~50ml。注意吹气时不要漏气。

（七）电除颤

心脏骤停病人早期 85%~90% 是室颤，治疗室颤最有效的方法是早用自动体外除颤（AED）。CPR 与 AED 的早期有效配合使用，是抢救心跳、呼吸骤停病人最有效手段。

> **考点提示**
> 除颤的时间及复苏有效的标志。

《国际心肺复苏及心血管急救指南》推荐双向波除颤能量 120J，双向切角指数波 150~200J，随后的除颤能量选择可使用第一次能量或增加能量。单相波除颤使用 360J。电击时提示在场人员不要接触病人身体。每次电击后要立即进行胸外按压。除颤的时间至关重要，强调除颤越早越好（争取在 2 分钟内进行）。

（八）复苏有效的标志

大动脉出现搏动，自主呼吸恢复，意识恢复，瞳孔由大变小，发绀消退，收缩压在 60mmHg 以上。

二、高级心肺复苏

进一步生命支持（ALS）是在 BLS 的基础上，由专业急救人员应用辅助设备、药物和救护技术，进一步提供更有效的呼吸、循环支持。

（一）人工气道与机械通气

1. 人工气道 要尽早建立，目的是维持血液充分氧合和清除二氧化碳潴留。主要包括以下几种方法。

（1）通气管 包括口咽通气管和鼻咽通气管。应用通气管能使后坠的舌根离开咽后壁，进而解除气道梗阻。口咽通气管主要用于浅昏迷而不需要气管插管的病人，而鼻咽通气管主要用于牙关紧闭、咬伤、影响导管置入的颌面部创伤等。

（2）气管插管 快速保持气道通畅，进行有效通气的最佳方法之一，并有助于防止误吸，有利于直接进行气管内吸引及气管内给药。因此，只要条件具备，应立即行气管插管。

（3）环甲膜穿刺术 一种紧急的气道开放方法，主要用于现场急救。此外，当遇到气管插管困难而又窒息严重的病人，也可采用，为进一步抢救赢得时间。

（4）气管切开术 主要适用于心肺复苏后病人需长时间保持气道通畅，清除气道较多分泌物，减少呼吸阻力和气道解剖无效腔。

2. 机械通气 当建立通畅的呼吸道后立即给病人进行机械通气，常用的方法如下。

（1）简易气囊呼吸器 由带三通活瓣的弹性皮囊、面罩、衔接管组成。应用时将面罩紧扣于病人的口鼻部，挤压气囊，将空气压入肺内。气囊由于本身弹性作用，放松后随即复原，病人肺内气体排出后，经气囊上活瓣排入大气，气囊可接氧气管供氧。

（2）人工呼吸机 可自动控制人工呼吸并调节呼吸频率、通气量、通气压力等，是进行长时间人工呼吸的理想设备。

（二）复苏药物的应用

1. 给药途径

（1）静脉途径 静脉给药是心肺复苏后给药的首选途径，最好是选用较大的外周静脉留置针开放两条通路，首选肘静脉穿刺。注意建立外周静脉通道不要终止 CPR 操作。

（2）气管途径 气管给药适用于气管插管的病人。用量为经静脉给药的 2~2.5 倍。

2. 复苏药物

（1）血管加压素 肾上腺素是 CPR 的首选药物，推荐的首次剂量为 1mg 静脉推注，每隔 3~5 分钟可重复给药。

血管加压素是非肾上腺能外周血管收缩剂，肾上腺素和血管加压素联合使用能提高自主循环恢复。推荐使用血管加压素（40IU/次）代替首次或第二次肾上腺治疗，仅限使用一次。

（2）抗心律失常药 胺碘酮已被证明能提高入院存活率，推荐对 CPR、电除颤和血管加压素无反应的心室颤动（VF）/快速性室性心动过速（VT），首选胺碘酮，初始剂量为 300mg，静脉注射，无效可加用 150mg。

利多卡因作为无胺碘酮的替代药物。初始剂量 1~1.5mg/kg 静脉推注。如 VF/VT 持续，可给予额外剂量 0.5~0.75mg/kg，每个 5~10 分钟静脉推注一次，最大剂量为 3mg。

镁剂能有效终止尖端扭转型室性心动过速。1~2g 硫酸镁溶于 5% 葡萄糖 10ml 中，缓慢静脉注射，而后可用 1~2g 硫酸镁溶于 5% 葡萄糖 50~100ml 中，缓慢静脉滴注。

（3）阿托品　适合于心室静止或PEA，但由于迷走神经张力过高可导致或加剧心室静止，故不常规推荐阿托品用于心室静止或PEA。

（4）碳酸氢钠　只在特定情况考虑使用，如SCA前存在代谢性酸中毒、高钾血症或三环类抗抑郁药过量，初始剂量为1mmol/L，尽可能测定动脉血pH值和二氧化碳分压以指导用药。

3. 给药时机　复苏抢救的程序为：在一次电除颤和（或）CPR后，如VF/VT持续，推荐给予血管加压素，但不能因为给药而中断CPR。流程为CPR-检查心律-给药-电除颤。

> 考点提示
> 心肺复苏药物及给药途径。

反复电除颤、CPR和应用血管加压素后，如VF/VT仍然持续存在，使用抗心律失常药物，首选胺碘酮300mg；如有长QT间期的尖端扭转型室性心动过速，选用镁剂。

第三节　脑缺血损伤与脑复苏

脑复苏（cerebral resuscitation）是指为了防止大脑因心脏骤停后缺血缺氧受损害，所采取的一系列措施。脑复苏是心肺复苏最后成功的关键。

一、脑缺血损伤的病理生理

静息时脑组织的氧供为人体总摄取量的20%，其血流量占心排出量的15%。脑血流低于20ml/min即有脑功能损害，低于8ml/min时可导致不可逆性损害。故脑组织的高代谢率、高耗氧和对高血流量的需求，脑组织最容易受缺血的伤害。脑内的能量储备很少，所储备的ATP和糖原在心搏停止后5～10分钟内完全耗竭，脑血流中断5～10秒钟就发生晕厥，超过4～6分钟脑细胞就会发生不可逆的损害，心肺复苏重建循环后发生或发展的病理生理变化即上述所谓的“无血流”现象，可能是脑细胞死亡的主要原因。另外，缺氧后细胞内钙离子浓度增加也是引起缺血、缺氧后脑细胞死亡的因素之一。因缺血缺氧，脑组织内的毛细血管通透性增加，静水压增高，血管内液体与蛋白质进入细胞外间隙，可形成脑水肿。

二、脑复苏治疗措施

脑复苏的治疗原则：尽快恢复脑血流，缩短无灌注和低灌注的时间；维持合适的脑代谢，减少神经细胞丧失。

具体治疗措施：根据脑缺氧损害发生与发展的规律，脑复苏疗法主要针对四个方面，即降低脑细胞代谢率，加强氧和能量供给，促进脑循环，及纠正可能引起继发性脑损害的全身和颅内的病理因素。

1. 维持血压　将血压维持在正常或稍高于正常水平，以恢复脑循环和改善周身组织灌注，同时应防止血压过高而加重脑水肿，防止血压过低而加重脑及其他脏器组织缺血缺氧。

2. 呼吸管理　脑复苏病人一般采用气管插管人工呼吸机辅助呼吸，目前研究表明不再主张过度通气，维持pH值和$PaCO_2$正常即可。因为CO_2排出过多会使脑血管收缩，血流减少。

3. 冬眠低温疗法 对防止脑水肿、降低颅内压非常重要，是脑复苏的重要措施之一。降温时间越早越好，1小时内降温效果最好，最好在复苏的5~30分钟内进行，在心脏按压的同时头部冰帽或冰枕降温，体表大血管处冰敷配以人工冬眠等，一般肛温降至32~34℃。研究表明，当体温降至28℃时脑电活动明显呈保护性抑制状态，若降至28℃以下则易诱发室颤等严重心律失常，故宜采用头部降温法。降温一般需2~3天，严重者需1周以上。

4. 血糖控制 积极处理高血糖，除非有低血糖发生，避免输注含糖溶液。

5. 抗癫痫 尽管预防癫痫治疗并未改善神经功能预后，但通常的共识认为对癫痫应积极有效处理。可用苯二氮䓬类、苯妥英钠和巴比妥类。

6. 转归 不同程度的脑缺血、缺氧经过处理后可能有四种转归，即：①完全恢复；②恢复意识，但可能有智力减退、精神异常、肢体功能障碍等；③去大脑皮质综合征，即病人的无意识活动，但有呼吸及脑干功能；④脑死亡，包括脑干在内的脑组织不可逆性损害。

本章小结

心脏骤停系指心脏泵血功能的突然停止。有心源性病因和非心源性病因，其中以冠心病最为多见，占80%。导致心脏骤停的病理生理机制，最常见的是心室颤动。心脏骤停早期诊断最佳指标是颈动脉和股动脉搏动消失。

发现心脏骤停后，立即开始CPR，流程为CAB。C为胸外按压，按压正确部位是胸骨下1/3，按压频率不少于100次/分，成人按压深度至少5cm；每次按压后胸廓充分回弹，按压与放松的时间相等。注意放松时掌根不能离开胸壁。A为气道通畅。B为人工呼吸，潮气量为500~600ml，每次吹气时间应不少于1秒，应见胸廓起伏。按压和通气的比值为30∶2。完成5个30∶2的周期后，评价呼吸循环体征。尽可能不中断按压，如若中断，中断时间不超过10秒。保证手掌用力在胸骨上，用力要规律、均匀、适度，不可用力过猛，避免胸骨或肋骨骨折、血胸、气胸等。

静脉给药是心肺复苏后给药的首选途径，肾上腺素是CPR的首选药物。反复电除颤、CPR和应用血管加压素后，如VF/VT仍然持续存在，使用抗心律失常药物，首选胺碘酮300mg；如有长QT间期的尖端扭转型室性心动过速，选用镁剂。

习 题

一、选择题

【A1/A2型题】

1. 心肺复苏时，判断及评价呼吸的时间不得超过

A. 5秒　B. 6秒　C. 8秒　D. 10秒　E. 15秒

2. 小儿心肺复苏过程与成人相似，但其胸廓按压幅度要小于成人，婴幼儿按压幅度为

A. 0~1cm　B. 1~2cm　C. 2~3cm　D. 3~4cm　E. 4~5cm

3. 心肺复苏基础生命支持的内容包括

A. 保持呼吸道通畅、恢复循环、脑复苏

B. 人工呼吸、恢复循环、药物治疗

C. 恢复循环、开放气道、人工呼吸、

D. 保持气道通畅、人工呼吸、电除颤

E. 开放气道、恢复循环、药物治疗

4. 心脏骤停最主要的病因是

A. 心肌病　B. 急性心肌炎

C. 主动脉瓣狭窄　D. 冠心病及其并发症

E. 溺水

5. 病人，女性，34 岁，护士巡视时发现其突然意识丧失伴抽搐，呼吸断续，瞳孔散大，大小便失禁。该病人可能属于

A. 生物学死亡　B. 脑死亡

C. 心脏骤停　D. 终末事件

E. 临床死亡

6. 病人，男性，59 岁，患冠心病 20 年，某日突然神志丧失，呼吸不规则，即刻进行心肺复苏，心脏按压的频率是

A. 60 次/分　B. 80 次/分　C. 100 次/分　D. 110 次/分　E. 120 次/分

（7~9 题共用题干）

病人，女性，26 岁。于 2000 年 4 月 20 日因“出血性休克、宫外孕”急诊手术。入手术室时，神志清，T 37.2℃，P 92 次/分，BP 100/60mmHg，硬膜外麻醉成功后，突然出现意识丧失，面色苍白，口唇四肢末梢严重发绀，脉搏、心音、血压均测不出，血氧饱和度迅速下降至 20%。

7. 该病人可能发生了以下哪种情况

A. 心脏骤停　B. 出血性休克

C. 呼吸衰竭　D. 心源性休克

E. 窒息

8. 对上题中病人的诊断依据是

A. 意识丧失、脉搏、心音、血压均测不出

B. 面色苍白

C. 口唇四肢末梢严重发绀

D. 血氧饱和度迅速下降至 20%

E. 意识丧失

9. 对上题中病人应该立即对病人进行

A. 补充血容量　B. 心肺复苏

C. 心电监护　D. 吸氧

E. 送医院急救

扫码“练一练”

二、思考题

1. 心脏停搏的病人会有哪些临床表现？导致病人心脏骤停的原因有哪些？
2. 简述 CPCR 的不同阶段划分及各阶段的抢救重点。

（郭梦安）

第六章 常见急症护理

学习目标

1. **掌握** 各种常见急症的救治和护理措施。
2. **熟悉** 各种常见急症的护理评估和病情判断。
3. **了解** 各种常见急症的病因和发病机制。
4. 具备正确实施常见急症的急救和护理措施的能力。

第一节 呼吸困难

故事点睛

旁白： 小黄是急诊科护士，下午6点刚接班就接到120急救中心拨打的急救电话，说是“救护车马上送入一女性病人，32岁，1小时前突然胸闷，呼吸费力，不能平卧。”小黄放下电话后，马上报告值班医生，同时准备用物做好急救准备。10分钟后该病人被送入抢救室，查体：体温37.5℃，血压130/80mmHg，脉搏104次/分，呼吸25次/分，意识清楚，说话断续，呼气时间延长伴哮鸣音。病人两天前在新厂房工作后出现过胸闷、气喘。

人物： 由2名同学分别担任故事人物，进行即兴表演。

请问：

1. 小黄作为急诊科护士，应采取哪些紧急护理措施？
2. 为明确诊断应协助做哪些检查？
3. 该病人的护理重点是什么？

呼吸困难（dyspnea）是指各种原因引起的病人主观上感觉呼吸气量不足或呼吸费力，客观上表现为呼吸频率、深度、节律的异常。人用力呼吸时可出现鼻翼扇动、发绀、端坐呼吸，可见辅助呼吸肌参与呼吸运动。

一、病因与发病机制

引起呼吸困难的原因主要是呼吸系统疾病和心血管系统疾病所致。

（一）呼吸系统疾病

1. 气道阻塞 喉与气管疾病，如急性喉炎、喉水肿、喉癌、白喉、喉与气管异物、气管肿瘤、气管受压（甲状腺肿大、纵隔肿瘤等）；气管疾病，如支气管哮喘、慢性支气管炎、支气管肺癌等。

2. 肺疾病 肺实质疾病，如大叶性或支气管肺炎、肺脓肿、肺水肿、肺不张、肺尘埃沉着症、弥漫性肺间质纤维化及急性呼吸窘迫综合征等。

3. 胸廓、胸膜疾病 如气胸、大量胸腔积液、广泛显著胸膜增厚、胸廓外伤和严重胸廓、脊柱畸形等。

4. 神经-肌肉疾病 如脊髓灰质炎和运动神经元疾病累及颈髓、急性多发性神经根神经炎、重症肌无力、药物（肌松剂、氨基苷类等）致呼吸肌麻痹等。

5. 膈运动障碍 如膈麻痹、高度鼓肠、大量腹水、腹腔巨大肿瘤、胃扩张和妊娠末期。

上述疾病由于上、下气道阻塞，胸廓与膈运动障碍，呼吸肌力减弱与活动受限，致肺通气量降低、肺泡氧分压（PAO_2）降低等而引起呼吸困难。

（二）心血管系统疾病

各种原因所致心力衰竭、心包压塞、原发性肺动脉高压和肺栓塞（血栓栓塞、羊水栓塞、脂肪栓塞最常见）等。左心衰竭常见于高血压性心脏病（高心病）、冠状动脉硬化性心脏病（冠心病）、风湿性心瓣膜病（风心病）、心肌炎、心肌病、输血输液过多过快等。

上述疾病由于心肌收缩力减退或心室负荷（收缩期、舒张期）增加，心功能减退，左心搏出量减少，致舒张末期压升高（二尖瓣狭窄缺少这一过程），相继引起左房压、肺静脉和毛细血管压升高，引起肺淤血，血浆成分漏出，导致间质性肺水肿、血管壁增厚，弥散功能障碍；因输血输液过多过快所致者，尚有血容量过多致肺血管静水压增高因素参与。

右心衰竭发生呼吸困难的主要机制为：①右心房与上腔静脉压升高，刺激压力感受器反射性兴奋呼吸中枢；②血氧含量减少，及乳酸、丙酮酸等酸性代谢产物增多，刺激呼吸中枢；③淤血性肝大、腹水和胸水，使呼吸运动受限，肺受压气体交换面积减少。

（三）中毒性呼吸困难

1. 各种原因引起的酸中毒 如急慢性肾衰竭、糖尿病酮症酸中毒、肾小管酸中毒等。

2. 急性感染与传染病 体温增高及毒性产物刺激呼吸中枢，使呼吸频率增加。如急性肺炎，乙脑等。

3. 药物和化学物质中毒 如吗啡类、巴比妥类、苯二氮䓬类药物、有机磷杀虫药中毒和一氧化碳、亚硝酸盐类、苯胺类、氰化物（包括含氰化物较多之苦杏仁、木薯）中毒等。

其呼吸困难的主要发生机制略有不同，可分为：①呼吸中枢受刺激兴奋性增高。酸中毒是间接通过刺激颈动脉窦和主动脉体化学感受器或直接作用于呼吸中枢，增加肺泡通气排出 CO_2。②各种中毒所致呼吸困难，对呼吸中枢的影响有所不同，一氧化碳与血红蛋白（Hb）形成碳氧血红蛋白和亚硝酸盐、苯胺类，使 Hb 转变为高铁血红蛋白，致 Hb 失去氧合功能；而氰化物中毒，氰抑制细胞色素气化酶活性致细胞呼吸受抑制（内窒息），导致组织缺氧而引起呼吸困难。上述几种呼吸困难不伴有低氧血症，但因肺泡通气过度会引起 CO_2 大量排出致二氧化碳分压（$PaCO_2$）降低。而吗啡、镇静安眠药类中毒时，呼吸中枢受到直接抑制，致呼吸减弱，肺泡通气减少，严重时不仅会引起低氧血症，且有 CO_2 潴留。

（四）神经精神性呼吸困难

1. 器质性颅脑疾患 如颅脑外伤、脑血管病、脑炎、脑膜炎、脑脓肿及脑肿瘤等。

2. 精神或心理疾病 如癔症等。

呼吸困难发生的主要机制在前者因呼吸中枢兴奋性受颅内压增高和供血减少的影响而降低；后者是由于受到精神或心理因素影响致呼吸频率明显增快。

（五）血液病

见于重度贫血因红细胞携氧减少，血氧含量降低，组织氧供不足所致。大出血或休克时，呼吸加速，则与缺血和血压下降刺激呼吸中枢有关。

二、护理评估与病情判断

（一）护理评估

1. 病史　评估病人病史、发生时间、起病缓急、诱因、伴随症状、活动情况、心理反应和用药情况等。发病前有无异物吸入及外伤史、过敏史、与感染相关的肺部疾病病史，以及心脏病史等。

2. 临床表现　评估病人神志，面容与表情，口唇、指（趾）端皮肤颜色，呼吸的频率、节律、深浅度，体位，胸部体征，心率，心律等。呼吸困难伴发的特有症状：如夜间阵发性呼吸困难常提示左心功能不全；剧烈胸痛常提示心脏或胸膜病变；肢体软弱无力或行为改变提示神经、精神疾病；贫血常提示血液系统疾病、恶性肿瘤等。

3. 心理-社会支持情况　呼吸困难病人在发作时由于自觉空气不足，常有紧张、恐惧、惊慌等情绪反应，甚至出现濒死感；病人夜间也常出现呼吸困难而影响休息，可产生焦虑情绪，担心生活、工作会受到影响；此外，因病人在呼吸困难严重时生活难自理，也给家庭、亲属带来较大的心理和经济压力。

4. 辅助检查　评估血氧饱和度、动脉血气分析、胸部 X 线检查、CT、肺功能检查等。

（二）病情判断

通过观察病人的胸廓外形及呼吸肌活动情况，有无“三凹征”和颈静脉充盈、触摸脉率、叩诊胸廓和听诊呼吸音评估呼吸困难病人的体征。肺栓塞病人可有颈静脉充盈，肺部可闻及局部湿性啰音及哮鸣音，肺动脉瓣区第二心音亢进或分裂，严重时血压下降甚至出现休克。支气管哮喘急性发作时胸部呈过度充气状态，吸气性“三凹征”，双肺可闻及广泛的呼气相哮鸣音，但非常严重的哮喘发作可无哮鸣音（静寂胸）。呼吸浅快、桶状胸、叩诊呈过清音，辅助呼吸肌参与呼吸运动甚至出现胸腹矛盾运动常见于 COPD。患侧胸廓饱满、叩诊呈鼓音、听诊呼吸音减弱或消失应考虑气胸。

三、护理诊断/问题

1. 气体交换受损　与支气管痉挛、气道炎症、气道阻塞有关。

2. 恐惧　与呼吸困难反复发作伴濒死感有关。

3. 潜在并发症　窒息。

4. 知识缺乏　缺乏对疾病过程及病情变化的相关知识。

四、救治与护理

（一）救治原则

保持呼吸道通畅，给氧，积极治疗原发病，去除病因，控制感染。

（二）护理措施

1. 院前急救　协助病人取半坐卧位或端坐卧位，保持气道通畅、吸氧。保持呼吸道通畅，对于任何类型的呼吸困难都是治疗和护理最重要的措施之一。建立静脉通路、心电监护、监测血氧饱和度等注意生命体征变化。

2. 院内救护

（1）给氧　在没有判断出呼吸困难原因之前，先给予低浓度吸氧，一般不超过 40%。保持呼吸道通畅。

（2）病情观察　密切观察病人生命体征及神志变化。观察呼吸困难的改善情况，根据呼吸困难（缺氧）的程度调整，使动脉血氧分压>60mmHg或血氧饱和度（SpO_2）>90%。根据各项监护参数分析呼吸困难及缺氧改善情况，及时调整。

（3）配合治疗　建立静脉通道，按医嘱及时给予各种药物。①控制感染：呼吸困难伴有呼吸道和肺部感染，遵医嘱给予广谱抗生素静脉滴注；②解痉平喘：如肾上腺素受体激动剂、糖皮质激素、茶碱类药物等。

（4）心理护理　尊重关心病人，了解病人的心理感受，当病人呼吸困难引起烦躁不安、恐惧时医护人员应陪伴身边，适当安慰，使病人保持情绪稳定和增强安全感；告知病人积极配合治疗，呼吸困难会得到缓解，减轻病人的焦虑情绪。

（5）健康指导　①指导病人家属认识本病的病因，做好预防，避免再次发生；②按医嘱正确合理用药，积极配合治疗；③合理安排休息，避免精神体力过劳，指导病人进行呼吸肌锻炼和全身运动锻炼，改善呼吸功能，防止并发症的发生；④合理饮食，戒烟戒酒，保持情绪稳定；⑤配合氧疗或机械通气。

第二节　窒　息

故事点睛

旁白：小清是急诊科护士，接到急诊电话：病人，男性，75岁，在饭店就餐过程中，突然胸闷不适，晕倒，面色发紫、意识丧失。当时在现场一名亲友认为老人冠心病发作立即实施心脏按压，医生护士到现场后，医生在进行气管插管时，发现老人的喉咙里竟有大块的鲍鱼，但因窒息时间过长，老人最终不治身亡。

人物：由4名同学分别担任故事人物，进行即兴表演。

请问：

1. 小清作为急诊科护士，配合医生时应采取哪些紧急护理措施？
2. 如果你在现场就餐，病人出现意外时怎样处理？

窒息（asphyxia）是人的呼吸过程由于某种原因受阻或异常所产生的全身各器官组织缺氧，二氧化碳潴留而引起的组织细胞代谢障碍，功能紊乱和形态结构损伤的病理状态。当人体严重缺氧时，器官和组织会因为缺氧而广泛损伤、坏死，尤其是大脑。气道完全阻塞造成不能呼吸只要1分钟，心跳就会停止，窒息是危重症最重要的死亡原因之一。

一、病因与发病机制

（一）病因

1. 气道阻塞　呼吸道分泌物部分或完全堵塞呼吸道或人工气道管腔、气道异物、喉阻塞、淹溺、颈部被缠或被捏、食物（如流食）或出血等阻塞气道。

2. 低氧呼吸　如CO中毒等。

3. 其他　接触氰化物，闭气过久，被沙、山泥或雪活埋等。

甲亢术后、老人、儿童（特别是1~4岁婴幼儿），是窒息的高危人群。本节主要讨论气道阻塞引起的窒息。

（二）发病机制

由于机体的通气受限或吸入气体缺氧导致肺部气体交换障碍，引起全身组织、器官缺氧进而导致体内酸碱失衡，各脏器功能不全、衰竭而死亡。

二、护理评估与病情判断

（一）护理评估

1. 健康史　详细询问病史，了解有无异物吸入及外伤、手术史、有无 CO 中毒及接触氰化物等病史。

2. 身体状况

（1）气道不完全阻塞　病人张口瞪目，有咳嗽，喘气或咳嗽微弱无力，呼吸困难，烦躁不安。皮肤、甲床和口腔黏膜、面色青紫、发绀。如异物吸入气管，病人感觉极度不适，常常不由自主以一手呈“V”字状紧贴于颈前喉部。

（2）气道完全阻塞　病人面色灰暗青紫，不能说话及呼吸，很快失去知觉，陷入呼吸停止状态。如不紧急解除窒息，将很快导致死亡。

3. 辅助检查　通过血气分析、胸部平片、纤维支气管镜等检查，可判断什么原因引起的窒息。

4. 心理-社会支持情况　病人窒息经过抢救大多能恢复，但严重窒息可遗留后遗症，甚至死亡，病人及家属常有紧张、恐惧、惊慌等情绪反应。

（二）病情判断

当窒息发生时，病情危急，及时救治是关键。气道被异物阻塞时，病人可表现为突感胸闷、张口瞪目、呼吸急促、烦躁不安、严重发绀，吸气时锁骨上窝、肋间隙和上腹部凹陷，呼吸音减弱或消失。

三、护理诊断/问题

1. 气体交换受损　与呼吸、循环障碍等有关。

2. 潜在并发症　多器官功能受损。

3. 焦虑　与病情严重、预后不良有关。

四、救治与护理

（一）救治原则

当窒息发生时，保持呼吸道通畅是关键，其次是采取病因治疗。对于气道不完全阻塞的病人，应查明原因，采取病因治疗和对症治疗，尽早对于异物阻塞大气道，有危及生命的可能，应尽早配合取出异物，可采用 Heimlich 手法急救或经内镜（直接喉镜、纤维支气管镜）取出异物。

（二）护理措施

1. 即刻护理　①迅速解除窒息因素，保持呼吸道通畅；②给予高流量吸氧，使血氧饱和度恢复 90% 以上，必要时建立或重新建立人工气道，给予人工呼吸支持或机械通气；③保证静脉通路畅通，遵医嘱给予药物治疗；④监测生命体征：给予心电、血压、呼吸、血氧饱和度监护，遵医嘱采动脉血做血气分析；⑤备好急救物品如吸引器、呼吸机气管插管、喉镜等开放气道用物。

2. 病情观察 随时注意病人呼吸、咳嗽及全身情况，如窒息后呼吸急促、口唇发绀、烦躁不安等症状仍不能改善或逐渐加重，应准备继续抢救。

3. 治疗配合

（1）气道异物 气道异物有危及生命的可能，应尽早配合取出异物，以保持呼吸道通畅，防止窒息及其他并发症的发生。可使用 Heimlich 手法排除异物，或经内镜（直接喉镜、支气管镜、纤维支气管镜）取出异物。如确实难以取出的异物，应做好开胸手术、气管切开的准备。对明显气道阻塞的病人，紧急情况下可用粗针或剪刀行环甲膜穿刺或切开术，以开放气道。

（2）喉阻塞 喉阻塞病人重点是保持呼吸道通畅。对舌后坠及喉阻塞者可使用口咽通气管开放气道。如气管狭窄、下呼吸道梗阻所致的窒息，应立即做好施行气管插管或气管切开术的准备，必要时行人工机械通气。

（3）大咯血 如为肺部疾病所致大咯血，有窒息前兆症状时，应该：①立即将病人取头低足高 45°的俯卧位，轻拍背部以利引流。②保证呼吸道通畅，及时吸出口腔内的血块。③在解除呼吸道阻塞后按医嘱给予吸氧、呼吸兴奋剂，以改善缺氧。

4. 心理护理 嘱病人安静休息，避免剧烈活动，对精神紧张、恐惧的病人进行安慰和解释工作。

5. 健康指导 强调疾病预防的重要性，防范淹溺、误吸、煤气中毒等意外事故发生。指导病人及家属掌握气道畅通技术，紧急情况下能开展自救互救。

知识链接

海姆利希气管异物急救法（Heimlich 急救法）

海姆利希急救法即海姆利希腹部冲击法。急性呼吸道异物堵塞在生活中并不少见，由于气道堵塞后病人无法进行呼吸，故可能致人因缺氧而意外死亡。海姆利希腹部冲击法（Heimlich maneuver）也称为海氏手技，是美国医生海姆利希先生发明的。1974 年他首先应用该法成功抢救了一名因食物堵塞了呼吸道而发生窒息的病人，从此该法在全世界被广泛应用，拯救了无数病人，其中包括美国前总统里根、纽约前任市长埃德、著名女演员伊丽莎白·泰勒等等。因此该法被人们称为“生命的拥抱”。

第三节　急性胸痛

故事点睛

旁白： 早晨 7:30，急诊科值班护士小吴接到 120 急救电话，立即准备接诊一病人。李某，男性，66 岁，晨起跑步中突然出现胸骨后压榨性疼痛，伴呕吐冷汗和濒死感，10 分钟后送到医院，请准备。

人物： 由两名学生分别担任案例中人物，进行即兴表演。

请问：

1. 院前急救人员应给予的急救护理措施有哪些？
2. 如心电图检查显示为前壁心肌梗死，针对病人的病情应配合医生采取哪些救治措施？

急性胸痛（acute chest pain）是急诊病人就诊常见的主诉，约占急诊总数的5%。急性胸痛是一些致命性疾病的主要临床表现，如急性冠状动脉综合征（ACS）、主动脉夹层、急性肺栓塞、气胸等。急诊处理的关键是快速识别可能致命的疾病，给予及时正确的急诊处理。

一、病因与发病机制

急性冠状动脉综合征是急性胸痛中最常见的病因。ACS是在冠心病发展过程中以冠状动脉粥样硬化为病理基础，以粥样硬化斑块不稳定为基本病理生理特点，以急性心肌缺血为共同特征的一组疾病，包括不稳定心绞痛、非ST段抬高型心肌梗死和ST段抬高型心肌梗死。其中每种疾病由于心肌缺血损伤程度不同而表现为不同严重程度的胸痛。

主动脉夹层是指主动脉内的血液经内膜撕裂口流入囊样变性的主动脉中层，形成夹层血肿，并随血流压力的驱动，沿主动脉壁纵轴延伸剥离导致的严重心血管急症。由于机械压迫、刺激和损伤导致突发撕裂样的胸部疼痛。

急性肺栓塞引起的胸痛与低氧血症、冠状动脉灌注减少、肺动脉高压时的机械扩张和波及壁层胸膜有关。

胸痛的病因见表6-1。

表6-1　胸痛的病因

	危重症	重症	非急症
心血管系统	急性心肌梗死	不稳定型心绞痛	心脏瓣膜病
	急性冠状动脉缺血	冠状动脉痉挛	主动脉瓣狭窄
	变异型心绞痛	二尖瓣脱垂	主动脉夹层
	心包压塞	心肌炎	肥厚型心肌病
肺	肺栓塞	气胸	肺炎
	张力性气胸	纵隔炎	胸膜炎、肿瘤
消化道	食管破裂	食管贲门撕裂	食管痉挛
		胆囊炎	食管反流
		胰腺炎	消化性溃疡
肌肉骨骼			肋骨骨折
			肿瘤
			肋软骨炎
			非特异性胸壁痛
神经系统			神经根压迫
			胸廓出口综合征
			带状疱疹

二、护理评估与病情判断

（一）护理评估

1. 健康史 详细询问病史，了解病人有无心血管疾病、有无异物或腐蚀剂吞服等；了解病人的工作性质、劳动强度，是否有过度紧张、过度疲劳以及用药情况，判断胸痛的病因及诱发因素。

2. 身体状况

（1）症状评估 急性胸痛的临床表现各异，可有不同程度、不同性质的胸部疼痛，凡表现面色苍白、出汗、发绀、呼吸困难及生命体征异常，无论病因如何一般均属危急状态。①起病：急性冠脉综合征多在10分钟内胸痛发展到高峰，而主动脉夹层是突然起病，发病时疼痛最严重。②疼痛部位及放射：心绞痛或心肌梗死的疼痛常位于胸骨后或心前区，向左肩和左臂内侧放射，也可向左颈或面颊部放射而被误诊为牙痛。主动脉夹层引起的疼痛在前胸、颈、喉提示升主动脉受累，降主动脉夹层疼痛以肩胛区、背、腹部、腰部或下肢为主。肺栓塞、气胸常呈剧烈的患侧胸痛伴有呼吸困难等症状。③性质：疼痛的性质多种多样，程度可呈剧烈、轻微或隐痛。心绞痛和心肌梗死呈压榨样痛并伴有压迫窒息感。主动脉夹层为突然发生的胸背部撕裂样剧痛。肺栓塞有胸膜炎性胸痛或心绞痛样疼痛。

（2）影响因素 心绞痛可在劳累或情绪激动时诱发，休息或含服硝酸酯类药物于几分钟之内缓解，而心肌梗死所致的胸痛用上述方法疼痛缓解不显著；食管、纵隔及心包疾病所致的胸痛因吞咽而加重。

3. 心理-社会支持状况 评估病人有无焦虑、恐惧、濒死感。急性冠脉综合征的胸痛呈压榨样痛伴窒息感，病人多有恐惧情绪，且缺乏有效的应对措施。

4. 辅助检查 心肌肌钙蛋白、磷酸肌酸同工酶等生化检查是心肌损伤最敏感和特异的指标。另外，心电图、超声心动图可协助判断疼痛的原因。

（二）病情判断

两侧上肢血压及脉搏明显不对称提示主动脉夹层，脉压减小或奇脉提示心包压塞，单侧或双侧不对称性下肢肿胀、疼痛同时伴有呼吸困难等症状提示肺栓塞。胸痛伴有血流动力学异常，如大汗、颈静脉怒张、血压下降或休克时，多见于急性心肌梗死、主动脉夹层、心包压塞等致命性胸痛。胸痛伴有腰背痛亦见于主动脉夹层。较剧烈而持续的心前区疼痛伴发热，呼吸、咳嗽时加重可能为急性非特异性心包炎。

三、护理诊断/问题

1. 疼痛 与心肌血供急剧减少或中断，发生缺血性坏死有关。

2. 恐惧 与突然发生的剧烈胸痛，并惧怕再发作有关。

3. 潜在并发症 心律失常、心力衰竭、心源性休克。

四、救治与护理

（一）救治原则

急性胸痛的处理原则是首先集中精力迅速判断是否属于致命性胸痛，给予积极救治，然后针对病因进行治疗。

1. 急性冠脉综合征 对潜在急性冠脉综合征病人进行有针对性的评估，对可能出现急性冠脉综合征的病人给予氧气、阿司匹林、硝酸甘油，必要时给予吗啡；对非ST段抬高型心肌梗死进行恰当的检查评估，并积极抗心肌缺血治疗、抗凝（抗栓）治疗，对ST段抬高型心肌梗死，应尽快恢复心肌的血液灌注，保护和维持心脏功能。并及时处理严重心律失常、心源性休克和急性心力衰竭等并发症。

2. 急性主动脉夹层　积极给予镇静与镇痛治疗，给予控制血压负性心率与负性心肌收缩力的药物，必要时介入或外科手术治疗。

3. 急性肺栓塞　在呼吸循环支持治疗的基础上以抗凝治疗为主，伴有明显呼吸困难、胸痛、低氧血症的大面积肺栓塞病例，溶栓、外科手术取栓或介入导管碎栓治疗。

（二）护理措施

1. 即刻护理　任何原因引起的胸痛在没有明确病因前应给予：①立即停止活动，卧床休息；②当有低氧血症时，给予双鼻道或面罩吸氧，使血氧饱和度≥94%；③连接心电、血压、呼吸和血氧饱和度监测；④对于致命的并发症，如室颤、无脉性室速等，做好除颤和CPR的准备。

2. 病情观察　密切观察血压、呼吸，尤其是胸痛时的心律和心电图变化；观察胸痛的部位、性质、严重程度、有无放射、持续时间和缓解因素。及时向医生报告病人出现的症状。

3. 治疗配合

（1）针对病因用药　按医嘱使用改善心肌供血的药物如硝酸酯类或溶栓剂。

（2）使用镇痛药　如吗啡或哌替啶，以缓解病人的疼痛和紧张情绪，使用中注意观察药物对呼吸功能的抑制。

（3）配合再灌注心肌的护理　起病3~6小时最多在12小时内，做好使闭塞冠状动脉再通的准备，使心肌得到再灌注，减小心肌坏死的范围。溶栓疗法一般要求在起病后6小时内使用纤溶酶激活剂（如尿激酶），经静脉给药或冠脉内给药。一般冠脉内给药溶栓效果比静脉内给药好，但需先行冠状动脉造影。此外，近年来，也常采用经皮冠状动脉介入治疗以紧急扩张病变血管。协助医生向病人及家属介绍介入治疗的目的、方法，按医嘱做好介入治疗的术前准备。

（4）主动脉夹层的护理　①按医嘱给予降压药物，降压可以减轻或缓解病人胸痛，防止主动脉破裂，争取手术机会。降压药首选硝普钠，使用过程中注意监测病人的血压，随时调整硝普钠的滴注速度。血压不高的病人不宜进行降压。②按医嘱为病人做好接受介入或外科手术治疗的准备或外科手术准备。

4. 心理护理　在胸痛发作时，护士应关心体贴病人，守护在身旁，有针对性地进行耐心解释、安慰和鼓励，以增强病人康复的信息，积极配合救治。

5. 健康指导　指导病人认识胸痛的原因和诱因，强调防范的重要性。对ACS病人，要改变生活方式，应合理膳食、适当运动、控制体重、戒烟，平时注意休息，不可过于劳累，避免情绪激动，减轻精神压力。

第四节　急性心力衰竭

故事点睛

旁白： 急诊科小黄得到消息，病人，女，72岁，反复咳嗽、咳痰10多年，近2年来劳累后心悸、气促。昨日气温下降，病人出现频繁咳嗽、气促，急诊入院时口唇发绀明显，呼吸困难，双肺布满哮鸣音。

人物： 由两名学生分别担任案例中人物，进行即兴表演。

请问：

1. 该病人主要的护理问题是什么？
2. 针对该病人应采取什么急救与护理措施？

急性心力衰竭（AHF）是指由于短时间内心肌收缩功能障碍和（或）舒张功能障碍使心脏泵血功能降低而导致心排出量减少，不能满足机体组织代谢需要的一种病理过程或临床综合征。可分为急性左心衰和急性右心衰，临床上以急性左心衰竭比较常见，主要表现为急性肺水肿或心源性休克，属于临床急危重症，需及时抢救。

一、病因与发病机制

（一）病因

1. 急性心肌坏死或损伤　①急性弥漫性心肌损害如急性心肌炎、急性广泛心肌梗死等，引起的心肌收缩无力，导致急性心力衰竭。②急性的机械性梗阻如严重的二尖瓣或主动脉瓣狭窄、左心室流出道梗阻，可导致心脏压力负荷加重，排血受阻，导致急性心力衰竭。

2. 急性血流动力学障碍　①急性心脏容量负荷过重如急性心肌梗死、感染性心内膜炎或外伤引起的瓣膜损害，腱索断裂，心室乳头肌功能不全，瓣膜穿孔等，引起继发性心肌收缩力减弱，导致急性心力衰竭。②急性的心室舒张受限如急性大量心包积液引起的急性心脏压塞，使心排出量降低、体循环淤血，导致急性心力衰竭。

3. 其他　全身的各种感染急性加重、快速型心律失常、水和电解质紊乱、输液过多过快、过度劳累、情绪激动、严重贫血、妊娠和分娩、便秘等。

（二）发病机制

各种病因及诱因促使心脏收缩力严重减弱，或左室瓣膜急性反流，心排出量急剧减少，左室舒张末压迅速升高，肺静脉回流不畅，导致肺静脉压快速升高，肺毛细血管压随之升高使血管内液体渗入肺间质和肺泡内，形成急性肺水肿。肺水肿早期可因交感神经激活致血管收缩，引起血压一过性升高，但随病情持续进展，血管反应减弱，血压会持续下降。

二、护理评估与病情判断

（一）护理评估

1. 健康史　紧急了解病人既往史和发病诱因。

2. 临床表现

（1）症状 突然出现严重的呼吸困难，呼吸可达30~40次/分，呈端坐呼吸，频繁咳嗽，咳出粉红色泡沫样痰，面色苍白、口唇青紫、大汗、皮肤湿冷、烦躁不安、恐惧，极重者神志模糊。

（2）体征 双肺可闻及广泛的水泡音和哮鸣音，心尖部可闻及奔马律，血压早期可升高，随后下降，严重的导致心源性休克。

3. 心理与社会支持状况 因病情突然加重，发病时有窒息感，易产生濒死的恐惧心理。病人病情变化快，家属心理紧张和恐惧加重。

4. 辅助检查

（1）实验室检查 脑钠肽（BNP）、动脉血气分析、血常规、血糖、电解质和心肌损伤标记物等。

（2）心电图 可帮助了解有无心律失常、急性心肌缺血等表现。

（3）影像学X射线检查 可确定心影大小及外形，观察肺淤血、肺动脉高压及肺部病变情况，并可大致判断心力衰竭的程度。

（4）超声心动图 可显示左心房、左心室肥大，心室壁运动幅度明显减低，左室射血分数减低及基础心脏病表现等。

（5）血流动力学监测 肺动脉楔压（PAWP）>18mmHg，右心房压正常或轻度升高，左心室舒张终末压力升高，心脏指数（CI）则相反。

（二）病情判断

根据临床症状和体征，辅助检查，急性左心衰以急性肺水肿或心源性休克为主要表现；血脑钠肽增高的程度与心衰的严重程度呈正相关，可作为评定心衰的进程和判断预后的指标。动脉血气分析中PaO_2呈不同程度降低。急性肺水肿早期，因过度换气，可致PaO_2降低，出现呼吸性碱中毒，因组织缺氧产生无氧代谢，致代谢性酸中毒。

三、护理诊断/问题

1. 气体交换受损 与左心衰竭致肺淤血有关。

2. 体液过多 与右心衰竭致体静脉淤血、水钠潴留、低蛋白血症有关。

3. 活动无耐力 与心排出量下降有关。

四、救治与护理

（一）救治原则

抢救原则是迅速改善组织供氧，减轻心脏负荷，增加心排出量，纠正诱因、治疗病因，尽快改善症状和稳定血流动力学状态，同时避免或减少心肌损害。

（二）护理措施

1. 即刻护理 将病人置于坐位或半卧位，双腿下垂，以减少静脉回流，减轻心脏负担。注意病人的体位的舒适性与安全性，必要时加用床档以防病人坠床。

2. 氧疗 首先应保持呼吸道通畅，及时清除气道分泌物。立即用鼻导管给氧，流量为6~8L/min，肺水肿病人泡沫痰明显时，湿化瓶内可放人20%~30%的乙醇湿化，可使泡沫表面张力降低而破裂，有利于改善通气，病情特别严重者可予面罩给氧或无创机械通气支持。

3. 迅速开放两条静脉通道，遵医嘱正确使用药物，观察疗效与不良反应。

（1）吗啡　给予吗啡3~5mg静脉注射，病人常因呼吸困难而精神紧张、烦躁不安，导致全身耗氧量和心脏负担加重。吗啡可使病人镇静，降低心率，同时扩张小血管而减轻心脏负荷。必要时15分钟后重复一次。使用时注意观察病人有无出现意识改变和呼吸抑制的表现。老年病人应减量或改为肌内注射。

（2）快速利尿剂　呋塞米20~40mg静脉注射，4小时后可重复一次，可迅速利尿，有效降低心脏前负荷。使用时应熟悉常用利尿剂的名称、应用方法及剂量观察药物的不良反应，记录尿量及入水量，测量血压、心率，检查精神状态、皮肤弹性、周围静脉充盈度。大剂量强效利尿剂静脉注射速度宜慢或改为静脉滴注。

（3）血管扩张剂　可选用硝普钠、硝酸甘油或酚妥拉明等静脉滴注，需监测血压，有条件者可用输液泵控制滴速。根据血压调整剂量，严格按照医嘱用药维持收缩压在90~100mmHg左右。①硝普钠：为动、静脉扩张剂，静脉注射起效快；一般剂量每分钟12.5~25μg。硝普钠见光容易分解，宜现用现配，避光保存，连续使用不得超过24小时。硝普钠含有氰化物，不得与其他药物配伍及应用同一静脉通路。②硝酸甘油：可扩张小静脉，降低回心血量。病人对本药的耐受差异性较大，使用时应注意观察。一般从10μg/min开始，每10分钟调整一次每次增加5~10μg。③洋地黄制剂：尤其适用于心房颤动伴快速心室率或已知有心脏增大伴左心室收缩功能不全者。可选用毛花苷C缓慢静脉注射，首剂0.4~0.8mg，2小时后可酌情再给0.2~0.4mg，急性心肌梗死病人24小时内不宜使用。④氨茶碱：适用于伴支气管痉挛的病人，对解除支气管痉挛特别有效，并有一定的正性肌力及扩张血管、利尿的作用。

4. 病情观察　注意体温、脉搏、呼吸、血压的变化，注意早期心力衰竭的表现，尤其警惕左心衰竭病人出现的夜间阵发性呼吸困难。如发现病人出现血压下降，脉搏加快时要警惕心源性休克的发生。由于心排出量下降，脑供血不足、缺氧及二氧化碳增高，常出现头晕烦躁、迟钝、嗜睡、晕厥等表现，及时发现有利于早期、准确地诊断。注意观察心率的快慢、心律的规则与否、心音的强弱等情况，有条件最好做心电监护并及时记录，以便于及时处理。如病人出现心率>130次/分钟或<40次/分钟、心率突然加倍或减半、心律不规则应及时报告医生。

5. 心理护理　恐惧或焦虑可使呼吸困难加重，所以医护人员在抢救时应保持镇静、操作熟练、忙而不乱，对待病人要态度和蔼、诚恳热情、耐心细致、体贴入微；帮助病人增强信心，配合治疗。

6. 其他　病床旁应准备好除颤器、吸痰器等抢救器材，并将抢救车推至病房内，密切观察监护仪。计算各种静脉滴注药物的剂量，防止剂量不足或过量。同时做好漂浮导管检查或PiCCO的术前准备和术后的各项准备工作。

7. 健康指导　积极治疗原发心血管疾病避免各种诱发因素；掌握活动量，以不出现心悸、气促为度，保证充分睡眠；按医嘱按时服药，定期门诊随访；避免饮食过饱及控制钠盐摄入，指导食谱的选择。防止呼吸道感染。

第五节　急性腹痛

故事点睛

旁白： 小徐接到120电话通知：病人，男，43岁，和朋友就餐后突发上腹部剧烈疼痛并弥漫全腹2小时入院，曾呕吐2次，均为胃内容物。既往有胃溃疡病史3年。查体腹平：腹平，全腹部压痛，腹肌呈板样强直，肠鸣音消失，肝浊音界缩小。血常规 $11\times10^9/L$；腹部平片显示膈下有游离气体。

人物： 由两名学生分别担任案例中人物，进行即兴表演。

请问：

1. 该病人存在哪些护理问题？
2. 如何对该病人进行术前护理评估？
3. 如何为该病人进行术前护理措施？

急性腹痛是指发生在1周内，由各种原因引起的腹腔内外脏器急性病变而表现为腹部不适的症状，是急诊科常见的临床症状之一，也是使病人就诊的重要原因之一。其共同特点是突然发生、变化快、病情重。内、外、妇、儿，甚至神经、精神等多个学科的疾病均可引起急性腹痛。临床上其病因复杂、表现多样，若延误诊治极易发生严重后果，甚至死亡。

一、病因与发病机制

1. 腹腔脏器病变引起的腹痛

（1）腹腔脏器的急性炎症　如急性胃炎、急性胃肠炎、急性肠系膜淋巴结炎、急性肾盂肾炎、急性回肠或结肠憩室炎、自发性腹膜炎等；急性胰腺炎、阑尾炎、胆囊炎、急性化脓性胆管炎、腹腔内各种脓肿以及急性盆腔炎等。

（2）腹腔脏器阻塞或扭转　常见的有急性肠梗阻（包括肠套叠、肠扭转）、腹内/外疝、胆囊或胆道结石、胆道蛔虫症、尿路结石梗阻，肠系膜或大网膜扭转、急性胃或脾扭转、胃黏膜脱垂症，还有卵巢囊肿蒂扭转等。

（3）胃肠道急性穿孔　消化性溃疡急性穿孔、胃肠道癌或肠炎症性疾病急性穿孔。

（4）腹腔脏器破裂出血　如腹部外伤所致肝、脾、肾等实质脏器破裂，肝癌等破裂；异位妊娠卵巢或黄体破裂。

（5）腹腔脏器破裂出血　见于腹主动脉瘤、肾梗死、肠系膜动脉急性栓塞或血栓形成、肠系膜静脉血栓形成、急性门静脉或肝静脉血栓形成、脾梗死、夹层动脉瘤等。

（6）腹壁疾病　如腹壁皮肤带状疱疹。

（7）腹腔其他疾病　如急性胃扩张和痛经等。

2. 腹腔外脏器或全身性疾病引起腹痛　以胸部疾病所致的放射性腹痛和中毒、代谢疾病所致的痉挛性腹痛为多，常伴有腹外其他脏器病症，而无急性腹膜炎征象。

（1）胸部疾病　如急性心肌梗死、急性心包炎、肋间神经痛等。

（2）代谢及中毒疾病　如铅中毒、尿毒症、糖尿病酮症酸中毒、低钙血症等。

（3）变态反应性疾病　如腹型过敏性紫癜、腹型风湿热。

（4）神经源性疾病　如脊柱结核、带状疱疹、末梢神经炎、腹型癫痫、胃肠功能紊乱、神经功能性腹痛等。

二、护理评估与病情判断

（一）护理评估

1. 既往史　年龄幼年时期以先天性畸形、肠道寄生虫，肠套叠及嵌顿疝为多见。青壮年以急性胃穿孔、阑尾炎等多见。中老年以胆囊炎、肿瘤、胆石症等发病率高。了解既往有无溃疡病、阑尾炎等病史，有无腹部外伤及手术史，有无心肺等胸部疾病和糖尿病、高血压史等。女性应了解月经史。

2. 重点询问腹痛病史

（1）腹痛的起因　有无进食油腻食物、脂肪餐或饮酒，有无剧烈活动或突然改变体位，腹部外伤后发生的腹痛应考虑内出血或胃肠道破裂。

（2）发病情况　腹痛发生时轻，以后逐渐加重并范围扩大，多为炎症性疾病。突然剧烈腹痛，迅速加重，多见于空腔脏器穿孔或急性梗阻、扭转以及实质脏器破裂等。

（3）腹痛性质　腹痛性质不同往往表示病变性质不同，大致分为三种：①持续性钝痛、胀痛或隐痛，一般是炎症性或出血性病变，如阑尾炎、胰腺炎、脾破裂出血等。②阵发性绞痛，往往提示空腔脏器发生梗阻或痉挛，如肠梗阻或泌尿系结石等。③持续性腹痛伴阵发性加剧，常表示炎症与梗阻并存，如肠梗阻伴绞窄、胆道结石伴感染。

（4）腹痛程度　腹痛程度可反映腹内病变的轻重，但疼痛的个体敏感性和耐受程度差异较大，影响其评价。刀割样剧痛可能为化学刺激引起，如空腔脏器急性穿孔；梗阻性疾病为剧烈疼痛，如肠扭转、卵巢囊肿蒂扭转、肾绞痛等；脏器破裂出血性疾病引起的腹痛略次之，如宫外孕、脾破裂、肝破裂等；炎症性疾病引起的腹痛较轻，如阑尾炎、肠系膜淋巴结炎等。

（5）腹痛部位　对判断病变部位有重要意义，一般来说，最早出现腹痛的部位或腹痛最显著的部位往往就是病变所在位置。①突发剧烈腹痛从一处开始，迅速扩散至全腹者，常为空腔脏器穿孔，腹痛程度较轻的常为实质脏器破裂。始于上中腹部者，一般是胃十二指肠溃疡穿孔；而始于中下腹部者应疑为肠穿孔。外伤性内出血病人最初疼痛在左季肋部者首先考虑脾破裂；疼痛在右上腹部者可能是肝破裂；转移性右下腹痛者应首先考虑阑尾炎。②一般腹痛的部位多与腹腔内脏器所在的部位一致，如胃十二指肠病变腹痛常位于中上腹；小肠病变腹痛多位于脐周；肝胆病变腹痛常位于右上腹；胰腺病变腹痛位于中上腹或中上腹偏左；泌尿系病变腹痛位于病侧的侧腹部或后腰部；妇产科病变腹痛位于下腹部；腹壁病变腹痛常局限于患病处；弥漫性腹膜炎常为全腹部疼痛。

（6）放射痛　腹痛伴有特殊部位的放射痛对疾病很有诊断价值，如右肩部放射痛者常为胆囊炎，腰背部或左肩放射痛者可能为胰腺炎，而放射到腹股沟的阵发绞痛常为输尿管结石。需注意腹腔外脏器病变有时也可产生放射性腹痛，如胸主动脉夹层、心肌梗死时产生的上腹部疼痛等。

（7）伴随症状　对诊断有参考价值。①恶心、呕吐常发生于腹痛后，可由严重腹痛引起。急性胆囊炎、溃疡病穿孔均可伴有恶心呕吐。急性胃肠炎、胰腺炎发病早期呕吐频繁，高位肠梗阻呕吐出现早而频繁，低位肠梗阻或结肠梗阻呕吐出现晚或不出现；呕吐物的性质及量与梗阻部位有关，如呕吐宿食不含胆汁则为幽门梗阻，呕吐粪水样物常为低位肠梗阻。②排便情况：腹痛伴有呕吐，肛门停止排气、排便多见于肠梗阻；腹痛伴有腹泻，多见于急性肠炎、痢疾、炎症性肠病、肠结核等；伴有果酱样便是肠套叠的特征；伴有黑粪症，多见于溃疡病、胆道疾病、胃肠道肿瘤等。③休克腹痛同时伴有贫血者可能是腹腔脏器破裂（如肝、脾或异位妊娠破裂）；不伴贫血者见于急性胆管炎、胃肠穿孔、绞窄性肠梗阻、肠扭转、急性胰腺炎等。④黄疸多见于急性胆管炎、胆总管结石、壶腹部癌或胰头癌。⑤发热：外科疾病一般是先有腹痛后发热；而内科疾病多先有发热后有腹痛。如伴发热、寒战者，多见于胆道感染、肝脓肿等。⑥血尿、排尿困难多见于泌尿系结石、膀胱炎等。⑦盆腔炎症或积液、积血时可有排便次数增多、里急后重感。

3. 全身情况快速评估　应先评估病人的总体情况，初步判断病情的轻、重、缓、急，以决定是否需要做急救处理，如输液、备血输血、给氧、解痉、镇痛等，对危重病人，应重点体检（包括神志、回答问题能力、表情、血压、脉搏、体位、疼痛程度等），之后迅速进行急救处理，待情况允许再做详细检查。腹部体检时应嘱病人取仰卧位，双腿屈曲充分暴露全腹，然后对腹部进行视、触、叩、听四个方面的检查。

4. 心理-社会支持状况　腹痛病人伴随的情绪反应与腹痛的程度及病人对疼痛的感受有关，如急性起病的激烈腹痛常使病人紧张、恐惧，迫切寻求缓解腹痛的方法，而反复发作的腹痛病人常会因担心疾病迁延不愈引起焦虑不安的情绪。尤其是当诊断未明确时，应注意了解病人的情绪状态及对疼痛的耐受程度。

5. 辅助检查　根据不同病因进行相应的检查，如三大常规、血生化、X 线检查、心电图、消化内镜、超声、CT 等。另外，诊断性腹腔穿刺或灌洗腹腔穿刺有助于判断急腹症的病因。如抽出为不凝血，说明有内出血。如抽出腹腔积液，可根据其颜色、混浊度、气味、涂片革兰染色镜检等帮助鉴别。当疑有盆腔积脓、积血时，女性病人可做阴道后穹隆穿刺检查。

（二）病情判断

根据问诊病史、临床症状体征、实验室检查等进行判断，全腹膨胀是肠梗阻、腹膜炎晚期表现。不对称性腹胀，可见于肠扭转、闭袢性肠梗阻。急性腹膜炎时腹式呼吸运动减弱或消失。炎症早期或腹腔内出血表现为轻度腹肌紧张，较重的感染性病变如化脓性阑尾炎、肠穿孔表现为明显肌紧张。胃十二指肠、胆道穿孔时，腹壁可呈“板状腹”。肝浊音界消失提示胃肠道穿孔致膈下游离气体。移动性浊音表示腹腔积液或积血。肠鸣音活跃、音调高、有气过水音提示机械性肠梗阻。肠鸣音消失或减弱多见于急性腹膜炎、血运性肠梗阻和肠麻痹。上腹部振水音可能提示幽门梗阻或胃扩张。直肠指检，盆位阑尾炎可有右侧直肠壁触痛，盆腔脓肿或积血可使直肠膀胱凹窝呈饱满感、触痛。表情痛苦、面色苍白，脉搏细速、呼吸急促、大汗淋漓、仰卧不动或蜷曲侧卧、明显脱水等提示病情较重。如脉搏细速伴低血压，提示低血容量。食物中毒引起的急性肠炎，黏液脓血提示痢疾；血便提示有消化道出血；大便隐血阳性提示消化道肿瘤。血、尿或腹水淀粉酶增高常是急性胰腺炎；人绒毛膜促性腺激素有助于异位妊娠诊断。腹水常规或腹水涂片细菌学检查，腹水含胃肠道内容物、胆汁提示胃肠道穿孔，混浊血性液可能是坏死性胰腺炎，脓性腹水或腹水涂片见粒细胞常是化脓性腺膜炎。腹水涂片镜检：革兰阴性杆菌常提示继发性腹膜炎，而革兰阳性菌常提示原发性腹膜炎。

三、护理诊断/问题

1. 疼痛 与腹膜受刺激有关。

2. 焦虑 与躯体不适，担心预后有关。

3. 潜在并发症 内出血、腹腔脓肿等。

四、救治与护理

（一）救治原则

急性腹痛的病因虽然不同，但救治原则基本相似，即挽救生命、减轻痛苦、积极的对因治疗和预防并发症。治疗分手术治疗与非手术治疗。

1. 手术治疗 手术是急腹症的重要治疗手段，当急性腹痛病人有下列情况应积极进行剖腹探查的准备：①腹腔内病变严重，如腹内脏器破裂出血、穿孔，绞窄性肠梗阻，胃肠道炎症性坏死，严重的胆道感染等引起的腹膜炎；②有进行性腹腔内出血征象，经积极抗休克和止血等治疗，病情无好转，或一度好转后迅即恶化；③腹腔内炎症较重，有大量积液或胃肠道内容物，出现严重的肠麻痹或中毒症状，特别是出现休克者；④腹膜炎病因未明，且无局限趋势者；⑤经积极的非手术治疗6~12小时后，症状与体征反而加重，腹膜刺激征范围扩大者。

2. 非手术治疗 对于病因未明而腹膜炎症状不严重，发病早期尚未并发急性弥漫性腹膜炎，炎症已局限、临床症状有好转者，或年老体弱、合并其他严重疾病不能耐受手术或病情较轻而无手术指征的急性腹痛病人，可先采用非手术治疗进行观察治疗，再根据病情进展情况决定是否实施手术。

（二）护理措施

1. 即刻护理 应首先处理能威胁生命的情况，如腹痛伴有休克应及时配合抢救，迅速建立静脉通路，及时补液纠正休克。如有呕吐头应偏向一侧，以防误吸。对于病因明确者，遵医嘱积极做好术前准备。对于病因未明者，遵医嘱暂时实施非手术治疗措施。

2. 控制饮食及胃肠减压 对于病情较轻且无禁忌证者，可给予少量流质或半流质饮食。病因未明或病情严重者，必须禁食、禁水。疑有空腔脏器穿孔、破裂腹胀明显或肠梗阻病人须行胃肠减压，应注意保持引流通畅，观察与记录引流液的量、色和性状，及时更换减压器。对于病情严重，预计较长时间不能进食者，按医嘱应尽早给予肠外营养。

3. 病情观察 观察期间要注意病情演变，综合分析，特别是对病因未明的急性腹痛病人，严密观察是极为重要的护理措施。观察内容包括：①意识状态及生命体征；②腹痛部位、性质、程度、持续时间及伴随症状（呕吐、腹胀、排便、发热、黄疸等）与体征的变化；③全身情况及重要脏器功能；④动态辅助检查结果；⑤治疗效果等。

4. 治疗配合 ①遵医嘱给予抗生素控制感染，急腹症多为腹腔内炎症和脏器穿孔引起，多有感染，是抗生素治疗的确定指征。一般首先给予经验性用药，宜采用广谱抗生素，且主张联合用药。待细菌培养，明确病原菌及药敏后，尽早采用针对性用药；②如腹痛病因明确者，遵医嘱及时给予解痉镇痛药物。但使用止痛药物后应严密观察腹痛等病情变化，病因未明时禁用镇痛剂；③高热者可给予物理降温或药物降温。

5. 心理护理　急性腹痛往往给病人造成较大的恐惧。因此，应注意对病人及家属做好解释安慰工作，对病人的主诉采取同情性倾听，减轻焦虑，降低病人的不适感。

6. 健康指导　指导病人及亲属认识腹痛的原因和诱因，强调防范的重要性。指导病人及亲属掌握饮食卫生知识，避免暴饮暴食，忌食刺激性食物，戒烟酒等。

第六节　急性消化道出血

故事点睛

旁白：小宇是急诊科护士，刚接到120电话，有一名男性45岁病人，主诉反复黑便3周，呕血1天。3周前，自觉上腹部不适，偶有嗳气，反酸，口服西咪替丁有好转，但发现大便色黑。一天前，进食辣椒及烤馒头后，觉上腹不适，伴恶心，再次排出柏油便，并呕鲜血，当即晕倒，家人急送入院，查Hb 78/L，收入院。既往有胃溃疡病史10年、HbsAg（+），常用制酸剂。查体T 37℃，P 111次/分，BP 85/60mmHg，重病容，面颊可见蜘蛛痣2个，巩膜可疑黄染，腹饱满，未见腹壁静脉曲张，全腹无压痛、肌紧张，肝脏未及，脾肋下10cm，并过正中线2cm，质硬，肝浊音界第7肋间，移动性浊音阳性。

人物：由两名学生分别担任案例中人物，进行即兴表演。

请问：

1. 该病人最可能的出血原因是什么？
2. 如何对该病人进行出血量的评估？
3. 应给该病人实施哪些护理措施？

急性消化道出血（以下简称消化道出血）是指从食管到肛管的消化道及胆胰等疾病引起的出血，主要表现为呕血和便血，是急诊科常见的疾病之一。消化道出血根据其出血的部位可分为上消化道出血与下消化道出血。上消化道出血是指屈氏（Treitz）韧带以上包括食管、胃十二指肠、胰腺、胆道和吻合口的出血，表现为呕血，血色鲜红（新近出血）或呈棕褐色（稍前的出血），黑粪症并有恶臭。而下消化道出血则为Treitz韧带以下的消化道出血，表现为便血，即鲜血自直肠排出，95%来自结肠。成年短时间内一次失血量达800ml或约占总循环血量的20%以上，出现低血压等周围循环衰竭表现者，称为急性消化道大出血。大出血可危及生命，死亡率6%～12%。

一、病因与发病机制

1. 上消化道出血　病因大多为消化道疾病，少数是全身疾病的局部表现。最常见的有消化性溃疡、食管胃底静脉曲张破裂、急性出血性胃炎、胃癌、食管贲门黏膜撕裂综合征、胆道出血，约占80%～90%。

（1）上消化道疾病　①食管疾病，如食管贲门黏膜撕裂，食管炎症、损伤、溃疡和肿瘤；②胃十二指肠疾病，如消化性溃疡（最常见，约占50%）、急性出血性胃炎（国内5%左右，国外10%～20%）、胃癌（2%～4%）、胃泌素瘤、胃血管畸形等；③胃术后吻合口溃疡等；④肝硬化所致的食管胃底静脉曲张破裂（第 2 位病因，10%～25%）。

（2）上消化道邻近脏器疾病　如胆道出血、胰腺疾病累及十二指肠、主动脉瘤破入消化道、肝癌或肝脓肿破裂、纵隔肿瘤或脓肿破入食管等。

（3）全身性疾病　如血管性疾病（过敏性紫癜、动脉粥样硬化等）、血液病、尿毒症、急性感染（如流行性出血热）。

2. 下消化道出血　约 80%～90% 发生在结肠，50% 左右为大肠癌出血引起，小肠出血少见。

（1）肠道新生物　肠管息肉、良恶性肿瘤等，常为隐匿性失血或间歇性便血。

（2）血管疾病　肠系膜动脉栓塞、肠系膜血管血栓形成、血管发育异常或血管扩张等。

（3）炎性肠疾病　慢性溃疡性结肠炎、克罗恩病、放射性肠炎、肠结核、急性坏死性小肠炎等。

（4）医源性出血　内镜取活检、息肉切除或肠道术后、放射性直肠炎等。

（5）其他　缺血性结肠炎、痔疮、肛裂、直肠和肛管脓肿、肠套叠、肠扭转、腹部外伤等。

二、护理评估与病情判断

（一）护理评估

消化道大出血的临床表现取决于出血的速度和出血量，以及病人出血前的全身情况、有无贫血和心肺等功能，而出血的部位高低则是次要。

1. 健康史　询问出血前有无腹痛，详细询问既往有无容易引起消化道出血的相关病史，以判断病因。如规律性上腹痛、进食和服用制酸药可缓解的上腹痛提示消化性溃疡。大量嗜酒、肝炎或血吸虫病史提示肝硬化、门静脉高压症。进行性体重下降和厌食应考虑消化道癌肿。有服用阿司匹林、类固醇类药物史者应怀疑出血性胃炎。此外，病人以前是否做过内镜或 X 线钡剂造影等检查及其结果。

2. 临床表现　主要是通过询问病人的自我感受加呕吐物粪便的直接观察，以及检查病人身体情况等进行评估。

（1）呕血和便血情况　①发病以来呕血和（或）便血的量、性状、颜色和次数。②有无周围循环衰竭、休克等血容量不足表现。③贫血：出血早期可无贫血，出血后 3～4 小时出现不同程度的贫血。④发热：消化道大量出血后 3～5 天内，多数病人出现<38. 5℃的吸收热。

（2）出血严重程度的估计　①休克指数：即为脉率/收缩压，正常值为 0. 54±0. 02。当休克指数为 1，失血量约为 800～1000ml，指数>1，失血 1200～2000ml。②一般成人每日消化道出血>5～10ml，大便隐血试验即可阳性出血 50～100ml，可出现黑粪症；胃内积血达 250～300ml，可引起呕血。一次出血量<400ml 时，一般不引起全身症状；超过 400～500ml 时，可出现头昏、心慌、乏力等全身症状；短时间内出血超过 1000ml 时，可致低血压等周围循环衰竭，表现为视物模糊、头晕、手足湿冷、冷汗、直立位晕厥、脉搏加快、血压下降等。血压和脉搏是估计急性大出血严重程度的关键指标，其次是尿量和血常规，需动态观察，并综合其他指标加以判断。

（3）出血原因及部位确定　根据临床表现和有关检查，初步估计出血病因与部位。如有黄疸、蜘蛛痣、脾大、腹壁静脉曲张和腹水等，应考虑肝硬化引起食管胃底静脉曲张破裂出血。有溃疡病史者，考虑消化性溃疡出血。40 岁以上病人近期有排便习惯或大便性状改变，大便带血或呈黏液血便，应考虑到结肠癌的可能。

3. 心理-社会支持状况　多为急性起病，病人常表现出烦躁不安，病情严重时会出现死亡的危险感，常使病人及家属产生不良的心理反应。故应注意评估病人及家属的心理状况，是否存在紧张、恐惧、焦虑等。

4. 辅助检查　①血常规、肾功能；②内镜检查可判断出血病变的部位、病因及出血情况，是目前诊断消化道出血病因的首选检查方法；③超声、CT 等影像学检查，了解有无肝硬化、肿瘤、腹水、结石等病变，有助于判断出血原因；④选择性腹腔动脉或肠系膜动脉造影；⑤核素检查：出血速度>0.1ml/min 时即能显示出血灶，特别适合于活动性小肠出血时使用，阳性率 75%；⑥X 线钡餐或钡灌肠造影，主要适用有内镜检查禁忌证或拒绝内镜检查者，但诊断阳性率和正确性不如内镜。

（二）病情判断

根据病史与体征、辅助检查可以判断消化道出血的量、性质、部位和原因。亦可根据病变的特征判断是否继续出血或估计再出血的危险性。判断消化道出血，呕血与便血常提示消化道出血，但在诊断消化道出血时应首先要排除咯血，口、鼻、咽喉部出血等消化道以外的出血，以及进食动物血、铁剂、铋剂等引起的黑便，后者大便隐血试验阴性判断上消化道还是下消化道出血，黑粪症大多为上消化道出血，血便大多来自下消化道出血。上消化道出血呕血和黑粪症是其特征性表现。

三、护理诊断/问题

1. 组织灌注量改变　与上消化道大量出血有关。

2. 有窒息的危险　与大量呕血、血液误吸入气管或阻塞气道有关。

四、救治与护理

（一）救治原则

正确评估失血程度，充分补液输血以保证重要脏器的血流灌注，防止休克及脏器功能衰竭，控制活动性出血。明确出血原因与部位，防治并发症。病因和部位不明的消化道大出血经积极非手术疗法后仍有出血，且血压、脉搏不稳定，或出血控制后又反复出血者，要尽早采用手术或介入止血治疗。

（一）护理措施

1. 即刻护理　卧床休息，头偏向一侧，避免误吸，保持呼吸道通畅。低氧血症时给予吸氧。

2. 饮食护理　对于有大出血休克、呕血、便血者应禁食。少量便血或仅有少量黑粪症而无呕血者应给予清淡无刺激性流质饮食。对消化性溃疡无呕血者给予少食多餐流质饮食，可中和胃酸，促进蠕动，缓解疼痛，有利于溃疡愈合。呕血停止 12~24 小时后一般即可进流质饮食，如为食管胃底静脉曲张破裂出血需在出血停止 2~3 天后进食流质。病情稳定后可由半流质饮食改为软食，软食要营养和容易消化，忌食生冷硬、刺激性食物。

3. 病情观察　密切观察生命体征、神志变化；出血严重程度的监测；记录呕血、便血的次数、量、色和性状及伴随症状的变化，及时留取标本。注意休克的早期表现。

4. 治疗配合　遵医嘱采取：①迅速补充血容量：对急性大出血病人需迅速建立 2~3 条

静脉通路，立即按医嘱查血型与配血，尽早输入平衡液或右旋糖酐等，补足血容量，改善急性出血性周围循环衰竭。补液与输血量应视病人周围循环动力学、尿量及贫血改善情况而定，并根据病情正确掌握输液速度。②止血：血管加压素、生长抑素对食管胃底静脉曲张破裂出血疗效较好，也可用于其他胃肠道出血。H_2受体阻滞剂或奥美拉唑等质子泵抑制剂对消化性溃疡和出血性胃炎所致出血有效。按医嘱给予保护胃黏膜和可预防应激性出血的药物。严重消化道出血病人常伴有各种凝血因子缺乏，按医嘱补充维生素K，并根据血液检查情况及时补充各种凝血因子、纤维蛋白原、血浆、血小板等。消化性溃疡出血可用去甲肾上腺素加生理盐水经胃管灌注或直接口服；食管胃底静脉曲张破裂出血可应用三腔二囊管压迫止血；协助内镜直视下止血。对危重病人应做好抢救的各项准备，及时执行抢救措施。止血效果不好考虑手术者，应积极做好术前准备

5. 心理护理 消化道出血病人常有恐惧不安、紧张等，导致出血加重或再出血。因此，应及时清除血迹，对病人及家属传授消化道出血相关知识，消除其恐惧和紧张心理。除严重肝病外，必要时可适当使用镇静剂。对悲观病人应鼓励其振作精神。

6. 健康指导 合理饮食是避免上消化道出血的重要环节，戒烟禁酒，避免食用辛辣刺激、生硬粗纤维食品，合理安排作息时间，生活要有规律。出院后定期检查，不随便停药。避免口服损伤胃黏膜药物。

第七节 癫 痫

故事点睛

旁白： 病房护士小谢接到急诊科电话，唐某，20岁，无明显诱因突发右侧肢体抽搐，伴双眼向右凝视，口角向右歪斜，呼之能应，不能对答，大小便失禁，持续时间数十秒至2分钟左右，诊断为“癫痫”，5分钟后送住院。

人物： 由2名同学分别担任故事人物，进行即兴表演。

请问：

1. 该病人入院后病情观察要点是什么？
2. 采取哪些护理措施？

癫痫（epilepsy）是多种原因导致的大脑神经元高度同步异常放电的临床综合征，具有突然发生、反复发作的特点。每次发作或每种发作的过程称为痫性发作，一个病人可有一种或多种形式的痫性发作。癫痫持续状态（SE）又称癫痫状态，是指一次癫痫发作持续30分钟以上，或连续多次发作、发作间期意识或神经功能未能恢复者。任何类型癫痫均可出现癫痫持续状态，但通常是指全面强直-阵挛发作持续状态。癫痫持续状态是常见神经系统急症之一，致残率和死亡率均很高。

一、病因与发病机制

（一）病因

引起癫痫的病因非常复杂，分为原发性（特发性）和继发性（症状性）两类。原发性

癫痫主要是由遗传因素所致，药物治疗效果较好。

1. 继发性癫痫　主要是由于各种原因的脑损伤所致，药物疗效较差。引起脑损伤的病因有脑外伤、脑血管病、脑肿瘤、中枢神经系统感染、寄生虫、药物毒物等。

2. 癫痫持续状态　最常见诱因是不恰当的停药和不规范的抗癫痫药物治疗，其他诱因包括感染、精神因素、过度疲劳、孕产和饮酒等。

若为首次发作，必须考虑排除可能引起急性症状性发作的其他情况，如晕厥、过度换气综合征、短暂性脑缺血发作、低血糖症等。

（二）发病机制

癫痫的发病机制复杂，迄今为止尚未完全阐明。神经系统具有复杂的调节兴奋和抑制的机制，使任何一组神经元的放电频率不会过高，也不会无限制的影响其他的部位，以维持神经元细胞膜电位的稳定。不论是何种原因引起的癫痫，起电生理改变是一致的，即发作时大脑神经元出现异常的、过度的同步性放电。脑内最重要的兴奋性递质为谷氨酸和天门冬氨酸，其作用是使钠离子和钙离子进入神经元，在癫痫发作前，病灶中都发现这两种递质增加。

二、护理评估

1. 健康史　询问病人有无癫痫发作的家族史。有无脑部先天性疾病、颅脑外伤、颅内感染、脑血管病、脑缺氧等病史。有无儿童期的高热惊厥、一氧化碳、药物、食物、金属类中毒及营养代谢障碍疾病。是否存在睡眠不足、饥饿、过饱、疲劳、饮酒、便秘、感情冲动、强烈的声光刺激、一过性代谢紊乱等诱发因素。了解首次癫痫发作的时间、诱因、表现、发作频率、诊治经过及用药情况等。女病人应了解其癫痫发作与月经有无关系。

2. 临床表现　癫痫具有短暂性、刻板性、间歇性和反复发作性特征。癫痫发作常分为部分性发作、全面性发作和不能分类的癫痫发作三大类。

（1）单纯部分性发作　部分运动性发作持续时间较短，一般不超过 1 分钟，无意识障碍。常以发作性一侧肢体、局部肌肉感觉障碍或节律性抽动为特征，表现为一侧眼睑、口角、手或足趾发生不自主抽动，可波及一侧面部或肢体。部分感觉性发作常表现为口角、舌、手指或足趾的麻木感和针刺感。自主神经性发作出现面部及全身潮红、多汗、呕吐、腹痛、烦渴和欲排尿感。精神性发作表现为记忆障碍、恐惧、忧郁、各种错觉和复杂幻觉等。

（2）复杂部分性发作　又称精神运动性发作，主要特征是意识障碍。发作起始出现精神症状（如错觉、幻觉等）或特殊感觉症状，随后出现意识障碍、自动症和遗忘症，有时发作开始即出现意识障碍和各种运动症状。此型病灶多在颞叶，又称颞叶癫痫。

（3）全面性强直-阵挛发作　又称大发作，是最常见的发作类型之一。分为三期：①强直期；②阵挛期；③惊厥后期。以意识丧失和全身对称性抽搐为特征。发作时，患有突然跌倒，神志不清，全身肌肉强直性收缩，双眼上翻，喉部痉挛（强直期），随后快速出现全身肌肉间歇性痉挛（阵挛期）。多数病人无前驱症状，发作持续 5~10 分钟，不超过 30 分钟。

（4）失神发作　典型失神发作称小发作，多见于儿童。特征性表现是突发短暂的（5~10 秒）意识丧失和正在进行的动作中断，双眼茫然瞪视，呼之不应，状如“愣神”，一般不会跌倒，事后立即清醒，继续原先活动，对发作无记忆，每日可发作数次至数百次。

（5）失张力发作　表现为部分或全身肌肉的张力突然降低，导致垂颈、张口、肢体下垂和跌倒等，持续数秒至1分钟，发作后立即清醒并站起。

3. 严重程度评估　癫痫持续发作30分钟后，可引起继发性高热、高钾血症。若持续60分钟，可引起继发性代谢障碍、酸中毒、颅内压增高，出现自主神经功能障碍，如高热、脱水，最终导致休克。肌肉持续过度收缩致肌溶解，严重者可致急性肾衰竭。

4. 心理-社会状况　癫痫发作时可出现抽搐、跌伤、尿失禁等有碍病人自身形象的表现，常使病人自尊心受挫而产生自卑感。癫痫反复发作影响生活与工作，使病人对生活丧失信心。如果缺乏家庭、社会支持，病人可产生绝望心理。

5. 辅助检查　脑电图检查，发作时有特异性脑电图改变，对本病诊断最有价值；影像学检查可确定脑结构异常或病变，有助于继发性癫痫的病因诊断。实验室检查可了解病人有无贫血、低血糖及寄生虫病等。

三、护理诊断/问题

1. 有窒息的危险　与癫痫发作时意识障碍、喉头痉挛、气道分泌物增多有关。

2. 有受伤的危险　与癫痫发作时肌肉抽搐、意识障碍有关。

3. 社交孤立　与害怕在公共场合发病引起窘迫有关。

4. 知识缺乏　缺乏相关的疾病知识及正确用药知识。

5. 潜在并发症　癫痫持续状态、脑水肿。

四、救治与护理

（一）救治原则

以药物治疗为主，控制发作或最大限度地减少发作次数，迅速终止呈持续状态的癫痫发作，维持生命体征稳定和进行心肺功能支持，处理并发症。

（二）护理措施

1. 即刻护理　①立即将病人平卧于安全处，放置床挡以防坠床，解开领扣，头转向一侧，以利于口腔分泌物流出，防止误吸；②保持呼吸道通畅，给予鼻导管或面罩吸氧，必要时做气管切开的准备；③用压舌板或毛巾塞入病人上下臼齿之间，有义齿者及时取出；牙关紧闭者放置牙垫，防止舌咬伤。抽搐时可适当按压肢体，以免误伤；④建立静脉通道，按医嘱给予药物治疗；⑤需要时，置病人于心电、血压、血氧饱和度监护下；⑥按医嘱抽血进行血气、血生化分析。

2. 癫痫持续状态的用药护理　癫痫持续状态时，可能应用下列药物进行治疗，应注意准确用药。

（1）地西泮　对成人或儿童各型持续状态地西泮常为首选药物。地西泮有时可抑制呼吸，应注意观察，及时通知医生决定是否停止用药。

（2）丙戊酸钠（德巴金）　首剂量为15mg/kg静脉注射。

（3）苯妥英钠　用药时需密切观察有无血压降低心律不齐等不良反应。注意葡萄糖溶液能使苯妥英钠沉淀。

（4）10%水合氯醛　按医嘱给予10%水合氯醛20~30ml保留灌肠、10%水合氯醛适于肝功能不全或不宜使用苯巴比妥类药物者。

3. 严密观察生命体征、神志及瞳孔变化 注意病人发作过程中有无心率加快、血压升高、呼吸减慢或暂停、瞳孔散大、牙关紧闭及大小便失禁等。记录发作持续时间与频率和发作类型。观察病人意识恢复的时间，在意识恢复过程中有无自动症，有无头痛、疲乏及行为异常。

4. 并发症的处理 遵医嘱及时处理并发症，如防治脑水肿，给予20%甘露醇静脉滴注、吸氧、物理降温等。预防性应用抗生素，控制感染。纠正代谢性紊乱，如低血糖、低血钠、低血钙、高渗状态及肝性脑病等，纠正酸中毒。

5. 心理护理 加强对病人的心理关怀，首先家属要对癫痫病人关心照顾，使其感受到家庭的温暖，体会到自己并未因患病而被家人嫌弃，让病人意识到自己所患疾病有治愈的可能，不要自卑、自暴自弃。

6. 健康指导 饮食要有规律，对于强直一痉挛发作的病人，一次饮水不要过量，以免诱发，发作控制，症状缓解，无精神异常可适当活动与工作。发作较频繁者，应限制在室内活动，必要时卧床休息，防止跌伤。

第八节 昏 迷

故事点睛

旁白： 急诊护士小夏接到电话，有一病人，男，73岁。病人家属代诉1小时前病人突然四肢发软，晕倒在地。急请村医测血压160/90mmHg。拨打120呼叫救护车。到现场时呼之不应，刺痛无睁眼，喉中有痰鸣声，口中有少量白沫，全身湿冷，无肢体抽搐。立即送至医院。

人物： 由2名同学分别担任故事人物，进行即兴表演。

请问：

1. 如何进一步对该病人进行病情评估?
2. 如何对病人的病情进行判断?
3. 抢救原则是什么?

昏迷（coma）是指由于各种原因导致的高级中枢结构与功能活动（意识、感觉和运动）受损所引起的严重的意识障碍，是高级神经活动的极度抑制状态，主要表现为对外界的各种刺激的无反应性，同时可伴运动、感觉、反射功能障碍及大小便失禁等。由于起病急，病因复杂，病情发展快，危险性大，治疗涉及多学科多专业，病死率较高。

一、病因与发病机制

（一）病因

昏迷产生的原因多种多样，可归纳为颅内和颅外（感染与非感染）两个类，弥漫性和局限性两个类型，并有急性、慢性之分。

1. 颅内感染性疾患 ①弥漫性各种病毒性脑炎、细菌性脑膜炎；②局限性幕上、幕下脑脓肿，脑结核瘤，脑寄生虫囊肿，肉芽肿等占位病变晚期。

2. 颅内非感染性疾患 ①弥漫性：脑水肿、癫痫持续状态；②局限性：颅内肿瘤、产伤、颅脑创伤出血、脑栓塞、脑血栓形成。

3. 颅外感染性疾患 全身性感染（如败血症、中毒性菌痢）所致中毒性脑病。

4. 颅外非感染性疾患 食物、药物、农药、毒鼠药或酒精中毒，休克，心脏骤停，心力衰竭，心源性脑缺血综合征，窒息，溺水，一氧化碳中毒，肺性脑病，水、电解质紊乱如水中毒，抗利尿激素不适当分泌综合征（ISADH），低钠血症，高钠血症，酸中毒，代谢性脑病，日射病，高血压脑病，中枢神经白血病，癌肿脑转移等。

（二）发病机制

各种不同病因引起的脑功能衰竭，虽各有其特点，但病理解剖共同点是脑水肿，病理生理共同点是脑缺氧。脑缺氧与脑水肿可互为因果、恶性循环。脑缺氧可致脑水肿，脑水肿后容积增大，而颅腔内容积是固定的，代偿作用有限，致颅内静脉首先受压，静脉回流受阻，乃进一步加重脑水肿。继之脑动脉也受压，于是脑血流量下降，脑灌注压下降，脑缺血缺氧加剧，二氧化碳、乳酸堆积，脑血管继发扩张，致颅内压不断增高，并向阻力最小处移位，形成脑疝，乃至死亡。

二、护理评估

1. 健康史 了解病人发病缓急、发病过程、伴随症状、既往健康状况、服药史及发病环境和现场特点。

2. 临床表现 昏迷病人觉醒状态丧失，临床表现为病人的觉醒—睡眠周期消失，处于持续的“深睡”之中，不能觉醒，病人的知觉、注意、思维、情感、定向、判断、记忆等许多心理活动全部丧失，对自身和外界环境毫不理解，对外界刺激毫无反应，对简单的命令不能执行，给予强烈的疼痛刺激，除有时可出现痛苦表情或呻吟外，完全无意识性反应。昏迷的进程有如下临床特征：昏迷的初期成嗜睡状态，进而转入昏睡状态，进一步加重即进入浅昏迷，逐步过渡为深昏迷，此时血压、脉搏、呼吸等生命体征不稳定，病人处于“濒死状态”。

（1）嗜睡 是程度最浅的一种意识障碍，病人经常处于睡眠状态，唤醒后定向力基本完整，但注意力不集中，记忆稍差，如不继续回答问题，很快又入睡。

（2）昏睡 处于较深睡眠状态，不易唤醒，醒时睁眼，但缺乏表情，对反复问话仅能做简单回答，回答时含混不清常答非所问，各种反射活动存在。

（3）昏迷 意识活动丧失，对外界各种刺激或自身内部的需要不能感知。按刺激反应及反射活动可分三度，即浅昏迷、中度昏迷、深昏迷。

3. 心理-社会支持状况 评估家属对疾病的认知度和心理反应，对病人的关心、支持状况，对病人疾病的治疗及预后的了解和期望程度。

4. 辅助检查

（1）实验室检查 血常规、尿常规、血糖、尿素、肌酐、血气分析、血氨、血电解质等。

（2）脑脊液检查 对了解颅内压力变化、有无颅内感染及出血有非常重要的意义。正常脑脊液为无色透明，均匀一致的，血性脑脊液见于脑出血或蛛网膜下腔出血，脑脊液混浊见于细菌性脑膜炎。

（3）其他相关检查　包括肝功能、肾功能等血液生化检查及脑电图、脑血流图、头部CT、磁共振等检查。数字减影血管造影（DSA）有助于蛛网膜下腔出血的病因诊断及静脉系统血栓的诊断。

三、护理诊断/问题

1. 急性意识障碍　与脑出血、脑水肿所致大脑功能受损有关。

2. 清理呼吸道无效　与肺部感染有关。

3. 有受伤的危险　与病人昏迷意识障碍有关。

4. 潜在并发症　脑疝、感染、吸入性肺炎等。

四、救治与护理

（一）救治原则

昏迷病人的处理原则，主要是维持基本生命体征，避免脏器功能的进一步损害，积极寻找和治疗病因。

（二）护理措施

1. 即刻护理　①维持呼吸道畅通，保证充足氧气供应；维持循环功能，抗休克。②维持水、电解质和酸碱平衡，对颅内高压者，迅速给予脱水治疗，每日补液量1500~2000ml。③补充葡萄糖，减轻脑水肿，纠正低血糖用法是：每次50%葡萄糖溶液60~100ml静脉推注，每4~6小时一次，但疑为高渗性非酮症糖尿病昏迷者，最好等血糖结果回报后再给予葡萄糖。④对症处理，防治感染，控制高热和抽搐，注意补充营养。⑤积极寻找和治疗病因。

2. 基础护理　口腔护理，皮肤护理重点是防止压疮，与长期卧床有关；各引流管的护理；昏迷病人需长期留置尿管防止尿失禁，尿道感染；引流管根据不同部位观察引流液的颜色质、量并记录，确保引流管的妥善固定、密闭、通畅；发现异常及时汇报并处理。长期昏迷的病人末梢循环不好，冬季时手脚冰凉，在用热水袋给病人取暖时，一定要注意温度不可过高，一般低于50℃，以免发生烫伤。

3. 管道护理　①动静脉置管的护理，昏迷病人需长期留置外周静脉或深静脉管输液，每日消毒更换敷贴。②防止脉管炎发生。③各种管道均应按规定贴有标识，昏迷病人需佩戴腕带，并注明床号、姓名、性别、年龄等信息。

4. 躁动不安的病人应加床档　必要时使用保护带，防止病人坠床、摔伤；对眼睛不能闭合者，可给病人涂用抗生素眼膏并加盖湿纱布，以防结膜炎、角膜炎发生。

5. 生命体征的监测　①严密观察体温的监测。②心率、心律的监测是反映心脏功能状态的重要指标。③呼吸监测：呼吸过快一般提示脑缺氧及颅内压增高。在机体代偿状态下，呼吸过慢产生二氧化碳蓄积，在失代偿状态下可产生呼吸性酸中毒。④血压的监测：可作为有效循环状态的重要指标。

6. 瞳孔的观察　正常瞳孔双侧等大等圆，位居中，边缘整齐，在自然光下直径为2~5mm。瞳孔直径小于2mm为瞳孔缩小；小于1mm为针尖样瞳孔。双侧瞳孔缩小常见于有机磷农药中毒、氯丙嗪、吗啡中毒；单侧瞳孔缩小提示脑疝早期。瞳孔大于5mm为瞳孔散大，双侧瞳孔散大见于颅内压增高、颅脑损伤等，单侧瞳孔增大提示同侧颅内病变所致脑疝发生。

7. 呼吸道的管理 由于昏迷病人的咳嗽及吞咽反射减弱或消失，口腔及呼吸道分泌物、呕吐物坠积于肺部，可引起坠积性肺炎，故保持呼吸道的通畅，维持良好的气体交换极为重要。①及时清除口腔及呼吸道分泌物、呕吐物、凝血块等，每 2 小时吸痰 1 次，必要时酌情增减，吸痰管应区分口、鼻腔或气管插管或气管切开处；②采取侧卧，以利于呼吸道分泌物排出，防止呕吐物误吸，引起吸入性肺炎，一般每 2 小时翻身 1 次，翻身时叩背使痰松动，有利于痰液排出；③舌后坠影响呼吸者，可采取侧卧并托起下颌，必要时放置口咽通气管；④周围性气道梗阻者，可放置口咽通气管或气管切开；⑤中枢性呼吸障碍者，应行气管插管辅助呼吸。

8. 营养管理 由于病人意识不清，不能主动进食，尤其是当机体处于应激状态下对能量的需要有所增加，故营养管理对于其生存至关重要。①日摄入量：急性期主要依靠静脉输液，每日摄入量一般为 2500ml；②除消化道出血者可经鼻饲供给营养物质，但应注意适量缓给，使病人逐渐适应；③也可经胃肠道灌注要素饮食；④发生应激性溃疡或消化道出血者不能经胃肠道摄入营养时，则需实施胃肠外营养。

本章小结

本章介绍了呼吸困难、窒息、急性胸痛、急性心力衰竭、急性腹痛、急性消化道出血、癫痫、昏迷常见急症的病因、发病机制、护理评估及病情判断，救治原则与护理。指导护理人员识别常见急症的严重程度，针对性地采取紧急救治措施，解除危及生命的因素，维持生命体征的稳定。

习 题

一、选择题

【A1/A2 型题】

1. 护士教病人有效咳嗽时最好教会病人
   A. 收缩腹肌　　B. 咳嗽前先做一吞咽动作
   C. 用手紧压在喉上　　D. 取坐位
   E. 咳嗽前憋气数秒钟

2. 下列不属于肺源性呼吸困难的原因是
   A. 一氧化碳中毒　　B. COPD
   C. 大叶性肺炎　　D. 肺癌
   E. 气管异物

3. 抢救大咯血窒息病人最关键的措施是
   A. 进行人工呼吸　　B. 给氧
   C. 使用中枢兴奋剂　　D. 输血或输液
   E. 解除呼吸道梗阻

4. 对于咯血病人的护理以下哪项是错误的
   A. 安慰病人，消除紧张
   B. 静卧休息，尽量少翻动
   C. 嘱病人屏气而减少失血
   D. 注意观察出血量
   E. 依医嘱给镇咳药
5. “清理呼吸道无效”的护理措施包括
   A. 环境清洁，室温 22~24℃，湿度 50%~60%
   B. 减少饮水以免痰液生成过多
   C. 教病人进行有效的咳嗽
   D. 咯血后病人做肺部叩击以利气道通畅
   E. 进行雾化吸入
6. 急性左心衰病人出现呼吸困难的主要原因是
   A. 痰液堵塞气道　　B. 支气管痉挛
   C. 左肺受到扩大的心脏的压迫　　D. 肺循环淤血
   E. 神经反应
7. 最常见的咯血原因
   A. 支气管扩张　　B. 慢性支气管炎
   C. 肺结核　　D. 支气管肺癌
   E. 风心病二尖瓣狭窄
8. 哮喘持续状态病人显著呼吸困难时出现哪种情况提示病情严重
   A. 大汗淋漓，张口呼吸　　B. 精神烦躁，发绀
   C. 两肺布满哮鸣音　　D. 肺部听诊哮鸣音减弱或消失
   E. 诉说胸部压迫窒息感

9. 病人，李某，男 52 岁，有“冠心病史”2 年多，近一周因工作忙、加班后出现胸前区压榨样疼痛，其原因是
   A. 物理刺激　　B. 心理因素
   C. 化学刺激　　D. 病理改变
   E. 环境因素
10. 上消化道出血伴休克时首要的护理措施为
   A. 准备急救用品和药物　　B. 迅速配血备用
   C. 去枕平卧，头偏向一侧　　D. 遵医嘱应用止血药
   E. 开放静脉
11. 心绞痛发作时最重要的缓解方法是
   A. 立即到医院就诊　　B. 立即含服硝酸甘油
   C. 减少饮食摄入量　　D. 吸氧
   E. 静脉注射止痛剂
12. 胸部损伤的护理哪项不妥
   A. 保持呼吸道通畅　　B. 每隔 6 小时用吗啡止痛

C. 吸氧　　D. 病情稳定取半卧位

E. 向健侧卧位

13. 急性心肌梗死最突出的症状是

A. 休克　　B. 心前区疼痛

C. 心律失常　　D. 心力衰竭

E. 胃肠道症状

（14~23 题共用题干）

病人，男，20 岁，因车祸撞伤腹部，诉腹痛难忍，伴恶心呕吐。X 线腹透见膈下游离气体，拟诊为小肠破裂

14. 最有临床意义的体征为

A. 腹膜刺激征　　B. 血白细胞计数增高

C. 肠鸣音消失　　D. 腹腔穿刺抽出混浊液体

E. 高热、寒战

15. 下列处理不正确的是

A. 禁食、输液　　B. 使用胃肠减压

C. 应用抗生素　　D. 留急诊科观察

E. 进行术前准备

16. 该病人宜采用的体位是

A. 平卧位　　B. 侧卧位

C. 低半卧位　　D. 头高足低位

E. 俯卧位

二、思考题

1. 病人，男性，25 岁，因车祸撞伤腹部，诉腹痛难忍，伴恶心呕吐。腹部立卧位片提示膈下游离气体。拟诊为小肠破裂。

请思考：（1）该病人术前准备需要做什么？

（2）最有临床意义的体征是什么？

2. 病人，男性，60 岁，诊断为急性心肌梗死，夜间多换体位时，突发呼吸困难，出冷汗，端坐呼吸，咳嗽，咳粉红色泡沫痰。查体：两肺少许湿啰音，心率 120 次/分。

请思考：（1）该病人发生了什么情况？

（2）立即采取什么急救措施？

扫码“练一练”

（韦艳春）

第七章　休　克

学习目标

1. **掌握**　休克的救治原则、护理措施。
2. **熟悉**　休克的病理生理、身心状况、辅助检查。
3. **了解**　休克的健康史、病因与分类。
4. 具备救治休克和护理休克的能力。
5. 具有尊重和保护病人权利的素质以及预防医疗事故发生的意识。

第一节　概　述

故事点睛

旁白：小芳是医院的一名急诊当班护士，今天中午接到急救电话，说是“病人 15 岁，12 天前上树玩耍，由 3 米高树上坠下，臀部及左季肋部着地，除受伤部位疼痛外，可以行走。曾到医院检查：HR84 次/分，BP 108/80mmHg，胸部 X 线透视未见异常，要求回家，医生同意随诊观察，嘱咐如有不适即返院。1 小时前病人大便时突感心慌出虚汗”。小芳接到电话后，马上报告值班医生，同时做好急救准备。

人物：由 3 名学生分别担任故事人物，进行即兴表演。

请问：

1. 小芳作为病人的急诊护士判断病人此刻发生了什么状况？判断依据是什么？
2. 针对病人的这种状况，小芳应该采取哪些急救护理措施？

休克是多种致病因素引起的有效循环血量减少、组织灌注不足、细胞代谢紊乱和内脏器官功能受损的一种危急的临床综合征。现代的观点将休克视为一个序贯性事件，是一个从亚临床阶段的组织灌注不足多器官功能障碍（MODS）发展的连续过程。

有效循环血量是指在心血管系统中运行的血液量，占全身血容量的 80%～90%。维持有效循环血量取决于三个条件：一是充足的血容量；二是有效的心搏出量；三是适宜的周围血管张力。任何原因使三者之一发生改变，均可引起休克。

一、病因与分类

1. 低血容量性休克　大量失血、失液、失血浆等。

2. 感染性休克　各种严重的感染。

3. 心源性休克　心肌梗死、心律失常、心包压塞、心肌炎等。

4. 过敏性休克　某些药物或生物制品发生过敏反应。

5. 神经源性休克　剧烈疼痛、麻醉、脊髓损伤等。

二、病理生理

各类休克共同的病理生理基础是有效循环血量锐减和组织灌注不足，以及由此导致的微循环、代谢的改变及内脏器官的继发损害。

（一）微循环的变化

休克微循环的变化主要分为微循环痉挛期、微循环扩张期和微循环衰竭期。

1. 微循环痉挛期（休克早期） 此期又称为休克代偿期。微循环内因前括约肌收缩而致“少进少出”，血量减少，组织处于低灌注、缺氧状态。若能在此时去除病因积极处理，休克较易得到纠正。

2. 微循环扩张期（休克期） 若休克继续发展，微循环将进一步因动静脉短路和直接通道大量开放，血液滞留，微循环处于“多进少出”的再灌注状态。原有的组织灌注不足更为加重，细胞因严重缺氧处于无氧代谢状况，出现乳酸积聚及组织胺类物质释放。

3. 微循环衰竭期（休克晚期） 若病情继续发展，休克进入不可逆阶段。淤滞在微循环内的黏稠血液在酸性环境中处于高凝状态，红细胞和血小板容易发生凝集并在血管内形成微血栓，甚至引起弥散性血管内凝血（DIC）。微循环处于“不进不出”的停滞状态。同时因凝血因子大量消耗和纤维蛋白溶解系统激活等原因，致内脏和全身广泛出血，组织坏死、器官功能障碍，最终形成多器官功能障碍综合征（MODS）。

（二）代谢变化

由于组织灌注不足和细胞缺氧，导致丙酮酸和乳酸产生过多，儿茶酚胺大量释放，血管紧张素和醛固酮增加，蛋白质分解加速等使机体出现代谢性酸中毒、血糖升高、水钠潴留以及尿素氮、肌酐、尿酸增高等代谢变化。

（三）内脏器官的继发性损害

休克时内脏器官由于持续缺血、缺氧，组织器官发生变性、出血、坏死。休克持续超过10小时未纠正，可依次发生肺、肾、心、脑、肝、胃肠道等内脏器官功能损害。多系统器官功能障碍或衰竭是造成休克病人死亡的最主要原因。

1. 心 由于心肌缺血缺氧，心肌细胞损害，收缩力减弱，导致心功能下降。

2. 肺 由于肺泡表面活性物质减少，导致肺不张、肺水肿；同时因为低氧血症，肺动脉阻力增高，导致急性呼吸衰竭，呈进行性低氧血症和呼吸困难，临床上称为休克肺。

3. 脑 脑组织因为缺血缺氧发生脑水肿、颅内压增高，病人出现意识障碍。

4. 肾 由于有效循环血量降低，心排出量减少，造成急性肾功能衰竭。

5. 胃肠道 肠黏膜因灌注不足而遭受缺氧性损伤，可引起胃应激性溃疡和肠源性感染。

6. 肝 因为缺血缺氧性损伤，破坏肝的合成与代谢功能，导致受损肝的解毒和代谢能力下降。

第二节 病情评估

一、健康史

（1）了解病人有无外伤大出血病史，有无肠梗阻、严重腹泻、大面积烧伤渗液等大量失液病史；是否存在严重的局部感染或脓毒症。发病后是否进行过补液等治疗。

（2）病人既往身体状况如何；是否伴有糖尿病、严重低蛋白血症及慢性肝肾疾病等。

二、身体状况

根据休克的病理和临床特征以及病人的身体状况，临床上一般将休克分为二期：即休克代偿期和休克抑制期；三度：即轻、中、重三度。轻度称为休克代偿期，中、重度称为休克抑制期（表 7-1）。

表 7-1　休克的临床表现

分期	程度	神志	皮肤黏膜		脉搏	血压	体温	呼吸	尿量	其他	估计失血量
			色泽	温度							
休克代偿期	轻度	神志清楚，伴有痛苦表情，精神兴奋	开始苍白	正常，发凉	<100次/分，尚有力	收缩压正常或稍升高，舒张压升高，脉压缩小<30 mmHg	正常	增快	正常		<20%（<800ml）
休克抑制期	中度	神志尚清楚，表情淡漠，反应迟钝	苍白或发绀	发冷	100~200次/分，较弱	收缩压70~90mmHg，脉压更小<20 mmHg	偏低（感染性休克可升高）	浅速	尿少	水电解质紊乱、酸碱平衡失调	20%~40%（800~1600ml）
	重度	意识模糊，甚至昏迷	显著苍白，肢端青紫或花斑状	厥冷（肢端更明显）	速而细弱，或摸不清	收缩压<70mmHg或测不到	偏低（感染性休克可升高）	微弱或不规则	少尿或无尿	水电解质紊乱、酸碱平衡失调、DIC、MODS	>40%（>1600ml）

评估病人及家属对疾病的情绪反应、心理承受能力及对治疗和预后的了解程度。休克病人起病急、进展快，抢救时使用的监测治疗仪器较多，易使病人及家属有种对病情危重和面临死亡的感受，出现不同程度的紧张、焦虑或恐惧心理。

三、辅助检查

1. 血、尿和粪常规检查　红细胞计数、血红蛋白值可提示失血情况；血细胞比容增高表示血浆丢失；白细胞计数和中性粒细胞比例增高提示感染存在。尿比重增高常提示血容量不足。黑便或大便隐血试验阳性表明消化道出血。

2. 动脉血气分析　有助于了解有无酸碱失衡。动脉血二氧化碳分压（$PaCO_2$）正常值为 36~44mmHg（4.8~5.9kPa）。休克时，肺过度换气可致 $PaCO_2$ 低于正常，换气不足则 $PaCO_2$ 明显升高。若超过 45~55mmHg（6.0~7.3kPa）而通气良好，提示严重肺功能不全。$PaCO_2$ 高于 60mmHg（8.0kPa），吸入纯氧后仍无改善，应考虑有急性呼吸窘迫综合征（ARDS）存在。

3. 动脉血乳酸盐测定　反映细胞缺氧程度，正常值为 1.0~1.5mmol/L，休克时间越长，血流灌注障碍越严重，动脉血乳酸盐浓度也越高，提示病情严重、预后不良。

4. 血清电解质测定　测定血钾、钠、氯等可了解体液代谢或酸碱平衡失调的程度。

5. 血小板计数、纤维蛋白原、凝血酶原时间测定 血小板$<80\times10^9/L$、纤维蛋白原$<1.5g/L$，凝血酶原时间较正常延长3秒以上时应考虑DIC。

6. 中心静脉压（CVP） 代表右心房或胸腔段静脉内的压力，其变化可反映血容量和右心功能。正常值为6~12cmH_2O（0.49~0.98kPa）；$<5cmH_2O$（0.49kPa）表示血容量不足；$>15cmH_2O$（1.47kPa）提示心功能不全；$>20cmH_2O$（1.96kPa）提示充血性心力衰竭。

7. 肺毛细血管楔压（PCWP） 反映肺静脉、左心房和左心室的功能状态。正常值为6~15mmHg（0.8~2.0kPa）。低于正常提示血容量不足，高于正常提示左心压力增高。

第三节　救治与护理

一、救治原则

休克的救治应针对导致休克的原因和不同的发展阶段特点采取相应的治疗措施。其治疗要点主要包括：尽快恢复有效循环血量；积极处理原发疾病；纠正酸碱代谢紊乱；保护重要脏器功能，预防MODS等。

二、护理措施

（一）一般护理

1. 体位的安置 休克病人宜取平卧位或休克体位——中凹位，即将头和躯干抬高20°~30°，下肢抬高15°~20°，有利于增加回心血量及减轻呼吸困难。

2. 吸氧并保持呼吸道通畅 为改善细胞缺氧，病人应常规吸氧，氧流量6~8L/min。同时，保持呼吸道通畅，昏迷病人头应偏向一侧或置入通气管，以免舌后坠或呕吐物误吸；有气道分泌物时应及时清除，防止肺部感染的发生。严重呼吸困难者，可行气管插管或气管切开，必要时用呼吸机辅助呼吸，避免误吸、窒息。

> **考点提示**
> 休克病人的体位安置。

3. 保持正常体温 休克时病人体温降低，应予以保暖，室温以20℃左右为宜。保暖时切忌使用热水袋、电热毯等直接进行体表加温，以防皮肤血管扩张而致心、脑、肺、肾等重要器官的血流灌注进一步减少；体表加温可增加局部组织耗氧量，加重缺氧，不利于休克的纠正。感染性休克高热时应予以物理降温，也可用4℃等渗盐水灌肠，必要时结合药物降温。

4. 防止损伤和感染 休克时病人的检查和操作繁多，如穿刺、插管、导尿等增加了损伤和感染的机会，故需严格无菌技术操作，操作要轻柔，减少损伤和感染的可能，可遵医嘱合理、正确应用有效抗生素。对烦躁或神志不清的病人，应加床旁护栏以防坠床，必要时以约束带适当固定肢体。同时注意保持病人床单清洁、平整、干燥，定时翻身、拍背，按摩受压部位皮肤，以防皮肤发生压疮。

知识链接

严重感染时病原菌释放大量内毒素及外毒素引起血管运动障碍、心肌损害以及毒素直接作用于细胞而造成广泛性损害等综合原因引起休克。可见于急性胰腺炎、绞窄性肠梗阻、急性广泛蜂窝织炎、烧伤败血症，其中以败血症所致的感染中毒性休克病死率最高。

（二）病情观察

1. 神志 反映脑组织血液灌注和全身循环状况。休克病人神志由兴奋转为抑制状态，表示脑缺氧加重病情恶化，经治疗病人神志转清、反应灵敏、对答自如，提示脑循环改善。

2. 生命体征 每 15~30 分钟测体温、脉搏、呼吸、血压 1 次，随时观察病人病情的变化。

（1）血压 若病人收缩压<90mmHg、脉压<20mmHg 是休克存在的表现；血压回升、脉压增大是休克好转的征兆。

（2）脉搏 脉搏的变化常先于血压的变化。休克早期脉率增快，休克加重时脉搏细弱，甚至摸不到。当血压还较低，但脉率已恢复且肢体温暖者，常表示休克趋向好转。可用脉率÷收缩压（mmHg）计算休克指数，指数为 0.5 多提示无休克，>1.0~1.5 提示有休克，>2.0 为重度休克。

（3）呼吸 包括观察呼吸的频率、节律、深度及氧疗效果。呼吸浅快不规则、咳嗽及咳血性泡沫痰，需警惕心力衰竭、肺水肿的发生。呼吸>30 次/分或<8 次/分提示病情严重。

（4）体温 休克病人常有体温偏低，感染性休克病人可有高热。若体温突然升高至 40℃以上或突然降到 36℃以下提示病情危重。

3. 皮肤色泽和温度 反映末梢循环血液灌流情况。休克病人皮肤黏膜由苍白转为发绀，表示休克加重；发绀并出现皮下瘀点、瘀斑，则提示可能发生 DIC；若发绀程度减轻逐渐转为红润，肢体皮肤干燥温暖，说明末梢循环改善。

4. 尿量 反映肾血流灌注情况，间接提示全身血容量充足与否，是观察休克病情变化最简便有效的指标。在排除高渗利尿、尿崩、尿路损伤等情况后，尿量维持在 30ml/h 以上时，提示休克好转。若尿量持续少于 25ml/h，提示发生急性肾衰竭可能。

5. 辅助动态监测 定时监测血、尿、粪常规，血电解质，肝肾功能，血气分析，CVP，PCWP 等检查，了解休克状态和治疗效果。

（三）配合治疗护理

1. 快速恢复有效循环血量

考点提示

救护休克病人的首要环节。

（1）扩充血容量 是救护休克病人的首要环节，首选为平衡盐溶液，因其既能扩充血容量、降低血液稠度，又能缓解酸中毒的作用。但不宜用乳酸钠林格溶液，以免加重体内乳酸的蓄积。应快速建立两条静脉通道，一条通过大静脉插管快速输液，同时可兼做中心静脉压测定；另一条从周围浅静脉输入药物，如血管活性药物等。一般先快速输入平衡盐溶液、等渗盐水等晶体液以增加回心血量和心每搏输出量，然后输入全血、血浆、白蛋白等胶体液以减少晶体液渗出血管外。

（2）合理补液　根据血压及 CVP 监测情况调整输液速度（表 7-2）。

表 7-2　CVP 与输液的关系

CVP	BP	原因	处理原则
低	低	血容量严重不足	充分补液
低	正常	血容量不足	适当补液
高	低	心功能不全或血容量相对过多	给强心药，减慢输液
高	正常	容量血管过度收缩	舒张血管
正常	低	心功能不全或血容量不足	补液试验*

注：*补液试验：取等渗盐水 250ml，在 5~10 分钟内经静脉滴入，若血压不变而 CVP 升高 3~5cmH_2O，提示心功能不全；若血压升高而 CVP 不变，则提示血容量不足

（3）记录出入量　准确记录输入液体的种类、数量、时间、速度等，并详细记录 24 小时出入量，作为治疗的依据。

2. 应用血管活性药物　休克病人常用血管活性药物缓解周围血管舒缩功能的紊乱，改善组织灌注，维持重要脏器的血供。护士应遵照医嘱给药并注意：①血管扩张药：必须在补足血容量的基础上使用，否则可使有效循环血量减少，血压进一步下降。②血管收缩药：静脉滴注时切忌漏到皮下，防止造成局部组织坏死。若不慎致药液外漏应立即拔针，并迅速用普鲁卡因或扩血管药局部封闭以解除血管痉挛。③强心药：心功能不全者，遵医嘱给予强心药物如毛花苷 C 等治疗。用药时注意观察心律变化及药物的副作用，并注意监测血压的变化，及时调整输液速度。

3. 纠正代谢紊乱　休克时由于微循环严重灌流不足，组织无氧代谢产生较多酸性物质而发生代谢性酸中毒。纠正酸中毒的首选药物为 5%碳酸氢钠溶液。首次可于 1 小时内静脉滴入 100~200ml，以后随时参照 pH 酸碱度及动脉血气分析结果，决定是否继续应用。用药时注意滴速要缓慢，首次用量一般宜在 2~4 小时滴完。溶液不必稀释，宜单独滴入，不加其他药物。

4. 维护重要脏器功能

（1）应用糖皮质激素和能量合剂　有利于改善心脏功能，可选用氢化可的松 200~500mg/d 或地塞米松 30~60mg/d，疗程 1~3 日为宜；能量合剂可选用三磷腺苷、辅酶 A、细胞色素 C 等。

（2）抗凝血药物　可防止弥散性血管内凝血，常用肝素抗凝，但需避免过量使用，以防发生自发性出血。

（3）利尿剂　有利于维护肾功能，适用于休克伴尿少的病人，常用呋塞米、依他尼酸等。

5. 处理原发疾病　为抗休克的根本措施。应针对休克病因，积极配合医生采取有效措施处理原发疾病。如对大出血引起的休克，应在积极抗休克的同时迅速准备手术止血。对严重感染引起的休克，则应尽快恢复有效循环血量，当休克好转后，迅速处理原发感染病灶等。

（四）心理护理

对早期病人，应充分理解病人焦虑不安的心情，关心、安慰病人，给予耐心细致的护理。病情严重者，各项操作应轻柔，尽量减少病人的痛苦。

（五）健康指导

1. 加强休克的预防 对容易发生休克的疾病，应采取有效措施防止休克的发生。如对创伤病人要及时止痛、止血及包扎固定；对失血、失液较多者宜尽早扩充血容量；对严重感染者，按医嘱应用抗生素尽快控制感染等。

2. 发生休克者 对已发生休克者，应积极配合医生做好各种抢救措施，加强监测与护理，使休克得以及时纠正。

本章小结

休克是多种致病因素侵袭后，由于有效循环血量锐减，机体失去代偿，组织缺血缺氧，神经-体液因子失调的一种临床症候群。其主要特点是：重要脏器组织中的微循环灌流不足，代谢紊乱和全身各系统的功能障碍。可分为五类：低血容量性、感染性、心源性、神经源性、过敏性休克。

休克病人的护理措施主要包括，将病人取中凹位，密切观察病人病情；尽快恢复有效循环血量；积极配合医生处理原发病；纠正酸碱代谢紊乱；保护重要脏器功能等。

习 题

一、选择题

【A1/A2 型题】

1. 反映内脏血流和休克的重要指标为

A. 血压 B. 脉搏 C. 呼吸 D. 尿量 E. 以上都是

2. 各种类型休克基本病理变化是

A. 血压下降 B. 中心静脉压下降

C. 脉压减小 D. 尿量减少

E. 有效循环血量锐减

3. 李某，男，28 岁，患化脓性扁桃体炎，在注射青霉素数秒钟后出现面色苍白、胸闷、气促、出冷汗及濒死感，血压 75/40mmHg，护士首先采取的急救措施是

A. 给予氧气吸入

B. 停止注射青霉素

C. 停止注射青霉素，皮下注射盐酸肾上腺素 1mg

D. 给予静脉输液

E. 报告医师

扫码“练一练”

二、思考题

1. 病人出现休克，护士应进行哪些方面的临床观察？
2. 简述休克的救治原则。

（徐美华）

第八章　创　伤

学习目标

1. **掌握**　创伤现场救护；多发性创伤的概念；多发伤的救治原则和护理措施。
2. **熟悉**　创伤的分类，多发伤的临床特点、护理评估和护理问题。
3. **了解**　创伤后的病理生理变化，多发伤的病因。
4. 具备创伤现场急救的处置能力。
5. 具备救死扶伤和生命第一的救护理念。

第一节　概　述

创伤是伴随着人类的发展史产生并且持续存在的，即使在社会经济和医学技术高度发达的今天，我们也仍然无法准确预估各类创伤给人类生活带来的损失和伤害。创伤，一般来讲有四种释义：①伤害；②被刀剑、火器等损伤；③伤口；④比如战乱和自然灾害等给国计民生带来的破坏。创伤常见于某些致病因素（物理性、化学性及生物性）作用于机体造成的组织结构完整性和（或）功能的破坏。

一、创伤的分类

创伤涉及范围广，分类复杂，很难用一种方法进行科学分类。目前应用较为广泛的分类方法有五种。

（一）按致伤因素分类

可分为机械性、物理性、化学性、生物性及多种因素所致的复合伤等。机械性创伤常见于刺伤、坠跌伤、火器伤、挤压伤、挫伤等。物理性创伤主要有高温、低温引起的烧伤、冻伤及放射损伤。化学性创伤见于药物、强酸、强碱引起的创伤。生物性创伤一般指动物（蛇、虫等）引起的损伤。

（二）按皮肤的伤口分类

1. 开放性创伤　即创伤部位皮肤破损，伤口与外界相通。常见的有擦伤（以表皮剥脱、少量渗血为特点），撕裂伤（以伤口污染较重为特点），切割伤（以创缘齐整、出血较多为特点），刺伤（以创口范围较小、深度较深为特点），贯通伤（以创口既有入口又有出口为特点），非贯通伤（以创口只有入口为特点）等。

2. 闭合性创伤　即创伤部位皮肤或黏膜表面组织完整、无创口。常见的有挫伤（以局部肿胀、皮下淤血为特点），扭伤（以关节、肌肉、韧带的损伤为主），挤压伤（常出现挤压综合征），震荡伤（以短暂的意识障碍、不产生或仅产生轻微的脑组织解剖结构变化为特点），关节脱位或半脱位（以关节损伤引起运动功能障碍为特点），闭合性骨折（以骨小梁的连接性中断为特点），闭合性内脏伤（以遭受强大暴力的内脏损伤为特点）等。

（三）按创伤部位分类

可分为颅脑创伤、脊髓创伤、胸部创伤、腹部创伤、四肢创伤、多发伤等。

（四）按创伤时间分类

可分为新鲜性创伤（受伤时间在2周内）和陈旧性损伤（受伤时间超过2周）。

（五）按受损组织与器官的多少分类

可分为单发伤和多发伤。

二、创伤后病理生理变化

创伤直接造成组织损害，机体迅速产生一系列全身和局部防御反应。

（一）局部反应

创伤的局部反应，主要表现为炎症反应，其病理生理变化与一般炎症反应相同，主要表现为伤者局部红、肿、热、痛。一般说来，炎症反应有利于创伤修复，在伤后3~5天内趋于消退，但过于强烈或广泛的炎症反应却不利于创伤愈合，可使局部组织张力增加，血液循环障碍、组织坏死范围增大，进一步加重损害。

（二）全身反应

当发生严重创伤时，局部损害可影响到全身，刺激神经内分泌活动增强，机体出现全身炎症反应综合征。

1. 神经内分泌系统变化 为伤后最先出现的反应，机体受休克、疼痛、精神紧张等因素刺激，产生维护体内环境稳定的反应，可对心、脑等重要脏器的组织灌注发挥代偿作用，但此种代偿作用是有一定限度的。

2. 代谢反应 创伤后机体肾上腺皮质激素、抗利尿激素、儿茶酚胺等升高，促使机体代谢增强，伤者出现高血糖、乳酸中毒等症状。

3. 免疫系统反应 创伤造成免疫系统功能紊乱，尤其严重创伤可造成机体的易感性增加，出现脓毒血症或全身炎症反应综合征。

4. 多器官功能障碍综合征 创伤损害内皮细胞的结构和功能，诱发缺血和再灌注损伤、激活炎症细胞和体液因子，伤者易发生感染或脓毒血症。

5. 体温变化 创伤后炎症介质作用于下丘脑体温调节中枢，机体常有发热。体温一般不超过38.5℃，但合并感染时体温会更高。

三、创伤评分系统

创伤评分是为判定损伤严重程度、指导创伤救治、预测创伤结局及评估救治质量而设定的量化标准。目前多使用院前评分、院内评分和ICU评分。

1. 院前评分 主要用于现场分类，是指医务人员对病人从受伤现场到人院确诊前进行伤情严重度定量判断的方法。该法简便易行，分类迅速，可为危重伤员的迅速救治创造条件。常用院前评分包括创伤指数（TI）、创伤记分（TS）、院前指数（PHI）、CRAMS评分等。

（1）创伤指数（TI） 该法适宜在事故现场作检伤分类之用，是从损伤部位、损伤类型、循环、呼吸和意识状态五个方面对病人进行伤情评估（表8-1）。各项积分相加，以总分评定损伤严重程度，总分愈高，伤情愈重。TI<9分为轻度或中度伤；10~16分为重度

伤；17 分为严重创伤，约有 50% 的死亡率；21 分以上者病死率剧增；29 分以上者，80% 于 1 周内死亡。

表 8-1 创伤指数

分值	1	3	5	6
受伤部位	四肢	背部	胸部	头、颈、腹
损伤类型	撕裂伤	挫伤	刺伤	钝器伤、子弹伤
循环状态	—	—	—	—
a 外出血	有	—	—	—
b 血压（mmHg）	—	60~97	<60	测不到
c 脉搏（次/min）	—	100~140	>140	<50
呼吸	胸痛	呼吸困难	发绀	无呼吸
意识	嗜睡	恍惚	浅昏迷	深昏迷

（2）创伤记分（trauma score，TS） 该法选择循环（包括收缩压和毛细血管再充盈）、呼吸（频率和幅度）、格拉斯哥昏迷指数（GCS）等生理指标作参数，对病人进行伤情评估。每项指标记 0~5 分，5 项分值相加为 TS（表 8-2）。TS 有效值为 1~16 分，分值愈低，伤情愈重。1~3 分者生理功能紊乱较严重，死亡率高达 96%；4~13 分者生理功能较严重，不及时救治易于死亡，而迅速、准确治疗可能存活，抢救价值很大；14~16 分者生理功能紊乱小，存活率高达 96%。TS<12 分为重伤标准。

表 8-2 创伤记分（TS）

分值	0	1	2	3	4	5
（A）呼吸频率（次/min）	0	<10	>35	25~35	10~24	—
（B）呼吸幅度	浅或困难	正常	—	—	—	—
（C）循环收缩压	0	<50	50~69	70~90	>90	—
（D）毛细血管充盈	无充盈	充盈延迟	正常	—	—	—
（E）意识状态（GCS）	—	3~4	5~7	8~10	11~13	14~15

注：TS=A+B+C+D+E

（3）修正的创伤记分（RTS） 是针对 TS 灵敏度较低，危重病人易于遗漏，对脑损伤病人的严重性估计不足而提出的。该记分法进一步改进并简化了检测指标，增加了 GCS 的权重（表 8-3）。RTS>11 分为轻伤；RTS<11 分为重伤；RTS 评分愈低，伤情愈重。

表 8-3 修订的创伤记分（RTS）

分值	4	3	2	1	0
GCS	13~15	9~12	6~8	4~5	3
呼吸（次/min）	10~29	>29	6~9	1~5	0
收缩压	>89	76~89	50~75	14~9	0
（kPa）	（11.9）	（10.1~11.9）	（6.7~10.0）	（0.1~6.5）	0

（4）院前指数（PHI） 以收缩压、脉搏、呼吸和意识四项指标为参数，并结合伤类构成进行记分（表 8-4）。PHI 与其他评分方法相反，分数越高，代表伤情越重。总分 0~3 分为轻伤，死亡率为 0，手术率为 2%；4~20 分为重伤，死亡率为 16.4%，手术率为 49.1%。伴胸、腹穿通伤另加 4 分（总分 0~24 分）。

表 8-4 院前指数（PHI）

分值	0	1	2	3	5
收缩压（mmHg）	>100	86~100	75~85	—	0~74
脉搏（次/分）	51~119	—	—	≥120	≤50
呼吸（次/分）	正常	—	—	浅或费力	<10 或需插管
意识状态	正常	—	—	模糊或烦躁	言语不能理解

知识链接

格拉斯哥昏迷评分表（glasgow coma scale，GCS）是评价危重症病人意识状态最常用的方法，通过对睁眼、言语和运动反应的评分相加，得到 GCS 评分（最低 3 分，最高 15 分）。分值越高，意识状态越好。GCS 13~15 分为轻度昏迷，9~12 分为中度昏迷，3~8 分为重度昏迷。

（5）CRAMS 评分　是主要采用循环、呼吸、运动、语言 4 项生理变化加解剖部位的一种简易快速、初步判断伤情的方法。为便于记忆，以 CRAMS 代表，每项正常记 2 分，轻度异常记 1 分，严重异常为 0 分，总分 8 分。CRAMS 记分是总分越小，伤情越重。

C（循环）：毛细血管充盈正常和收缩压>100mmHg 为 2 分，毛细血管充盈延迟和收缩压 85~99mmHg 为 1 分，毛细血管充盈消失和收缩压<85mmHg 为 0 分；

R（呼吸）：正常为 2 分，呼吸急促、浅或呼吸频率>35 次/分为 1 分，无自主呼吸为 0；

A（腹胸部）：无压痛为 2 分，有压痛为 1 分，肌紧张、连枷胸或有穿通伤为 0 分；

M（运动）：运动自如为 2 分，对疼痛有反应为 1 分，无反应或不能动为 0 分；

S（语言）：正常为 2 分，谵妄为 1 分，讲不清完整的词语为 0 分。

2. 院内评分　是指病人到达医院后，根据损伤类型及严重程度对伤情进行定量评估的方法，包括简明创伤分级和损伤严重度评分法。院内评分可用于预测预后，比较各医疗单位救治水平。

（1）简明创伤分级法（AIS）　是对器官、组织损伤进行量化的评分方法，由诊断编码和损伤评分两部分组成，是一种适合各种创伤的早期分级评定标准。在 AIS-90 字典中，每一个伤员的伤情都可用一个 7 位数字表示（图 8-1）。第 6 位与第 7 位数字之间用小数点隔开，记为“××××××.×”。小数点前的 6 位数为损伤的诊断编码，小数点后的 1 位数为伤情评分（有效值 1~6 分）。左起第 1 位数字表示身体区域，用 1~9 分别代表头、面、颈、胸、腹、脊柱、上肢、下肢和未特别指明的部位。左起第 2 位数代表解剖类型，用 1~6 分别代表全区域、血管、神经、器官（包括肌肉/韧带）、骨骼及头、意识丧失（LOC）。左起第 3、4 位数代表具体受伤器官代码，该区各个器官按照英文名词的第一个字母排序，序号为 02~99。左起第 5、6 位数表示具体的损伤类型、性质或程度（按轻重顺序），从 02 开始，用 2 位数字顺序编排以表示具体的损伤，同一器官或部位，数字越大代表伤势越重。左起第 7 位（即小数点后面一位）表示伤情严重性的代码，共分为六级，即 AIS 1 为轻度伤；AIS 2 为中度伤；AIS 3 为较严重伤；AIS 4 为严重伤；AIS 5 为危重伤；AIS 6 为极重伤。AIS 9 是对不明确器官或部位的损伤编码。在创伤研究中发现，AIS 评分值与各系统损伤严重度记分之间呈非线性关系，不能由后者简单相加或平均求得，对两个或两个以上部位的创伤也很难进行评定与比较，故仅适用于单个损伤的评定。

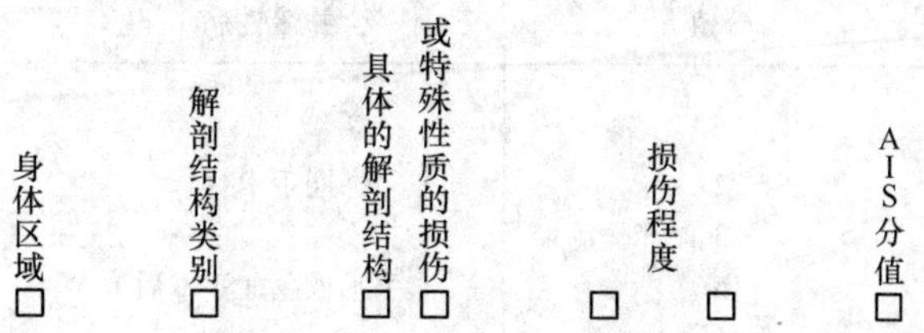

图 8-1 AIS-90 的数字编码

（2）损伤严重度评分（ISS） 该评分方法将人体分为 6 个区域（表 8-5），选择其中损伤最严重的 3 个区域，计算每一区域最高 AIS 值的平方和。ISS 的有效范围为 1~75 分。一般将 ISS=16 作为重伤的解剖标准。ISS<16 分定为轻伤，死亡率较小；>16 分为重伤；>25 分为严重伤。

表 8-5 ISS 的区域编码

编码	区域
1	头部或颈：脑、颈髓、颅骨、颈椎骨、耳
2	面部：口、眼、鼻和颌面骨骼
3	胸部：内脏、横膈、胸廓、胸椎
4	腹部或盆腔内脏器、腰椎
5	肢体或骨盆、肩胛骨
6	体表

注：ISS 所分区域不必与 AIS 的区域相一致

（3）ICU 评分 目前评估 ICU 危重病人定量病情的常用方法是急性生理学及既往健康评分（APACHE），该法能较为科学的评估病人严重程度和预测预后。此系统有 3 个版本：APACHE Ⅰ、APACHE Ⅱ和 APACHE Ⅲ，其中 APACHE Ⅱ评分法较常用，由 12 项生理生化指标（A）、年龄（B）、慢性疾病（C）三部分评分构成（表 8-6、表 8-7）。APACHE Ⅱ评分为三部分得分之和。APACHE Ⅱ的分值最大为 71 分，分值越大，伤情越重。但实际上得分 55 分以上者基本没有。当 APACHE Ⅱ>20 分时，院内预测死亡率为 50%，所以 20 分为重症点。

表 8-6 APACHE Ⅱ APS 部分评分（A）

生理参数	+4	+3	+2	+1	0	+1	+2	+3	+4
肛温（℃）	≥41	39~40.9	—	38.5~38.9	36~38.4	34~35.9	32~33.9	30~31.9	≤29.9
平均动脉压（mmHg）	≥160	130~159	110~129	—	70~109	—	50~69	—	≤49
心率（次/min）	≥180	140~179	110~139	—	70~109	—	55~69	40~54	≤39
呼吸（次/min）	≥50	35~49	—	25~34	12~24	10~11	6~9	—	≤5
$A\text{-}aDO_2$（mmHg）	≥500	350~499	200~349	—	<200	—	—	—	—
PaO_2（mmHg）	—	—	—	—	>70	61~70	—	55~60	<55
Na^+（mmol/L）	≥180	160~179	155~159	150~154	130~149		120~129	111~119	<110
K^+（mmol/L）	≥7	6~6.9	—	5.5~5.9	3.5~5.4	3~3.4	2.5~2.9	—	<2.5
肌酐（μmol/L）*	≥309	169~308	133~168		53~132	—	<53	—	—
血细胞比容	≥0.60	—	0.5~0.599	0.46~0.499	0.30~0.459	—	0.20~0.299	—	<0.20
WBC（10^9/L）	≥40	—	20~39.9	15~19.9	3~14.9	—	1~2.9	—	<1
GCS 评分=15-实际 GCS 得分									

注：*若伴有肾功能衰竭，肌酐加倍记分

表 8-7　APACHE Ⅱ年龄分（B）和慢性病分（C）

年龄（岁）	分值	合并慢性病	分值
≤44	0		
45～54	2	择期手术台	2
55～64	3		
65～74	5	非手术或急症手术后	5
≥75	6		

APACHE Ⅲ是 1991 年提出的 ICU 评分法，它是 APACHE Ⅱ的改进型。APACHE Ⅲ的数据库大于 APACHE Ⅱ，收集的指标更多，且更为客观，但在数据的收集上较 APACHE Ⅱ更为烦琐。

四、创伤现场救护

（一）快速判断伤情

对伤情严重程度、是否危及生命、救治的优先次序做出快速判断，一般要求救护人员在 2 分钟内完成，对需要立即救治的情况，给予有效的抢救措施。

（二）心肺复苏

心脏骤停的病人，立即按照 C-A-B 的顺序实施心肺复苏，切忌错过抢救时机。心肺复苏的成功与否与伤者的预后息息相关，要求医护人员或第一目击者在实施过程中必须争分夺秒。

（三）解除窒息，改善呼吸

针对窒息伤者，即刻采取措施解除窒息，保持呼吸道通畅。对气道尚未完全阻塞伤者，进行病因学及对症治疗。针对气道完全阻塞伤者，解除窒息的同时做好紧急气管插管或气管切开的准备。

（四）控制出血，包扎伤口

有活动性出血的伤者，给予加压包扎，控制明显的外伤出血，出血量大时考虑清创止血。疑有内脏出血者，积极补充血容量，做好病情监测、完善止血的术前准备。

（五）简单固定

及时、正确的固定有助于减少受伤部位的活动，减轻伤者的痛感，避免神经、血管的继发性损伤，方便伤者的安全转运。

（六）休克的防治

无论是明显外伤出血还是隐性内脏出血，都有引发休克的可能，因此医护人员应准确评估失血程度、充分补充血容量，以维持重要脏器的灌注。为伤者迅速建立有效液体输入通路，配合相应止血措施，积极防治休克的发生。同时，密切观察伤者的意识状态、血压、脉搏等生命体征变化，必要时应用抗生素预防感染。

第二节 多 发 伤

案例导入

病人，男，32岁，因车祸致伤，现场评估发现病人神志不清，对光反射迟钝，头部伤口流血，面色苍白，脉细速，双下肢有开放性伤口，骨畸形，有异常活动。即刻拨打120，送医院急诊科救治，入院时呈昏迷状态，双侧瞳孔约3mm，对光反射迟钝，测BP 86/51mmHg，P 136次/分，R 28次/分，即予吸氧、监护、补液，双下肢予以固定，予口咽通气管，吸痰，导尿，引出红色尿液约220ml，CT口头报告脑出血、脑疝、骨盆骨折，经过急诊救护后，于22：35收ICU住院。

请问：

1. 病人送入医院前，如何对病人进行评估？
2. 病人送入急诊科后，如何开展救护工作？

多发伤（multiple injury）即多发性创伤，是指在同一致伤因素作用下，人体同时或相继出现两个以上解剖部位或器官的创伤，且至少其中有一处为可危及生命的严重创伤，或伴发创伤性休克。多发伤在创伤急救中可具体表现为颅脑外伤（伤者出现颅骨骨折，伴有昏迷、浅昏迷的颅内血肿及脑组织挫伤等），颈部外伤（伤者除颈部损伤外常伴有大血管的损伤、形成血肿或颈椎损伤），胸部外伤（发生率较高的如多发性肋骨骨折、血气胸、心脏损伤、肺挫伤等），腹部外伤（腹部内出血、腹腔内脏器破裂等常合并有较大量的失血，甚至出现失血性休克，严重时危及生命），泌尿生殖系统外伤（如膀胱破裂、尿道撕裂、肾破裂等），复杂性骨盆骨折（常伴休克），脊柱外伤（伤者脊椎骨折、脱位伴有脊髓损伤），四肢外伤（四肢的骨折、肢体的离断、四肢皮肤的撕脱伤等）。多发伤常常发生突然且伤者病情重，对医疗救治及护理配合要求较高，因此，学习多发伤的处理是从事临床急危重症护理工作者的必修环节。

知识链接

多发伤指同一解剖部位或脏器发生两处或两处以上的创伤，如右上肢同时出现两处损伤，一处为骨折，另一处为皮肤撕脱伤。

复合伤指两种以上致伤因素同时或相继造成人体的损伤，如意外爆炸时出现的烧伤合并冲击伤。

一、病因

多发伤的病因多样，主要为机械性的钝力或锐器造成。平时多发伤主要见于交通事故、爆炸伤、高处坠落伤、挤压伤等。其中，交通事故的发生率最高，而战时多发伤主要见于枪弹伤和爆炸伤。

二、临床特点

由于人体各系统的整体联系，不能将多发伤看作是简单的不同解剖部位损伤的叠加，而是这些损伤之间的紧密关联，可以相互影响，产生协同负性作用，处理不当甚至会掩盖病情，严重威胁伤者的生命安全。多发伤的临床特点主要有以下几点。

1. 伤情重，变化快 多个部位的损伤同时出现，往往由于损伤范围大、不同部位损伤程度轻重不一，伤者往往病情较重，伤情变化快，且伴有生命体征不稳，严重时随时有生命危险，救治及护理必须争分夺秒。

2. 诊断困难 多发伤造成伤者生理功能严重紊乱，伤者早期症状常表现隐匿，如腹内实质性脏器早期出血不多，生命体征变化不显著，缺乏典型临床表现，阳性体征不易引出，给诊断带来困难。此外，各部位损伤的症状和体征互相掩盖，当多发伤同时出现几个部位的重伤，涉及多个专科救治时，容易出现救治先后的混乱，造成误诊、漏诊。

3. 处理优先顺序矛盾 由于伤及多处，各个部位伤情损伤程度不同，或同时有多个部位的严重创伤，未及时处理需要优先救治的创伤，则有可能错过抢救时机，甚至威胁病人生命。

4. 休克发生率高 由于多发伤涉及部位多，伤者往往失血量较大，休克的发生率高，尤其是低血容量性休克，不论病人是否有明显的低血容量表现，都应警惕低血容量性休克的发生。

5. 低氧血症发生率高 多发伤早期即可出现低氧血症，发生率可高达 90%，根据临床特征可分为两种类型：一是由气体交换障碍造成的呼吸困难性低氧血症；二是由循环障碍，全身供血、供氧不足造成的低氧血症。

6. 感染发生率高 多发伤后机体免疫功能下降，伤口污染严重，正常菌群移位，加之治疗过程中侵入性操作，易发生局部感染，重者甚至出现脓毒血症等全身感染。

7. 多器官功能障碍发生率高 多发伤后机体出现严重而持续的炎症反应，如休克、感染及高代谢反应等易导致多器官功能障碍，累及器官数目越多，死亡率就越高。

8. 并发症发生率高 多发伤后常出现应急性溃疡、弥漫性血管内凝血等并发症，增加了救护难度。

三、流行病学特征

目前，国内创伤性多发伤的流行病学主要有以下体征。

（1）以青壮年居多，占 2/3。

（2）男性多于女性。

（3）已婚已育者占 2/3。

（4）人群构成以农业人口及城市工人居多。近年来自农村的流动人口的受伤比例有不断增加趋势。

（5）文化程度普遍不高，如少数人酒后驾车，蓄意触犯交通规则或个别违章操作。

（6）每年的高温炎热季节是创伤的高发期，每天的 2~8pm 时段，事故发生率稍高，这可能与疲倦困乏、精神涣散、情绪波动、生物钟紊乱等因素有关。

（7）致伤性质中交通事故伤占 66.5%，其致伤能量巨大，致伤形式多为机械性损害。

（8）以闭合性损伤居多，各系统损伤发生率依次为运动、神经、呼吸、泌尿生殖和消化系统，多以撞击伤、挤压伤、坠落伤、压砸伤为主，而爆炸伤、切割伤、刺扎伤、绞扎伤较少见。

(9) 平均院前时间相对较长。

(10) 病人平均留医时间相对较长，大部分病人需进行生命支持、连续监护、加强治疗、手术干预、并发症处理或功能重建，因而使经济费用陡增。

四、护理评估

对多发伤病人不只需要进行初级评估和重点评估，还应在整个救治过程中进行持续评估。在初级评估阶段，迅速脱离危险环境，医护人员在2~3分钟内，迅速判断可能危及生命的征象，确定优先处理次序，及时给予紧急处理。在危及生命的创伤得到有效处理之后进行进一步的病史评估、全面体格检查并记录，为确诊提供资料。重点评估阶段，主要是在初级评估和相应处理后，进行创伤部位有针对性、有重点的评估。

(一) 初级评估

1. ABC评估

(1) A（气道） 检查气道通畅情况、保护颈椎。①检查气道是否通畅，口腔内是否有异物、是否有软组织水肿、有无舌后坠或其他阻塞因素存在，及时解除气道梗阻。如存在上述情况，则应迅速清除口腔内异物，视情形选用口咽或鼻咽通气管，必要时行环甲膜穿刺或切开。②判断病人有无颈椎损伤，保护颈椎。采取仰卧位，固定颈椎并保持身体轴线位。无颈椎损伤时，在搬运及救治过程中应避免继发损伤；疑有颈椎损伤时，正确使用颈托并制动。

(2) B（呼吸） 确保呼吸功能。判断病人有无自主呼吸、呼吸的频率、节律、深度及呼吸的型态，听诊呼吸音、观察伤者皮肤及黏膜有无发绀、有无呼吸困难体征等。松解伤者的领带、衣扣，暴露胸部。张力性气胸伤者，采用穿刺针排气减压，有创口的开放性气胸伤者，用无菌纱布封闭创口；血气胸伤者，行胸腔穿刺或胸腔闭式引流；肋骨骨折造成连枷胸等伤者采取措施固定胸壁；无自主呼吸伤者，行气管插管或气管切开给予机械通气。

(3) C（循环） 监测伤者的血压、脉搏，观察伤者外伤出血情况，大动脉搏动、皮温及末梢循环情况。对于有明显出血的伤者，采取加压、堵塞等方式止血。积极进行抗休克治疗，迅速建立有效的静脉通路，及时补充血容量。如有休克征象，应考虑建立多条有效静脉通路。若无法成功建立静脉通路时，可选用骨髓腔输液，迅速补充血容量。若测不到大动脉搏动且意识丧失，立即进行心肺脑复苏，同时查找原因，必要时行外科手术治疗。若有心包压塞，行心包穿刺术。

2. 评估神志及病情变化 可通过AVPU法快速判断伤者清醒程度：A（alert）清醒；V（vocal）对语言刺激有反应；P（pain）对疼痛刺激有反应；U（unresponsive）对刺激全无反应。应用Glasgow昏迷评分法进一步评估伤者的神志状况。评估过程中监测生命体征，遵医嘱给氧、采集血标本、清理呕吐物、留置胃管、导尿，避免救治过程中加重病人的疼痛和不适感。

3. 评估病史 对清醒伤者、家属和目击者询问主诉、既往史、本次创伤经过、用药史、过敏史、生活史、最后饮食时间、家族史等。尤其注意详细了解受伤经过、受伤时间、现场情况、分析受伤的原因、伤情性质及严重程度、伤后处理情况，为做出明确诊断完善资料。

4. 全面体格检查 对伤者进行从头到脚的评估。全面检查伤者的头、颈、胸、腹、脊柱、骨盆、四肢和神经系统情况，避免反复翻动病人，注意左右及邻近部位的对照检查。

需要注意的是，在评估过程中，遇有病情变化或全面体格检查中发现需重点关注的问题时，可进行再评估，再评估及救治过程中注意做好记录。

（二）重点评估

根据初级评估结果，配合相应部位的超声、CT、MRI 等检查。

颅脑外伤者，进行意识、瞳孔、头面部及肢体运动状况的评估；颈部损伤者，重点评估有无颈椎损伤、颈动脉损伤、颈强直、气管移位等；对于胸部损伤者，评估有无骨折、出血、胸廓畸形等；腹部损伤者，确定有无内脏损伤；泌尿系统损伤者，评估有无出血、排尿困难和尿液外渗；脊柱损伤者，判断有无脊髓损伤；骨盆损伤者，评估有无骨折及低血压、失血性休克等并发症；四肢损伤者，评估有无骨折及并发症。

值得注意的是，护理评估贯穿于整个救治过程，在采取救治措施后，也应相应进行持续评估，并做好记录。

（三）辅助检查

1. 实验室检查 红细胞、血红蛋白与血细胞比容下降表示大量出血；血尿是泌尿系损伤的重要标志。血电解质和血气分析可了解水、电解质、酸碱平衡失调状况及有无呼吸功能障碍。其他血生化检查有助于了解肝肾功能状况。

2. X 线检查 可用于诊断肋骨骨折、脊椎骨折、股骨骨折等。膀胱造影可用来协助诊断膀胱损伤。

3. B 型超声检查 可用于诊断肝、脾、胰、肾等的损伤，并能根据脏器的形状和大小提示有无损伤，以及损伤的部位、程度和周围积血、积液情况。

4. CT、MRI 检查 可用于协助颅骨骨折、脊椎骨折、脑挫裂伤等的诊断。

五、救治原则

多发伤往往伤情较重，因此在救治过程中需要医护人员针对危及生命的创伤迅速处理，在处理过程中发现问题、完善诊断、遵循“先处理后诊断，边诊断边处理的原则”优先处理危及生命但可逆转的创伤。保持气道通畅、止血、建立有效通路、监测生命体征，需要手术者急诊手术治疗。

（一）现场救治

原则是先抢救生命，后保护功能；先重后轻，先急后缓。

1. 迅速脱离危险现场 救护人员到达现场后，首先应迅速排除可以继续造成伤害的原因，使伤员迅速安全地脱离危险环境。如将伤员从变形的车体、倒塌的建筑物中抢救出来，转移到安全、适宜的地方进行急救。搬运时注意动作轻柔，避免过快过猛的动作，切忌将伤肢从重物下拉出来，以免造成继发性损伤。

2. 维持呼吸道通畅 呼吸道梗阻或窒息是受伤现场和输送途中伤员死亡的首要原因。可采取以下措施处理，恢复呼吸道通畅：①松开衣领，置伤员于侧卧位，或头转向一侧，以保持呼吸道通畅；②用手或用吸引器迅速清除口、鼻、咽喉部的异物、血

> **考点提示**
> 多发伤现场救治原则。

块、分泌物及呕吐物等；③对颅脑损伤而有深昏迷及舌后坠的伤员，可托起下颌骨，使头后仰，牵出下坠的舌，将头偏向一侧，窒息多可以解除；④喉头水肿及颈部或面颌部外伤所致气道阻塞的伤员，可用大号针头进行环甲膜穿刺。

3. 及时有效止血 及时正确的止血是减少现场伤员死亡的重要措施，可采取指压法和加压包扎法控制明显的外出血。①可压住出血伤口近心端动脉干，迅速加压包扎，抬高患肢，以控制出血。②对无法止血的四肢大血管破裂，可用橡皮止血带或充气止血带。记录使用止血带时间，每30分钟~1小时松解一次。解开止血带时不可突然松开，同时压住出血伤口以防止大出血造成休克。

4. 处理创伤性气胸 ①在受伤现场，气量较少的闭合性气胸可不做处理。②胸部有开放性伤口时，应迅速用大型急救包或厚的敷料严密封闭伤口，变开放性气胸为闭合性气胸，如现场无无菌敷料，应立即用可得到的任何敷料覆盖，包扎要牢固可靠。③有张力性气胸、呼吸困难、气管明显移位者，应立即向患侧胸壁锁骨中线第二肋间插入带有活瓣的穿刺针排气减压。④对血气胸者进行胸腔闭式引流。⑤对胸壁软化伴有反常呼吸者应固定浮动胸壁。

5. 正确处理伤口 ①有创面的伤口，用无菌敷料或清洁的毛巾、衣服、布类覆盖创面，用绷带或布条包扎。②外露的骨骼、肌肉、内脏等组织切忌回纳入伤口内，以免将污染物带入伤口或深部。不要随意去除伤口内异物或血凝块，以免发生大出血。③颅脑伤，应用敷料或布类物品做一大于伤口面积的圆环放在伤口周围，然后包扎，防止颅骨骨折碎片在包扎时陷入颅内。④有内脏脱出的腹部伤，先用大块无菌纱布盖好内脏，后用凹形物（如饭碗）扣上或用纱布、绷带等做成环状保护圈，再用绷带、三角巾包扎伤口，以免内脏继续脱出。⑤骨折部位要妥善包扎固定，以免骨折端发生异常活动，加重损伤。

6. 妥善保护离断肢体 用无菌急救包或清洁的布料包扎好离断肢体，有条件者可装入塑料袋内，周围置冰块，低温保藏，以减慢组织的变性和防止细菌滋生繁殖，但切忌使冰水浸入断肢创面或血管腔内。断肢应随同伤员运送医院。如伤势严重，不能立即行再植手术，应将断离肢体送至手术室，处理后低温保存，待伤员全身情况许可时，立即行再植手术。

7. 积极纠正休克 给予休克病人迅速地止血、输液扩容和应用抗休克裤。在现场没有血压计的情况下，可用手触动脉法估计血压状况。

8. 现场观察 了解受伤原因、暴力情况、受伤时间、最初的体位、神志和出血量等，并做好记录，以便向医院救治人员提供详细伤情，以助于判断病情、估计出血量和指导治疗。

（二）急诊室救治

急诊室救治原则首先要维持生命安全。主要包括：解决呼吸道阻塞或呼吸功能紊乱引起的呼吸功能衰竭和心跳呼吸骤停；制止大出血；预防、纠正休克造成的循环功能衰竭。

1. 维持呼吸道通畅 及早清除呼吸道阻塞物，畅通气道，给予氧气吸入，必要时行气管插管或气管切开，应用呼吸机辅助呼吸。

2. 积极抗休克 积极补充有效的循环血量。如休克病人合并肢体或内脏的严重创伤，应在积极抗休克的同时紧急手术止血。

3. 正确处理胸部损伤 有反常呼吸运动者，用厚棉垫压在“浮动”的胸壁处，用胶布固定，亦可用巾钳肋骨悬吊法或者胸廓外固定外加呼吸机正压通气。有气胸者，尽快穿刺抽气、闭式引流，必要时开胸手术。

4. 颅脑损伤的处理 应用甘露醇、高渗糖、呋塞米等；给予脑部降温；限制液体入量，成人每天不超过2000ml。颅内血肿一旦诊断明确，应尽快钻孔减压。

5. 腹部内脏损伤的处理 疑有腹腔内出血者，立即行腹腔穿刺术、B超探查。尽快输血，防治休克，做好术前准备，尽早剖腹探查。

6. 骨科处理 多发性创伤病人90%以上合并骨折，骨盆骨折易引起出血性休克，可直接危及病人生命。开放性骨折、经关节的骨折或合并有神经和血管损伤的骨折应在迅速纠正全身情况后尽早手术治疗。

六、护理

（一）主要护理诊断

1. 组织灌注量改变 与失血导致血容量不足有关。

2. 有感染的危险 与机体抵抗力下降及各类侵袭性操作有关。

3. 体温升高 与创伤后机体应激、感染或中枢性高热有关。

4. 疼痛 与创伤造成组织损伤有关。

5. 潜在并发症 如窒息、休克等。

（二）护理措施

1. 现场救护 遵循“先救命后治伤、先重后轻、先急后缓”的原则，先将伤者脱离危险环境，摆放合适体位，搬运时避免造成伤员的继发性损伤，救治过程中注意保暖。

（1）心肺复苏 心搏骤停者，第一时间实施现场心肺复苏术。

（2）解除气道梗阻 对梗阻原因做出迅速判断，及时解除气道梗阻，缓解呼吸困难症状，减少窒息的发生率。

（3）控制活动性出血 根据出血情况选择合理的止血方式。

（4）处理创伤性血气胸 张力性气胸迅速排气减压；开放性气胸采取有效措施封闭创口；针对血气胸进行胸腔穿刺或胸腔闭式引流，缓解呼吸困难症状的同时进行抗休克救治。

（5）正确保存离断肢体 用无菌纱布或干净包布包裹伤员离断肢体，外套无菌或洁净塑料袋，置于低温（0~4℃）袋子中保存，将离断肢体与伤员一同送往医院救治。

（6）伤口处理 对伤口进行基本处理。包扎伤口，一方面可以保护伤口避免污染，另一方面也可以协助压迫止血；固定骨折部位，在不影响救治的情况下，适当止痛。

（7）抗休克处理 在迅速止血的前提下，积极扩充血容量，配合使用抗休克裤。

（8）现场观察 监测生命体征、意识及伤情变化，了解受伤原因、时间、体位及已经采取的治疗措施，以便向随后的救治人员进行交接。

2. 转运途中救护 经过现场救护处理的伤员，根据病情，需要转送至医院接受进一步检查和救治时注意途中救护。搬运时，依照伤情选择合适体位，保证伤者安全。转运途中，继续监测伤者的意识、瞳孔、生命体征及病情变化。

3. 急诊科救护 转运至急诊科的伤者，需要明确诊断和进一步救治，必要时进行手术处理。

（1）继续呼吸支持 确保呼吸通畅，根据病情给予相应处理，如气管插管、机械通气等。

（2）继续循环支持　保持输液通路的有效使用，控制出血，积极抗休克，遵医嘱用药，输血，必要时行中心静脉压及有创血压监测，留置导尿并观察每小时尿量。

（3）各部位创伤的处理　进一步完善实验室检查及其他影像学检查，必要时进行手术治疗。遵医嘱应用抗生素，预防感染。

（4）支持治疗　维持水、电解质及酸碱平衡，保障重要脏器的功能。

（5）止痛及心理护理　剧烈疼痛者，在不影响诊断及治疗的前提下，使用止痛药物。治疗过程中，安慰伤者，给予心理护理。

（6）密切观察伤情并做好记录　悉心观察伤者的病情变化，监测生命体征、意识及瞳孔变化，发现异常时通知医生配合抢救。

本章小结

本章主要学习了创伤的分类、病理生理变化及创伤的现场救护。多发性创伤是临床的常见类型，对这类病人的评估、救治及护理是学习急危重症护理的重要部分，掌握其要点对挽救病人生命、改善病人预后意义重大。

习　题

一、选择题

【A1/A2 型题】

1. 下列哪种创伤属于闭合伤
   A. 刀刺伤　　B. 震荡伤
   C. 烧伤　　D. 高压电击伤
   E. 切割伤
2. 关于创伤现场急救的描述，正确的是
   A. 重点全面了解伤情　　B. 首先心肺脑复苏
   C. 先固定四肢，再固定颈部　　D. 优先包扎头部、胸部，再包扎四肢
   E. 及时解除气道梗阻，保持呼吸道通畅
3. 下列哪项不是多发伤的临床特点
   A. 伤情重且变化快　　B. 易造成误诊、漏诊
   C. 休克发生率高　　D. 不易发生局部的感染
   E. 常出现应激性溃疡等并发症
4. 以收缩期血压、脉率、呼吸状态、神志 4 项生理指标作为评分参数的创伤评分是
   A. PHI　　B. TS
   C. CRAMS　　D. AIS-ISS
   E. APACHE Ⅱ

5. 下列伤员中属于重伤的是

A. 呼吸<10 次/分，脉率>120 次/分，意识障碍严重

B. 呼吸>35 次/分，脉率<50 次/分，意识障碍严重

C. 伤员生命体征稳定，可力争在伤后 12 小时内急救处理者

D. 伤员意识清楚，手术可在伤后 12 小时处理

E. 创伤严重，需行紧急救命手术或治疗

6. 下面胸部创伤的现场救护中，哪项是错误的

A. 彻底清除口咽腔血液、异物、分泌物

B. 有出血性休克应立即建立静脉通道，尽快补血输液

C. 有骨折者，应过伸仰卧位搬运，防止继发性损伤

D. 让病人适量饮水，帮助补液

E. 反常呼吸者，加压包扎，控制反常呼吸

7. 病人，女，30 岁，工作时左手拇指被机器绞断 30 分钟，对离断肢体处理错误的方法是

A. 低温保存　　B. 干净布包好

C. 外套塑料袋　　D. 浸泡在水中

E. 无菌包包好

8. 病人，男，35 岁，酒后驾车发生车祸，意识清楚，左上肢骨折，上腹部明显压痛，面色苍白，血压 80/60mmHg，脉搏 136 次/分，对该病人首要的救护措施是

A. 建立静脉通路　　B. 保持呼吸道通畅

C. 先分级后送　　D. 降低颅内压

E. 尽快包扎伤口

二、思考题

1. 简述创伤的现场救护要点。

2. 简述多发伤的救治原则。

扫码“练一练”

（魏志明）

第九章　环境及理化因素损伤

学习目标

1. **掌握**　中暑、淹溺和电击伤的临床特点及中暑病人的急救护理措施。
2. **熟悉**　中暑、淹溺和电击伤的概念。
3. **了解**　中暑、淹溺和电击伤的发生机制及病理变化。
4. 具备评估和急救中暑、淹溺和电击伤病情的能力。
5. 具有尊重和保护病人权利的素质以及预防医疗事故发生的意识。

第一节　中　暑

故事点睛

旁白： 小邢是医院的一名急诊当班护士，今天中午接到急救电话，说是“一位35岁的男性，锅炉工，在锅炉边劳动3小时后感头昏乏力，大汗淋漓，随即神志不清，昏倒在地，双下肢阵发性抽搐，大、小便失禁，诊断为重症中暑，急送医院急诊科。病人既往体健。”小邢接到电话后，马上报告值班医生，同时做好急救准备。

人物： 由两名学生分别担任故事人物，进行即兴表演。

请问：

1. 小邢评估病人病情时，应该注意什么？
2. 重症中暑病人应如何进行降温？

中暑（heat illness）是指在高温环境下或烈日暴晒等引起体温调节功能紊乱所致体热平衡失调、水电解质代谢紊乱或脑细胞受损而致的一组急性临床综合征。临床上分为先兆中暑、轻度中暑和重度中暑，重度中暑可分为热射病、热衰竭和热痉挛。

一、病因与发病机制

正常人的体温是通过下丘脑体温调节中枢，使产热和散热处于动态平衡。当环境温度、湿度增高，空气不流畅，导致散热障碍，热量在体内聚集而致中暑。

（一）病因

中暑的发病原因可概括为引起机体产热增加、热适应能力下降和散热不足的因素。

1. 机体产热增加　高温或高湿、烈日或通风不良环境中长时间从事繁重体力劳动或体育运动，以及发热、甲状腺功能亢进症等代谢增强。

2. 机体热适应能力差　高血压、冠心病、肺源性心脏病、糖尿病、神经系统疾病等慢性疾病，肥胖、营养不良、年老体弱、孕产妇、过度疲劳、缺少体育锻炼、睡眠不足、饮酒、饥饿等，以及突然进入热区旅游或工作和恒温下生活及作业的人群突然进入高温环境。

3. 机体散热障碍 湿度较大、过度肥胖、穿紧身或透气不良衣裤，先天性汗腺缺乏症、硬皮症、痱子、大面积皮肤烧伤后瘢痕形成，服用抗胆碱能药、抗组胺药、抗抑郁药、β肾上腺素能受体阻滞剂、利尿剂、吩噻嗪类等药物，以及脱水、休克、心力衰竭等循环功能不全等病人。

（二）发病机制

当外界环境温度增高时，机体大量出汗，引起失水、失盐。若机体以失盐为主或单纯补水，导致血钠降低，易发生热痉挛；大量液体丧失导致失水、血液浓缩、血容量不足，若同时发生血管舒缩功能障碍，则易发生外周循环衰竭；当外界环境温度增高，机体散热绝对或相对不足，汗腺疲劳，引起体温调节中枢功能障碍，致体温急剧增高，产生严重的生理和生化异常而发生热射病。

二、护理评估与病情判断

（一）护理评估

1. 健康史 重点询问有无引起病人机体产热增加、散热减少或热适应不良的原因，如在高温环境工作时间过长、未及时补充水分等病因。

2. 身体状况

（1）先兆中暑 高温环境下，出现头痛、头晕、口渴、多汗、四肢无力发酸、注意力不集中、动作不协调等症状。体温正常或略有升高。如及时转移到阴凉通风处，补充水和盐分，短时间内即可恢复。

（2）轻症中暑 体温往往在38℃以上。除头晕、口渴外往往有面色潮红、大量出汗、皮肤灼热等表现，或出现四肢湿冷、面色苍白、血压下降、脉搏增快等表现。如及时处理，往往可于数小时内恢复。

（3）重度中暑 除具有轻度中暑症状外，伴有高热、痉挛、晕厥和昏迷。重度中暑可分为以下几种类型：①热痉挛多见于健康青壮年，是热射病的早期表现。主要表现有严重的肌痉挛伴有收缩痛，故称热痉挛。肌痉挛以四肢及腹部等肌肉为多见，呈对称性，时发时愈，轻者不影响工作，重者疼痛剧烈，体温多正常。其原因可能与高温大量流汗导致严重体钠缺失和过度通气。②热衰竭最常见，多见于老年人、儿童和慢性疾病病人，在热应激情况时机体对热环境不适应引起脱水、电解质紊乱、外周血管扩张，周围循环容量不足而发生虚脱。可有明显脱水征，如心动过速、低血压、直立性晕厥。体温可轻度升高，无明显中枢神经系统损害表现。③热射病又称中暑高热，是一种致命性急症，以高热、无汗和意识障碍“三联症”为典型表现。常在高温环境下工作数小时后发生，老人、体弱和有慢性疾病病人常在夏季气温持续高温数天后发生，热应激机制失代偿，使中心体温骤升，导致中枢神经系统和循环功能障碍。体温可高达41℃以上，查体有皮肤干热、谵妄、昏迷、抽搐、呼吸急促、心动过速、瞳孔缩小、脑膜刺激征等表现，严重者出现休克、心力衰竭、脑水肿、肺水肿、ARDS、急性肾功能衰竭、急性重型肝炎、DIC、MOF。日射病属热射病的特殊类型，因头部直接受太阳辐射，病人初感头痛、头晕、眼花、耳鸣、恶心，继而头痛剧烈、呕吐、淡忘、昏迷，头部温度常较体温高。

3. 辅助检查　缺乏特异性，根据病情程度不同，严重者白细胞总数增加，中性粒细胞增高，血小板减少。尿常规异常，肝功能异常，心肌酶学异常，电解质紊乱，酸碱失衡，心电图异常。

（二）病情判断

根据健康史和身体状况判断病人是否发生中暑以及严重程度，重度中暑病人要与脑血管意外、细菌性与病毒性脑炎和脑膜炎、甲状腺危象、中毒性痢疾等鉴别。

考点提示

重度中暑的分型。

三、护理诊断/问题

1. 体温过高　与长时间处于高温状态、体温调节中枢功能障碍有关。

2. 活动无耐力　与疲乏和虚弱有关。

3. 潜在并发症　惊厥与高热有关。

4. 有皮肤受损的危险　与意识不清、烦躁有关。

四、救治与护理

（一）救治原则

早发现、早救治、早报告，尽快使病人脱离高温环境，及时迅速降温，补充水分，保护重要脏器功能，见图9-1中暑的急救处理流程图。

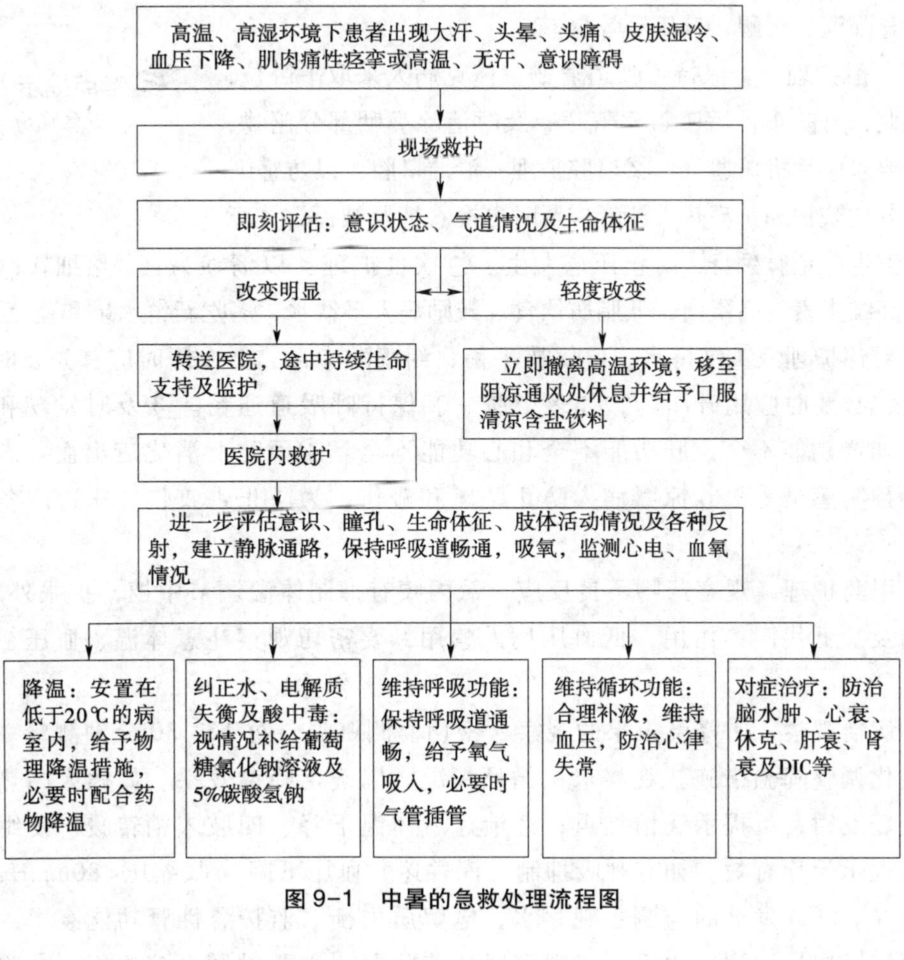

图9-1　中暑的急救处理流程图

（二）护理措施

1. 现场救护

（1）改变环境　立即撤离高温环境，在阴凉通风处或20～25℃房间内，解开或脱去外衣，病人取平卧位安静休息。

（2）降温　轻症病人可反复用冷水擦拭全身体，直至体温低于38℃；体温持续在38.5℃以上者可口服水杨酸类解热药物。

（3）补充水分和电解质　口服凉盐水及其他清凉饮料，有循环衰竭者由静脉补给生理盐水并加葡萄糖液或氯化钾液。

一般先兆中暑和轻度中暑的病人经现场救护后均可恢复正常，但对疑为重度中暑者，应立即转送医院救治。

2. 院内救护

（1）降温护理　迅速降温是抢救重度中暑的关键，降温速度与预后密切相关，通常应在1小时内使直肠温度降至37.8～38.9℃。降温的方法多样，包括物理降温和药物降温。①及时将病人搬入室温<20℃的空调间内或在室内放置冰块、井水等。冰水敷擦时应注意冰袋放置位置准确，及时更换，尽量避免同一部位长时间直接接触，以防冻伤。②可静脉滴注葡萄糖盐水，也可用冰盐水200ml胃或直肠灌洗，或用低温透析液（10℃）行血液透析。③应用氯丙嗪静脉滴注1～2小时，同时严密监测血压，一般在2～3小时内降温。如滴完后仍然未有体温下降趋势，可用等剂量重复一次。静脉滴注纳洛酮，0.5～1小时重复应用一次，有明显降温、促醒、升压等效果。

考点提示

中暑的降温护理。

（2）一般护理　①保持呼吸道通畅：休克病人采取平卧位，头偏向一侧，可防止舌后坠阻塞气道，及时清除鼻咽部分泌物，吸氧，必要时应用机械通气。②口腔护理：清洁口腔，以防感染与溃疡。③皮肤护理：高热大汗者应及时更换衣裤及被褥，注意皮肤清洁卫生，定时翻身，防止压疮发生。④饮食护理：以清淡为宜，给细软、易消化、高热量、高维生素、高蛋白、低脂肪饮食。鼓励病人多饮水、多吃新鲜水果和蔬菜。

（3）对症护理　①维持水、电解质平衡，纠正酸中毒。低血压时应首先及时输液补足血容量，必要时应用升压药，如多巴胺。②保持呼吸道通畅。③及时发现和治疗重要脏器，如肾功能不全、肝功能不全和心功能不全。④预防上消化道出血。⑤适当应用抗生素预防感染等。⑥惊厥病人防止坠床和碰伤。为防止舌咬伤，床边应备开口器与舌钳。

（4）用药护理　观察药物不良反应，氯丙嗪有抑制体温调节中枢，扩张外周血管，松弛肌肉及减低代谢等作用，低血压病人禁用，要密切观察注意体温、血压、心率的变化。

（5）病情观察　①降温效果的观察，密切监测肛温，每15～30分钟测量一次，根据肛温变化调整降温措施。观察末梢循环情况，以确定降温效果。如病人高热而四肢末梢厥冷、发绀，可提示病情加重；经治疗后体温下降、四肢末梢转暖、发绀减轻或消失，则提示治疗有效。如有呼吸抑制、深昏迷、血压下降（收缩压<80mmHg）则停用药物降温。②并发症的监测：观察水、电解质失衡。监护急性肾功能衰竭，留置导尿，正确记录尿量，测尿比重，以观察肾功能状况，必要时做血液透析。③监护脑水

肿，密切监测神志、瞳孔、脉搏、呼吸的变化，应用激素和脱水剂。④监护感染与DIC，密切观察体温变化，监测皮肤黏膜、穿刺部位有无出血倾向，有无某些脏器出血，如咯血、呕血、便血、血尿、颅内出血等。监测动脉血气和凝血功能，注意凝血酶时间、凝血活酶时间、血小板计数和纤维蛋白原，以防DIC发生。⑤观察与高热同时存在的其他症状如是否伴有寒战、大汗、咳嗽、呕吐、腹泻、出血等，以协助医生明确诊断。

(6) 心理护理　安慰病人，减轻病人的恐惧、焦虑心理，积极配合治疗护理工作。

(7) 健康教育　①出行避免烈日暴晒：在烈日下行走或工作时，应戴草帽，穿宽松透气浅色衣服；田间劳动者，尽量缩短或避开烈日下暴晒的时间；高温作业处，应设有隔热、通风、通讯、防暑降温等措施。出现头晕、乏力、胸闷不适等中暑先兆，应迅速离开高温环境，在阴凉通风处安静休息，并服用清凉饮料及解暑药物。高温季节应特别注意老人、慢性疾病病人及产妇，应保持室内通风。②及时补水：大量出汗时，要大量服用淡盐水，避免因高热引起的水、电解质紊乱，防止热痉挛、热衰竭的出现。

第二节　淹　溺

故事点睛

旁白： 佳佳是医院的一名护士，一天上午在河边散步，听说"一位16岁的男学生，私自下河游泳溺水，现场拍背倒水效果差，病人既往体健。"佳佳接到呼救后，马上直奔现场救治，同时叫人呼喊120。

人物： 由两名学生分别担任故事人物，进行即兴表演。

请问：

1. 溺水者现场抢救的主要措施有哪些？
2. 溺水者医院内救护应怎么做？

淹溺（drowning）又称为溺水，是指一种淹没或沉浸在液体介质中导致呼吸损害的过程。受害者因无法呼吸空气，机体缺氧和二氧化碳潴留，甚至因窒息导致死亡。淹溺是引起儿童和青少年意外死亡的主要原因。常常分为湿性淹溺（液体吸入肺）和干性淹溺（喉痉挛或无或极少液体吸入肺）。

一、病因、病理与发病机制

（一）病因

多见于儿童、青少年及老年人，常见的原因不会游泳又意外落水，潜水意外，或投水自杀；在游泳过程中，时间过长力气耗尽或受冷水刺激发生肢体抽搐或肢体被植物缠绕等，或游泳过程中疾病急性发作；在浅水区跳水，头撞硬物，发生颅脑损伤而溺水。

（二）病理

发生淹溺的介质以海水和淡水最常见，根据淹溺的水质分为淡水或海水淹溺。①淡水淹溺是指江、河、湖、泊的淡水，属于低渗性液体。机体吸入大量淡水后，低渗性液体迅速进入血液循环，致血液稀释及溶血，血容量剧增可引起肺水肿、脑水肿和心衰。②海水淹溺时，因海水含 3.5%氯化钠及大量钙盐和镁盐，高渗性海水使大量液体从血管腔渗出到肺泡，产生严重低血容量及血液浓缩，血钠、氯化物和镁浓度增加，病人发生急性肺水肿、心力衰竭。

表 9-1 海水淹溺与淡水淹溺的病理改变特点比较

	海水淹溺	淡水淹溺
血容量	减少	增加
血液性状	血液浓缩	血液稀释
红细胞损害	很少	大量
血浆电解质变化	高血钠、高血钙、高血镁	低钠、低氯、低蛋白血症，高钾血症
心室颤动	极少发生	常见
主要致死原因	急性肺水肿和脑水肿、心力衰竭	急性肺水肿和脑水肿、心力衰竭、室颤

（三）发病机制

由于各种原因淹没于水中，因惊慌、恐惧或骤然寒冷等强烈刺激，人本能地出现反射性屏气和挣扎，避免水进入呼吸道。但因缺氧不能继续屏气，水随着吸气而大量进入呼吸道和肺泡，影响气体交换，导致严重缺氧、二氧化碳潴留及代谢性酸中毒。同时水大量进入血液循环中可引起血浆渗透压改变、电解质紊乱和组织损伤，若急救不及时，可造成呼吸和心搏骤停而死亡。如不慎跌入粪坑、污水池和化学物贮槽时，还可引起皮肤和黏膜损伤以及全身中毒。

干性淹溺是指人入水后，因惊慌、恐惧、骤然寒冷等强烈刺激，引起喉头痉挛导致窒息，呼吸道和肺泡很少或无水吸入，约占淹溺者的 10%。湿性淹溺是指人淹没于水中，由于缺氧不能坚持屏气而被迫深呼吸，使大量水进入呼吸道和肺泡，堵塞呼吸道和肺泡发生窒息，心脏因缺氧而发生心搏骤停，约占淹溺者的 90%。

> **考点提示**
>
> 干性淹溺、淡水淹溺、海水淹溺产生的危险症状。

二、护理评估与病情判断

（一）护理评估

1. 健康史 重点询问淹溺发生的时间、地点、水源性质以及现场救护情况。

2. 身体状况 缺氧是淹溺最重要的表现，其严重程度与溺水持续时间的长短、吸入水量的多少、吸入水的性质及器官损害范围有关，可演变成低氧血症、急性肾功能衰竭、弥漫性血管内凝血和多器官功能衰竭。如淹溺在粪坑、化学池和污水池等，除淹溺窒息外，还有相应皮肤、黏膜损伤和化学物引起的中毒作用。

病人被救出水后往往已处于昏迷状态，皮肤黏膜苍白和发绀、四肢厥冷、呼吸和心跳微弱或停止，口、鼻充满泡沫或污泥、杂草，腹部常隆起伴胃扩张。复苏过程中可出现各种心律失常，甚至心室颤动，并伴有心力衰竭和肺水肿，可有不同程度的精神症状。24~48 小时后出现脑水肿、急性呼吸窘迫综合征、溶血性贫血、急性肾衰竭或 DIC 的各种临床表现，合并肺部感染较为常见。淹溺者约有 15% 死于继发的并发症，故应特别警惕迟发性肺水肿的发生。

3. 辅助检查

（1）尿常规　淡水淹溺尿中游离血红蛋白阳性。

（2）电解质　淡水淹溺出现低钠、低氯血症，溶血时可发生高钾血症。海水淹溺出现血钠、血氯轻度增高，并可伴血钙、血镁增高。

（3）动脉血气分析　显示低氧血症和酸中毒。

（4）心电图　常见表现有窦性心动过速、非特异性 ST 段和 T 波改变，通常数小时内恢复正常。出现室性心律失常、完全性心脏传导阻滞提示病情严重。

（5）肺部 X 线　有肺门阴影扩大和加深，肺间质纹理增深，肺野中有大小不等的絮状渗出或炎性改变，或有两肺弥漫性肺水肿的表现。

（二）病情判断

有确切的淹溺史，和伴有下列症状，如面部肿胀、青紫、四肢厥冷、呼吸和心跳微弱或停止，口、鼻充满泡沫或污泥，腹部膨胀，胃内充满水而呈胃扩张，即可诊断为淹溺。

三、护理诊断/问题

1. 清理呼吸道无效　与大量液体进入呼吸道及呼吸道痉挛有关。

2. 体液过多　与大量液体进入血循环有关。

3. 潜在并发症　心跳、呼吸骤停。

4. 恐惧　与回忆溺水经历有关。

四、救治与护理

（一）救治原则

迅速将病人安全救离出水，立即恢复有效通气，施行心肺脑复苏，特别是呼吸支持，根据病情及时对症处理。淹溺的急救处理流程见图 9-2。

（二）护理措施

1. 现场救护

（1）淹溺复苏　缺氧时间的长短和程度是决定淹溺预后的最重要因素，尽快对淹溺者进行通气和供氧是最紧急的治疗。由于淹溺病人的核心病理是缺氧，尽早开放气道和人工呼吸优先于胸外按压。因此首要措施是保持呼吸道畅通，立即清除淹溺者口、鼻中的杂草、污泥，有义齿者取出义齿，并将舌拉出，对牙关紧密者，可先捏住房两侧颊肌然后再用力将口启开，松解领口和紧裹的内衣、胸罩和腰带。溺水是窒息缺氧性心脏骤停，供氧是首要目标，因而采用 A-B-C 顺序急救。

知识链接

1. 溺水心肺复苏：对无反应和无呼吸的淹溺者立即进行心肺复苏（CPR），特别是呼吸支持。最新关于溺水的循证医学推荐先进行 5 次人工呼吸，再进行胸外按压 30 次，随后 2 次人工呼吸，继之 30 次胸外按压，随后重复 2∶30 循环，目的是为了在第一时间提供给淹溺者充足的氧合。

2. 基础生命支持流程：①判断意识，如果没有；②呼叫援助并启动 EMS；③判断呼吸、脉搏（仅限专业人员）；④开放气道；⑤给予 2~5 次人工呼吸（如有可能连接氧气）；⑥开始 30：2 的心肺复苏；⑦尽快连接 AED，依照提示操作。

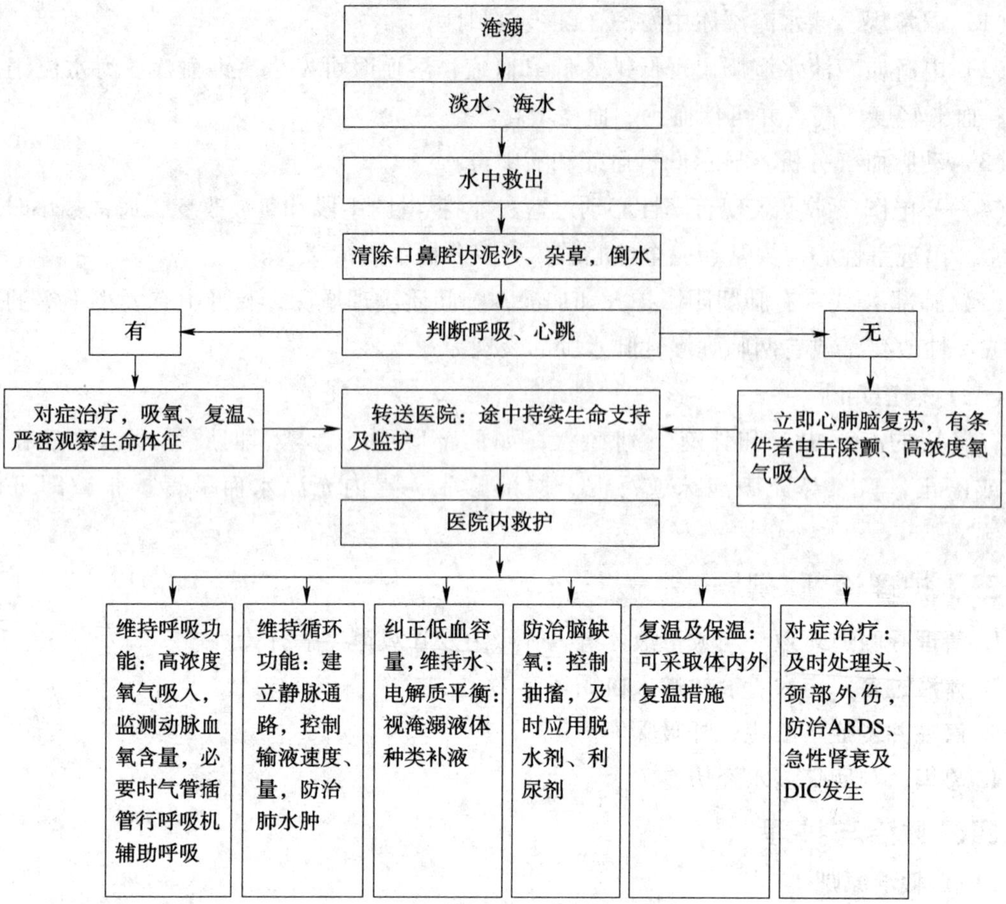

图 9-2　淹溺的急救处理流程图

（2）注意保暖　病人心跳呼吸恢复后，应脱去湿冷的衣物，以干爽的毛毯包裹全身予以复温。迅速转送医院，转运过程中严密观察病情变化。

知识链接

关于控水处理：循证医学已经明确，控水拖延复苏，加重误吸，明显增加死亡率。如有心跳呼吸骤停立即 CPR，不应因控水而延迟 CPR。

2. 院内救治

（1）维持呼吸和循环功能　保持呼吸道通畅，取平卧位，头偏向一侧以利口腔分泌物流出，给予高流量吸氧，对人工呼吸无效者，应行气管内插管给予正压给氧，必要时给予气管切开，机械辅助呼吸，遵医嘱静脉注射呼吸兴奋剂，如洛贝林、尼可刹米等。病人心跳恢复后，常有血压不稳定或低血压状态，应注意监测有无低血容量，掌握输液的量和速度，有条件者行 CVP 监测。

（2）复温护理　低温是淹溺者死亡的常见原因，故及时复温对预后非常重要。迅速将病人安置于抢救室内，换下湿衣裤，注意保暖。对于淹溺者水温越低，机体的代谢需要越小，存活机会越大。某些淹溺者在冷水中心脏停搏 30 分钟后仍可复苏，但超过 1 小时复苏很难成功，特别是海水淹溺者。其他复温方法尚有热水浴法、温热林格液灌肠法等。注意复温时速度不能过快，使病人机体温恢复到30~32℃。

（3）输液护理　对淡水淹溺者应严格控制输液速度，从小剂量、低速度开始，避免短时间内大量液体输入加重血液稀释程度；对海水淹溺者，应及时输入5%葡萄糖或血浆等液体，切忌输入生理盐水。

（4）一般护理　心衰病人取半卧位，血压过低取平卧位。昏迷病人及时清除口鼻内泥沙、杂草和呕吐物，保持呼吸道通畅，必要时行气管插管或气管切开。做好口腔护理、皮肤护理。低温淹溺的病人注意复温，室温调到22~25℃，使体温在短时间内升至正常。对自杀淹溺者加强看护，防再次自杀及出走。

（5）对症护理　①惊厥病人护理：防止坠床、碰伤和防止舌咬伤，床边应备开口器与舌钳。②防治脑水肿：使用大剂量肾上腺皮质激素和脱水剂防治脑水肿。③纠正低血容量：淡水淹溺而血液稀释者，静脉滴注3%氯化钠溶液500ml，必要时可重复一次。对海水淹溺者，可予5%葡萄糖溶液或低分子右旋糖酐。④防治急性肾功能衰竭，纠正水、电解质和酸碱失衡。⑤防治肺部感染：由于淹溺时常有异物吸入气管，易发生肺部感染，应予抗生素预防或治疗。⑥处理骨折和其他外伤。

（6）病情观察　严密观察病人的神志、呼吸频率及深度，判断呼吸困难程度。观察有无咳痰，痰的颜色、性质，听诊肺部啰音及心率、心律情况，测量血压、脉搏。注意监测尿的颜色、性质、量，准确记录尿量。

考点提示

淡水淹溺和海水淹溺的对症护理。

（7）心理护理　消除病人焦虑与恐惧心理，向其解释治疗措施和目的，使其能积极配合治疗。对于自杀淹溺的病人应尊重其隐私权，引导其正确对待人生、事业和他人。保持心理反应的适度，防止心理反应的失常，同时做好其家属的思想工作，使病人打消自杀念头。

（8）健康宣教　小儿游泳时需有成人在场看护，建议心脑血管病人、癫痫病人、饮酒后或服用镇静药物后避免游泳。对自杀淹溺者嘱家属多陪伴开导，消除病人自杀念头。

第三节　电击伤

故事点睛

旁白： 小力是医院的一名急诊当班护士，今天中午接到急救电话，说是“一位42岁的男性因高空作业时，在距35kV高压电线约1米时，被电烧伤下颌、右前臂、双手、右足、右小腿，当即昏迷，无呼吸、心搏骤停，无大小便失禁，急送医院急诊科。病人既往体健。”小力接到电话后，马上报告值班医生，同时做好急救准备。

人物： 由两名学生分别担任故事人物，进行即兴表演。

请问：

1. 小力在评估病人病情时，应该注意什么？
2. 如何进行安全教育？

电击伤（electrical injury）也称触电，是指一定强度的电流通过人体引起局限性和（或）全身性损伤和功能障碍，严重者可致呼吸和心跳停止。电击伤的方式分为三种类型，即超高压电击或雷击、高压电伤和低压电伤。

一、病因与发病机制

（一）病因

主要由缺乏安全用电知识引起，常见于电器、电线两大类原因，如生活中接触异常电源、违反用电和电器操作规程、电器设备损坏、线路架设违规、电线折断漏电等原因。其中最常见的原因是机体直接接触电源。

（二）发病机制

电击伤对机体损伤包括电流本身以及电流转换为电能后的热和光效应。影响触电损伤严重程度的因素有电流类型、电流强度、电压高低、电阻大小、电流通过途径、接触时间。其中交流电比直流电杀伤力大。低电压和高电压可引起器官的生物电节律改变，电压愈高，损伤愈重。雷电的电压高达几千万伏特，故危害极大。电击伤引起的病理改变极为复杂，但主要发病机制是组织缺氧。

1. 电流本身损伤机体的效应　当电流扰乱了机体正常的电生理活动，电流接触时间越长，损伤越严重。高压电伤引起呼吸停止，其机制为高压电导致延髓呼吸中枢的肌细胞膜内外离子平衡失调，引起中枢神经系统神经传导阻断，导致呼吸中枢抑制、麻痹，呼吸肌强直性收缩。低压电伤导致心室颤动或心脏停搏，其发病机制为当交流电峰落在心脏应激期，引起心律失常。

2. 电流转化为电能后的热和光效应　当电流通过有一定阻抗的机体组织时可产生热能，引起对组织的烧伤。烧伤程度与电流强度、电压高低、接触时间成正比，与触电部位的电阻成反比。轻者仅烧伤局部皮肤和浅层肌肉，重者可达深层肌肉，甚至骨髓。

二、护理评估与病情判断

（一）护理评估

1. 健康史　询问电击伤病史，包括时间、原因、方式、位置、电压等情况，以利急救。

2. 身体状况　轻者仅感瞬间异常，重者可致死亡。

（1）全身表现　分为轻型与重型，轻型一般由短时间触及低电压或弱电流引起，常表现为面色苍白、表情呆滞、精神紧张、头晕、心悸、呼吸加快、口唇发绀、四肢无力，烧灼处皮肤疼痛、肌肉抽搐等，可引起晕厥或短暂的意识丧失。一般无阳性体征。重型是接触电源时间较长或接触高电压、强电流而引起。常发生昏迷、抽搐、心律失常、休克、呼吸不规则等，甚至导致心跳及呼吸骤停。检查既无心搏也无呼吸，病人进入“假死”状态。一般经积极治疗可恢复，复苏不及时易死亡。

（2）局部症状　主要是电流通过皮肤的电烧伤。①低电压引起的电烧伤特点：常见于电流进入点与流出点。烧伤面积小，呈椭圆形或圆形，焦黄或灰白色，干燥，边缘整齐，与健康皮肤分界清楚；一般不损伤内脏，致残率低。②高电压引起的电烧伤特点：常有一处进口和多处出口。烧伤面积不大，但可深达肌肉、神经、血管，甚至骨骼，有“口小底大，外浅内深”的特征。随着病情发展，继发引起组织坏死、出血，后果严重，致残率很高。

（3）并发症　可有短期精神异常、心律失常、局部组织坏死继发感染、继发性出血或血供障碍、内脏破裂或穿孔、急性肾衰竭、脊椎压缩性骨折或肩关节脱位、周围神经病、肢体瘫痪、永久性失明或耳聋等。

3. 辅助检查

（1）尿常规　可见血红蛋白尿或隐血。

（2）心肌酶谱　早期可出现乳酸脱氢酶（LDH）、谷草转氨酶（AST）、肌酸磷酸激酶（CPK）及其同工酶（CK-MB）的活性增高。

（3）电解质　可有高血钾。

（4）肾功能检查　可有肾功能改变。

（5）心电图及动态心电图检查　心室颤动、传导阻滞或房性、室性期前收缩。

（二）病情判断

根据有明确的触电或被雷击史，结合局部体征特点、全身情况及电击伤后并发症的临床表现和辅助检查结果一般可明确诊断及损伤程度。电接触点位于左臂时应注意心肌的损伤，位于颈部则应注意脑、脊髓及眼晶状体的损伤，特别注意要排除假死。

三、护理诊断/问题

1. 皮肤完整性受损　与电流烧伤局部坏死有关。

2. 潜在并发症　休克、感染、心脏停搏。

3. 焦虑、恐惧　与担心残废或生命受到威胁有关。

4. 知识缺乏　与用电安全知识缺乏有关。

四、救治与护理

（一）救治原则

迅速安全地脱离电源，有效地实施心肺复苏，妥善处理烧伤创面，积极处理各种并发症。电击伤的急救处理流程见图 9-3。

（二）护理措施

1. 现场救护

（1）迅速脱离电源　根据触电现场的情况，采取最安全、最迅速的办法，使触电者脱离电源。①关闭电闸：应立即关闭电闸，同时派人守护总电闸，防止重新合上电闸造成进一步伤害。②挑开电线：不能关闭电闸时，可用干燥竹竿或木棒等绝缘物，将雷电的电线挑开，将妥善处理挑开的电线，以免再触及他人。③切断电线：如在野外或远离电闸，不方便挑开漏电的电线，可用绝缘钳子斩断电线，并妥善处理电线断端。④拉开触电者：如触电者俯卧在电线或漏电的电器上，上述方法不能采用时，可用干木棒将触电者拨离触电处。或用干燥绝缘的绳索套在触电者身上，将其拉离电源。

注意事项：①触电者在高处触电时，应采取适当的安全措施，防止脱离电源后，从高处坠下骨折或死亡。②施救者应保持与触电者的绝缘，可在脚下垫放干木块等绝缘物品，使自己与大地绝缘。施救者在未断离电源之前千万不能用手牵拉触电者。

（2）就地抢救　轻者神志清楚，仅感心慌、乏力、四肢发麻，应就地观察 1~2 小时。重者在脱离电源后应保持呼吸道通畅，尽早行气管插管和人工呼吸机给氧，及时清除气道

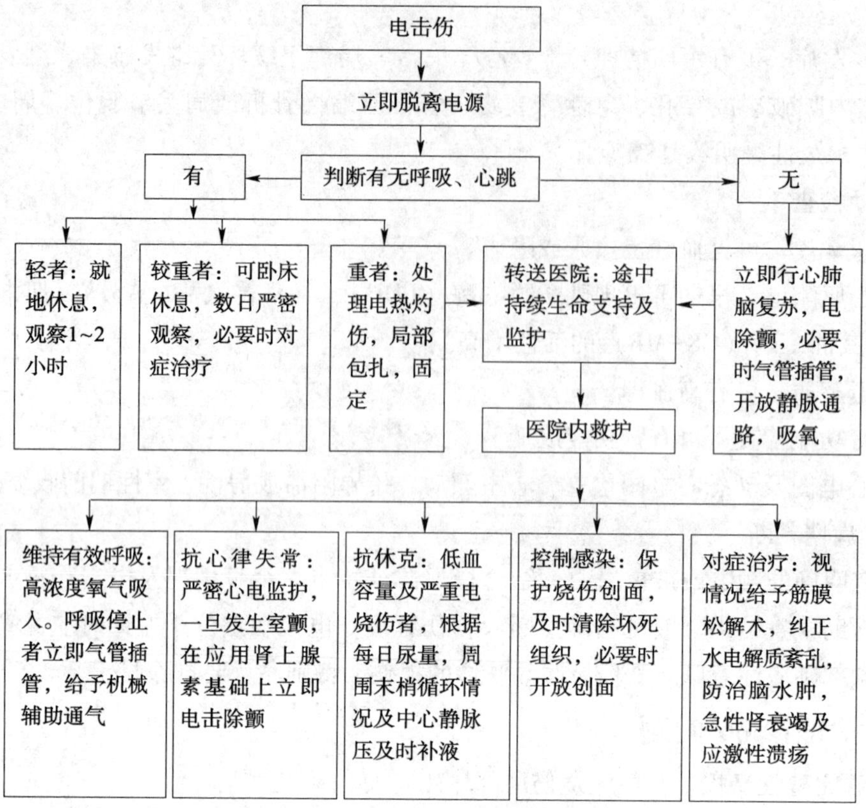

图 9-3　电击伤的急救处理流程图

内分泌物。处理其他伤情，如大出血、骨折、气胸等的救治。

2. 院内救治

（1）心肺脑复苏　对呼吸心跳未恢复者，持续进行心肺脑复苏。尽早给予气管插管，呼吸机正压给氧，以保持呼吸道通畅，维持有效呼吸。给予心电监护，及时发现心律失常，如有室颤立即进行除颤和胸外心脏按压。注意脑复苏及复苏后监护。

（2）一般护理　保持呼吸道通畅，遵医嘱给予高浓度氧气吸入。建立静脉通道并保持通畅，遵医嘱补足液体，并加强营养，提高机体抵抗力。保持局部伤口敷料的清洁、干燥，防止脱落。注意做好口腔护理、皮肤护理，预防压疮的发生。对放置冰袋的病人做好皮肤护理，防止冻伤。

（3）对症护理　①创面处理：注意保护创面，彻底清除坏死组织，用消毒无菌液冲洗后无菌敷料包扎，防止污染和进一步损伤。如局部坏死组织与周围健康组织分界清楚，应在伤后3~6天及时切除焦痂。皮损较大者，则需植皮治疗，必要时行截肢术。使用抗生素预防和控制电击伤损伤深部组织后所造成的厌氧菌感染，必要时注射破伤风抗毒素。局部电烧伤的处理与烧伤处理相同。②加强呼吸道管理：注意气道湿化和吸痰。对于使用呼吸机的病人根据需要随时调整呼吸机的各项参数。③其他：预防感染，纠正水和电解质紊乱，防止肺水肿和急性肾衰竭。

（4）病情观察　①监测生命体征：观察神志、呼吸、脉搏、血压及体温，注意有无呼吸抑制和窒息的发生。②心电监护：注意监测心率和心律，判断有无心律失常。③肾功能监测：观察尿的颜色和量的变化，对严重肾功能损害或脑水肿使用利尿剂和脱水剂者，应准确记录尿量。④合并伤的监护：注意有无其他合并伤的存在，如颅脑损伤、气胸、血胸、内脏破裂、骨折等。

（5）心理护理 病人清醒后，精神可能受到极大刺激和创伤，甚至留下遗忘、惊恐等精神症状，应给予心理安慰和疏导，消除其恐惧心理；同时注意病人出现电击后的兴奋症状，应说服其休息，防止发生意外。

（6）健康宣教 大力宣传安全用电和触电急救的知识，规范安装、使用电器并经常检修。雷雨时关闭随身的电子设备，不可在大树下躲雨或使用金属柄伞在旷野中行走，不要靠近高压线和避雷器。

本章小结

（1）热痉挛多见于健康青壮年，可能与严重体钠缺失和过度通气有关。

（2）热衰竭多见于老年人、儿童和慢性疾病病人，因脱水、电解质紊乱、外周血管扩张，周围循环容量不足而发生虚脱。

（3）热射病又称中暑高热，是一种致命性急症，以高热、无汗和意识障碍“三联症”为典型表现。

（4）迅速降温是抢救重度中暑的关键，降温速度与预后密切相关，通常应在1小时内使直肠温度降至37.8~38.9℃。迅速采用各种降温措施，维持水电解质平衡等对症处理。

（5）淡水淹溺属于低渗性液体，致血液稀释及溶血，血容量剧增可引起肺水肿、脑水肿和心衰。

（6）海水淹溺时属于高渗性液体，可产生严重低血容量及血液浓缩，发生急性肺水肿、心力衰竭。

（7）由于淹溺病人的核心病理是缺氧，尽早开放气道和人工呼吸优先于胸外按压。因此首要措施是保持呼吸道畅通。

习 题

一、选择题

【A1/A2 型题】

1. 热射病的首要措施

A. 降温　　B. 吸氧

C. 抗休克　　D. 治疗脑水肿

E. 纠正水电解质酸碱紊乱

2. 遇一电击伤病人倒地，急救首先应采取

A. 使用复苏药物　　B. 人工呼吸

C. 扑灭身上火焰　　D. 立即使病人脱离电源

E. 处理伤口

3. 溺水急救首先应

A. 保持呼吸道通畅　　B. 倒水处理

C. 口对口人工呼吸　　D. 胸外心脏按压

E. 给予强心药

4. 病人，男性，32 岁。空调安装工人，在高温闷热的夏天室外工作 3 小时后出现全身乏力，继而体温升高，高达 40℃以上，继而出现皮肤干热，无汗、谵妄和抽搐，脉搏加快，血压下降，呼吸浅速，急诊护送入院。考虑可能是热射病（中暑高热），首要护理措施是

A. 纠正水、电解质紊乱　　B. 治疗脑水肿

C. 抗休克　　D. 吸氧

E. 降温

（5~6 题共用题干）

男性，16 岁，不慎跌入水库中，体温 36.8℃，表情淡漠，R 24 次/分，HR 110 次/分，BP 110/70mmHg，心电图示窦性心律，偶发室性期前收缩。

5. 给该病人氧气吸入应使用多少浓度的乙醇进行湿化

A. 30%~40%　B. 40%~50%　C. 50%~60%　D. 70%~75%　E. 无水酒精

6. 在给予生理盐水静脉滴注治疗时，最合适的输液护理措施是

A. 严密观察病人的神志、呼吸频率、节律、深浅度，判断呼吸困难程度

B. 根据病情每 15~30 分钟监测血压、脉搏、呼吸一次

C. 心理护理

D. 保持呼吸道通畅

E. 输液滴速从小剂量、低速度开始，避免短时间内大量液体输入，而加重血液稀释程度

二、思考题

1. 中暑病人应如何实施现场救护？
2. 如何为中暑病人实施正确的降温措施？
3. 海水淹溺与淡水淹溺所造成的病理改变分别有何特点？
4. 简述淹溺病人的救治原则。
5. 电烧伤的现场救护应怎么做？医院内救护应怎么做？
6. 电烧伤对机体有哪些伤害？可能发生的并发症有哪些？

扫码“练一练”

（郭梦安）

第十章　急性中毒

学习目标

1. **掌握**　急性中毒的护理评估、救治原则、护理措施；食物中毒及有机磷农药中毒的救护。
2. **熟悉**　毒物及中毒的概念；一氧化碳中毒及强酸强碱中毒的救护。
3. **了解**　急性中毒的发病机制。
4. 具备评估和急救急性中毒病人的能力。
5. 具有尊重和保护病人权利的素质以及预防医疗事故发生的意识。

第一节　概　述

一、毒物及中毒的概念

某些物质接触人体或进入人体后，在一定条件下，与体液、组织相互作用，损害组织，破坏神经及体液的调节功能，使正常生理功能发生严重障碍，引起一系列症状体征，称为中毒（poisoning）。能引起中毒的外来物质称为毒物。

毒物的毒性较剧烈或短时间内大量、突然地进入人体内，迅速引起症状甚至危及生命者称为急性中毒。急性中毒发病急骤、病情凶险、变化迅速，如不及时救治，可危及生命。毒物少量、持续地进入人体，蓄积起来，并积累到一定量时所引起的中毒称为慢性中毒。

二、急性中毒的发病机制

（一）毒物的吸收、代谢与排出

毒物主要通过呼吸道、消化道、皮肤及黏膜等途径侵入人体。在工农业生产中，毒物主要以粉尘、蒸汽、气体、烟雾的形式由呼吸道吸入，常见的有一氧化碳（CO），这是毒物进入人体最方便、最迅速，也是毒性作用发挥最快的一种途径。生活性中毒，大多数毒物是经口食入，由消化道吸收的毒物主要是有机磷农药、乙醇、安眠药、毒蕈等。脂溶性毒物，如有机磷、苯类，可透过完整的皮肤、黏膜侵入。毒蛇咬伤时，毒液可经皮肤或黏膜伤口进入体内。

毒物吸收后经血液分布于全身，主要在肝脏代谢。多数毒物代谢后毒性降低，但少数毒物代谢后毒性反而增强，如对硫磷氧化为对氧磷后，毒性较原来增加约300倍。

体内毒物主要由肾脏排出，气体和易挥发毒物还可以原型经呼吸道排出，某些重金属如铅、汞、锰、砷等可由消化道和乳汁排出。

（二）中毒机制

1. 局部刺激、腐蚀作用　强酸、强碱可吸收组织中的水分，并与蛋白质或脂肪相结合，使细胞变性、坏死。

2. 缺氧 一氧化碳、硫化氢、氰化物等窒息性毒物可阻止氧的吸收、转运或利用，使机体组织和器官缺氧。

3. 受体的竞争 阿托品可阻断毒蕈碱受体，出现心跳加快、瞳孔散大等中毒症状。

4. 抑制酶的活性 毒物由于抑制人体酶的活力而引起毒性作用。如有机磷农药抑制胆碱酯酶，重金属抑制含巯基的酶，氰化物抑制细胞色素氧化酶等。

5. 干扰细胞膜或细胞器的生理功能 四氯化碳在体内经酶催化形成三氯甲烷自由基，后者可作用于肝细胞膜，并使线粒体、内质网变性，肝细胞坏死。

6. 麻醉作用 有机溶剂（苯、汽油、煤油等）和吸入性麻醉药均具有强亲脂性，脑组织和细胞膜脂类含量高，该类物质可以通过血-脑屏障，进入脑内而蓄积于脑细胞膜上，干扰氧和葡萄糖进入细胞内而抑制脑功能。

三、急性中毒的护理评估

（一）病史采集

采集病史是评估的重要环节。重点询问职业史和中毒史，接触的毒物种类和数量、接触途径、有无伴发病情况。非生产性中毒者，要了解病人的精神状态、本人或家人经常服用的药物，最好能收集病人可能盛放毒物的容器、纸袋和剩余毒物。怀疑一氧化碳中毒时，需查问室内炉火和通风情况、有无煤气泄露、当时同室其他人员是否也有中毒表现。

（二）临床表现

各种中毒的症状和体征取决于毒物的毒理作用、进入机体的途径、剂量和机体的反应性。

1. 皮肤黏膜症状

（1）皮肤灼伤 强酸、强碱腐蚀。

（2）变色 樱桃红：氰化物、CO 中毒；潮红：乙醇、抗胆碱药（含曼陀罗类）等中毒。

（3）发绀 亚硝酸盐、苯、硝基化合物等中毒。

（4）排汗异常 无汗：抗胆碱药中毒；多汗：有机磷毒物、毒蘑菇、解热镇痛剂等中毒。

（5）牙痕 毒蛇和毒虫咬伤。

2. 眼部症状

（1）瞳孔扩大 乙醇、抗胆碱药、苯丙胺类、可卡因等中毒。

（2）瞳孔缩小 有机磷毒物、吗啡、阿片类等中毒。

（3）视力障碍 有机磷毒物、甲醇、肉毒毒素等中毒。

3. 口腔症状

（1）流涎 有机磷毒物、毒蘑菇等中毒。

（2）口干 抗胆碱药、苯丙胺类等中毒。

4. 呼气、呕吐物和体表的气味

（1）酒味 乙醇及其他醇类化合物中毒。

（2）蒜臭味 有机磷农药、磷等中毒。

（3）苦杏仁味 氰化物及含氰苦果仁等中毒。

（4）尿味　氨水、硝酸铵中毒。

（5）其他有特殊气味的毒物　汽油、煤油、苯、硝基苯等中毒。

5. 呼吸系统症状

（1）呼吸减慢　阿片类、镇静催眠药等中毒。

（2）呼吸加快　引起酸中毒的毒物如水杨酸、甲醇。

（3）肺水肿　刺激性气体、有机磷农药等中毒。

6. 神经系统症状

（1）中毒性脑病　有机磷杀虫药、一氧化碳等中毒。

（2）中毒性周围神经病　铅、砷中毒。

7. 循环系统症状

（1）心律失常　抗胆碱药、拟肾上腺素药、有机磷毒物、毒蘑菇、乌头碱、洋地黄类药物等中毒。

（2）休克　奎宁、奎尼丁中毒。

（3）心脏骤停、中毒性心肌病变　洋地黄类、奎尼丁、河豚等中毒。

8. 消化系统症状

（1）呕吐　有机磷毒物、毒蘑菇中毒。

（2）腹绞痛　有机磷毒物、毒蘑菇、巴豆、砷及汞化合物、腐蚀性毒物中毒。

（3）腹泻　毒蘑菇、砷及汞化合物、巴豆、蓖麻子中毒。

9. 泌尿系统症状

（1）肾小管坏死　升汞、四氯化碳、氨基甙类抗生素、毒蕈等中毒。

（2）肾小管堵塞　砷化氢中毒。

（3）肾缺血　引起休克的毒物中毒。

10. 血液系统症状

（1）溶血性贫血　砷化氢、苯胺、硝基苯等中毒。

（2）再生障碍性贫血　氯霉素、抗肿瘤药、苯等中毒。

（3）出血　阿司匹林、肝素、香豆素类、蛇毒等中毒。

（三）实验室检查

1. 毒物检测　从可疑物质、食物和水检查毒物；也可从中毒病人呕吐物、洗胃液、血液、尿液检查毒物或其分解产物。

2. 其他检查　包括血液学检测（如酶活性测定、碳氧血红蛋白、高铁血红蛋白测定）、血气分析、肝肾功能、血清电解质、心电图、血糖、X 线、CT 等检查。

四、急性中毒的救治原则

（一）评估生命体征

心搏骤停者应立即行心肺复苏，呼吸道梗阻应立即清理呼吸道，解除梗阻。并迅速建立静脉通路，确保各项治疗进行。

（二）迅速脱离有毒环境

口服毒物要立即停止服用；呼吸道侵入有毒气体或蒸汽、雾气要立即将病人转移到空气新鲜的地方；对于从皮肤侵入的毒物，除脱离现场外，还要立即脱去污染的衣物，并用大量温水清洗接触部位的皮肤。

（三）清除尚未被吸收的毒物

1. 清除呼吸道内毒物 脱离染毒环境，撤至通风良好、空气新鲜的地方，保持呼吸道通畅。及早吸氧，必要时给予高压氧治疗。

2. 清除皮肤上的毒物 脱去染毒衣服，用棉花、卫生纸吸去肉眼可见的液态毒物，用镊子夹去毒物颗粒，使用大量清水或肥皂水冲洗体表，包括毛发、指甲、皮肤褶皱处。

3. 清除眼睛内毒物 若眼部接触到毒物时，不可用中和性溶液冲洗，以免发生化学反应造成角膜、结膜的损伤，应采用大量清水或生理盐水冲洗。

4. 清除胃肠道内毒物 常用催吐、洗胃、导泻、使用吸附剂、灌肠等方法清除胃肠道内尚未被吸收的毒物，早期彻底清除毒物可使病情明显好转。

（1）催吐 昏迷、惊厥、口服腐蚀剂者、原有食管胃底静脉曲张、主动脉瘤及消化性溃疡病人禁忌催吐。

（2）洗胃 是迅速清除胃内毒物的有效方法，一般在服毒后6小时内洗胃效果最佳，但超过6小时，由于中毒后吸收减慢，部分毒物仍可滞留在胃内，故多数有洗胃的必要。洗胃适用于除腐蚀性毒物中毒外所有服毒病人。强腐蚀剂中毒、惊厥未控制者、原有食管胃底静脉曲张或消化道出血者禁忌洗胃。

对不明原因的中毒，一般用清水洗胃。如已知毒物种类，则应选择特殊洗胃液（表10-1）。

表10-1 洗胃液的选择及其适应证

洗胃液	适应证	注意事项
清水或生理盐水	砷、硝酸银及不明原因的中毒	儿童宜用生理盐水
牛奶、蛋清	腐蚀性毒物、硫酸铜	
液状石蜡	硫黄、汽油、煤油	口服液体石蜡后再用清水洗胃
1∶5000高锰酸钾	安眠药、氰化物、砷化物、无机磷	对硫磷中毒禁用
2%碳酸氢钠	有机磷农药、苯、汞等	敌百虫及强酸禁用
0.3%过氧化氢	阿片类、氰化物、高锰酸钾等	
10%活性炭	河豚毒、生物碱及其他多种毒物	
3%~5%醋酸、食醋	氢氧化钠、氢氧化钾等	
5%~10%硫代硫酸钠	氰化物、汞、碘、络、砷等	

（四）促进已吸收毒物的排泄

1. 强化利尿及改变尿液酸碱度 大量输液加利尿剂，用以排出那些大部分分布于细胞外液、与蛋白质结合少、主要经肾由尿排出的毒物或代谢产物。碱性利尿（静脉滴注5%碳酸氢钠使尿pH达到7.5~9.0）对下列毒物排泄效果好：苯巴比妥、阿司匹林、磺胺药等。酸性利尿（静脉滴注维生素C使尿pH达到4.5~6.0）对苯丙胺类、奎宁、奎尼丁的排泄效果好。

强化利尿时应注意维持水、电解质及酸碱平衡。禁忌证为心肾功能不全、低钾等。

2. 高压氧治疗 高压氧已广泛用于急性中毒的治疗，尤其对于一氧化碳中毒，更是一种特效抢救措施，可促进碳氧血红蛋白解离，加速一氧化碳排出，还能减少迟发性脑病的发生。

3. 血液净化治疗　是指把病人血液引出体外，通过净化装置除去其中某些有毒物质，达到净化血液、清除毒物目的的一系列技术，包括血液透析、血液灌流、血浆置换等。

（1）血液透析　适用于相对分子质量小、水溶性强、蛋白结合率低、在体内分布比较均匀的毒物中毒，毒物可经透析液排出体外，如醇类、水杨酸类、苯巴比妥、茶碱等物质，而对短效巴比妥类、有机磷农药清除作用差。氯酸盐、重铬酸盐中毒时易引起急性肾功能衰竭，应首选此法。

（2）血浆置换　理论上对存在血浆中的任何毒物均可清除，但实际应用于与血浆蛋白结合牢固，不能以血液透析或血液灌流清除的毒物中毒。用血液分离机可以在短时间内连续从病人体内除去含有毒物的血浆，输入等量的置换液，方法简便安全。

（3）血液灌流　适用于分子量大、非水溶性、与蛋白质结合的毒物，效果比血液透析好。因其对脂溶性强、蛋白结合率高、分子量大的毒物清除能力远大于血液透析，故常作为急性中毒的首选净化方式。

（五）特效解毒治疗

急性中毒诊断明确后，应针对不同中毒毒物及时使用特效解毒剂治疗。常用特效解毒剂见表 10-2。

表 10-2　常用特效解毒剂及适应证

特效解毒剂	适应证
阿托品	有机磷化合物中毒
纳洛酮	阿片类麻醉性镇痛剂中毒
氯解磷定、碘解磷定、双复磷	有机磷化合物中毒
二巯丁二钠、二巯丙磺钠	砷、汞、锑等中毒
依地酸钙钠、喷替酸钙钠	铅、铜、镉、钴等中毒
亚甲蓝（美蓝）	亚硝酸钠、苯胺等中毒
硫代硫酸钠	氰化物、硫化氢中毒
高压氧	CO、硫化氢、氯气中毒
各种抗毒血清	肉毒、蛇毒、蜘蛛毒等中毒
维生素 K_1	抗凝血类杀鼠剂中毒

5. 对症治疗　多数中毒并无特殊解毒疗法，只能通过积极的对症支持治疗，帮助危重病人渡过难关，为重要器官功能恢复创造条件。①保持呼吸道通畅，充分给氧。②输液或鼻饲供给营养。③选用适当抗生素防治感染。④应用巴比妥类、地西泮等药物抗惊厥治疗。⑤对脑水肿、肺水肿、呼吸衰竭、休克、心律失常、肾功能衰竭、电解质及酸碱平衡紊乱等情况给予积极治疗。

五、急性中毒的护理措施

（一）病情观察

（1）密切观察病人神志、体温、脉搏、心率、呼吸、血压等变化，详细记录出入量；观察呕吐物及排泄物的性状，必要时留标本送检。昏迷病人要做好各项基础护理。

（2）保持呼吸道通畅，及时清除呼吸道分泌物，给予氧气吸入。

（3）做好心脏监护。

（4）观察病人的尿量、每日进食量、口渴及皮肤弹性情况，并及时给予适量补液。若尿量<1000ml/d，尿比重>1.020，提示血液浓缩，需适当补液；若血压正常而尿量减少提示失水；若血压下降且尿量减少提示缺水或缺乏胶体物质或两者均缺乏。

（二）洗胃护理

1. 洗胃方法

（1）经胃管手动或电动洗胃法　运用电动洗胃机或人工操作完成。

（2）切开洗胃法　适用于早期严重中毒病人，优点是洗胃彻底，但损伤大，且可能导致毒物直接进入血循环，目前已较少应用。

2. 洗胃注意事项

（1）方法的选择　神志清醒者，说明目的，取得配合，采取口服催吐洗胃。昏迷病人必须采用洗胃管洗胃。如服毒量大或胃管堵塞或反复插管失败而且必须迅速彻底清除毒物者，可行切开洗胃术。

（2）胃管的选择　应选择大口径且有一定硬度的胃管，并可在头端多剪几个侧孔，以免堵塞或负压回吸导致管壁塌陷，引流不畅。

（3）胃管的置入　插入长度大约为从鼻尖至耳垂至剑突的距离，50~55cm。插入太深容易打结或插入十二指肠，达不到洗胃的确切效果。

（4）洗胃液的温度　应控制在35℃左右，不可过冷或过热。过热可促进局部血液循环，加快吸收；过冷可能加速胃蠕动，从而促进毒物排入肠腔。

（5）洗胃原则　即先出后入、快进快出、出入基本平衡。每次灌洗量为300~500ml，量少不易抽吸干净，过多则可能引起急性胃扩张，驱使毒物进入肠道，甚至引起胃穿孔。抽吸时应经常转动身体，以消灭冲洗盲区。一般洗胃液总量25 000~50 000ml。

（6）密切观察病情　洗胃过程中防止误吸，有出血、窒息、抽搐及胃管堵塞时应立即停止洗胃，并查找原因。首次抽吸物应留取标本做毒物鉴定。

（7）电动洗胃机洗胃注意事项　洗胃机应水平放置，妥善接地，以防电击伤；掌握适当的抽吸和注入压力，以<40kPa为宜，抽吸平衡，一次量不宜过大；防止空洗、空吸，及时添加洗胃液；饱餐后服毒者可先催吐，以防食物残渣形成活瓣；老人或儿童胃壁薄弱，且呕吐反射不敏感，应密切观察。

（8）拔管　洗胃完毕，胃管宜保留一定时间，不宜立即拔出，以利再次洗胃，尤其是有机磷中毒者，胃管应保留24小时以上，便于反复洗胃。

（三）一般护理

1. 休息及饮食　急性中毒者应卧床休息，注意保暖。病情许可时，尽量鼓励病人进食，急性中毒病人饮食应为高蛋白、高糖、高维生素的无渣饮食，腐蚀性毒物中毒者应早期给乳类等流质饮食。

2. 口腔护理　吞服腐蚀性毒物者加强口腔护理，密切观察口腔黏膜的变化。

3. 对症护理　昏迷病人保持呼吸道通畅，给予氧气吸入，维持呼吸功能；惊厥病人应置于保护床内，避免坠床或受伤，应用抗惊厥药物；高热者给予降温等；尿潴留者给予导尿等。

4. 心理护理　评估病人的心理状况，尤其对服毒自杀者，要做好病人的心理护理，防范病人再次自杀。

（四）健康教育

1. 普及防毒知识　结合厂矿、城市、农村地区居民实际情况进行防毒健康教育。如我国北方初冬向居民宣传预防煤气中毒的知识；使用农药季节宣传预防农药中毒的常识；毒蛇咬伤常见于我国南方农村、山区、沿海一带，夏秋季发病较多，在毒蛇分布地区，夜间外出时要穿长裤、长袜及鞋子，头戴帽子，并携带防卫工具如手拿木棒及手电筒等。

2. 预防某些食品及饮用水的中毒　烟熏腌制的鱼肉或变质的韭菜、咸菜等含较多硝酸盐，进入肠道被细菌还原为亚硝酸盐，大量吸收后使血红蛋白氧化为高铁血红蛋白，后者无携氧能力致全身缺氧青紫，故对腌制食品、变质食品等不可食用。若井水含较多硝酸盐和亚硝酸盐，应禁止饮用。有些野蕈类不易辨认有无毒性，不可食用。河豚在我国从北向南大江河均产，教育产地居民捕捉到要经过适当处理后方可食用。棉籽油含有棉酚，为工业用油不可食用。发芽马铃薯含龙葵素很高，可导致胃肠道症状及中枢神经系统抑制，大量食用可引起急性中毒，对发芽马铃薯应深挖去发芽部分，并浸泡30分钟以上，才可煮炒后食用。

3. 加强毒物管理　生产及使用毒物部门应加强管理，严格遵守操作规范，加强毒物保管制度。生产设备密闭化，防止毒物外漏。厂矿有毒物车间和岗位应加强局部通风和全面通风，以达排出毒物目的，严格遵守废水、废气、废渣处理规章。必须遵守车间空气中毒物最高容许浓度规定，工作人员定期检查身体。农药杀虫剂和杀鼠剂毒性很大，要加强保管，装杀虫剂容器要加标记，投放鼠药也应有标记，以免误服。

第二节　常见急性中毒的救护

一、有机磷农药中毒

故事点睛

旁白： 小米是医院的一名急诊当班护士，今天中午接到急救电话，说是“一位45岁的男性，特殊职业，在生产有机磷农药工作中违反操作规定，出现有机磷中毒症状，头晕、头痛、乏力，支气管分泌物增多、呼吸困难，逐渐出现烦躁不安、谵妄、抽搐及昏迷。”小米接到电话后，马上报告值班医生，同时做好急救准备。

人物： 由两名学生分别担任故事人物，进行即兴表演。

请问：

1. 小米评估病人病情时，应该注意什么？
2. 如何协助医生对病人进行救护？

有机磷农药（organic phosphorus pesticide）属于有机磷酸酯或硫代磷酸酯类化合物，是我国使用最广、用量最大的一类农药，对人畜均具有毒性。常用剂型有乳剂、油剂和粉剂，色泽由淡黄至棕色，稍有挥发性，有蒜味。除美曲膦酯（敌百虫）外一般难溶于水，在酸性环境中较稳定，在碱性条件下易水解而失效。

常见的有机磷农药分为四类。剧毒类：甲拌磷（3911）、内吸磷（1059）、对硫磷

(1605)、毒鼠磷；高毒类：甲基对硫磷、氧化乐果、敌敌畏、保棉丰（亚砜）、甲胺磷；中毒类：乐果、美曲膦酯、乙酰甲胺磷、杀蝗松、久效磷；低毒类：马拉硫磷、氯硫磷、辛硫磷等。

（一）中毒途径与中毒机制

1. 中毒途径

（1）生产及使用过程中的不当　工厂生产设备密闭不严，使毒物污染空气，或产品在包装过程中操作者手套破损和衣裤口罩被污染，杀虫药通过皮肤、呼吸道吸收进入体内；或在使用及喷洒过程中违反操作规定，如逆风向喷洒，个人不按防护措施执行，使药液污染皮肤或湿透衣服由皮肤吸收，或配药浓度过高，手直接接触药液而中毒。

（2）生活性中毒　多由于误服、误用引起，如误食喷洒过农药1周内的蔬菜、瓜果或饮用被杀虫药污染的水源，滥用杀虫药治疗皮肤病而发生中毒。此外还有服毒自杀及谋害他人而中毒者。

2. 毒物的吸收和代谢　有机磷农药可经呼吸道、胃肠道、皮肤和黏膜迅速吸收。进入体内很快分布全身各脏器，在肝脏浓度最高，并在肝脏进行氧化和水解，最后达到解毒。农药在肝内代谢转化过程中，一般氧化后毒性可增强，如对硫磷氧化为对氧磷、美曲膦酯（敌百虫）在肝转化为敌敌畏，其毒性均先有增强，后经水解失去毒性。

有机磷农药排泄极快，吸收后6~12小时血中浓度达高峰，24小时内主要通过肾脏由尿排出，小量随粪便排出，48小时后完全排出体外，在体内没有积蓄作用。

3. 中毒机制　有机磷农药的中毒机制主要是抵制体内胆碱酯酶的活性。人体在正常情况下，部分中枢神经和交感、副交感神经节，运动神经冲动时，释放出化学递质乙酰胆碱，将神经冲动传递给相应效应器后，即被该处组织中的乙酰胆碱酯酶催化水解而失去传导作用。有机磷农药中毒时，抑制胆碱酯酶，结果导致乙酰胆碱在体内大量蓄积，引起胆碱能神经先兴奋后抑制的一系列症状，严重者可昏迷甚至因呼吸衰竭而死亡。

另外，有机磷直接作用于胆碱能受体，直接损害神经元，造成中枢神经细胞死亡；抑制神经靶酯酶，造成退行性多神经病等。

（二）病情评估

1. 中毒病史　中毒病史的采集是评估的重要环节，重点在于询问有无有机磷农药接触史。生产性中毒者重点询问工种、操作过程，接触的农药种类和数量、接触途径，有无并发症情况。非生产性中毒者，要了解病人的精神状态，本人与家人的关系，最好能收集病人可能盛放农药的容器、纸袋和剩余农药。

2. 临床表现

（1）胆碱能危象　急性胆碱能危象是急性有机磷农药中毒的主要临床表现，在中毒后立即发生①毒蕈碱（M）样症状：多数腺体分泌增加、平滑肌收缩及括约肌松弛。表现为多汗、流涎、流泪、流涕、多痰及肺部湿啰音，胸闷、气短、呼吸困难、瞳孔缩小、视力模糊、恶心、呕吐、腹痛、腹泻、肠鸣音亢进、大小便失禁。②烟碱（N）样症状：交感神经兴奋和肾上腺髓质分泌，表现为皮肤苍白、心率增快、血压升高。骨骼肌神经—肌肉接头阻断，表现为肌颤、肌无力、肌麻痹等，呼吸肌麻痹导致呼吸衰竭。③中枢神经系统症状：轻者头晕、头痛、情绪不稳，重者抽搐、昏迷，严重者呼吸、循环中枢受抑制而死亡。

急性胆碱能危象的程度可分为三级。①轻度中毒：以M样症状为主，全血胆碱酯酶活性50%~70%。②中度中毒：M样症状加重，出现N样症状，全血胆碱酯酶活性为30%~50%。③重度中毒：除M、N样症状外，还合并脑水肿、肺水肿、抽搐、昏迷、呼吸衰竭。全血胆碱酯酶活性在30%以下。

（2）反跳　某些有机磷农药如乐果和马拉硫磷口服中毒，经积极抢救临床症状好转，达稳定期数天至一周后突然急剧恶化，再次出现胆碱能危象，甚至发生肺水肿或突然死亡。这与残留在皮肤、毛发和胃肠道内残留的有机磷农药被重新吸收以及解毒药减量过快或停用过早等因素有关。

（3）迟发性神经病　少数病人在急性重度中毒症状消失后2~3周可发生感觉型和运动型多发性神经病变，主要表现为肢体末端烧灼、疼痛、麻木，下肢无力、瘫痪、四肢肌肉萎缩等异常。目前认为这种病变不是由胆碱酯酶受抑制引起的，可能是由于有机磷抑制神经靶酯酶并使其老化所致。

（4）中间期综合征（IMS）　是指急性有机磷农药中毒所引起的一组以肌无力为突出表现的综合征。因其发生在胆碱能危象和迟发性神经病之间，故称中间期综合征。常发生于中毒后1~4天，个别病例可在第7天发病。临床表现以肌无力最为突出，涉及颈肌、肢体近端肌及第3~7对和9~12对脑神经所支配的肌肉，重者累及呼吸肌，迅速发展为呼吸衰竭。其发病机制与胆碱酯酶长期受到抑制，影响神经肌肉接头处突触后膜功能有关。

3. 实验室检查

> **考点提示**
> 全血胆碱酯酶活力值代表的意义。

（1）全血胆碱酯酶活性（CHE）　测定CHE低于正常人均值70%即有意义。正常人血胆碱酯酶活力值为100%，低于80%为异常：70%~50%为轻度中毒，50%~30%为中度中毒，30%以下为重度中毒。全血胆碱酯酶活力测定量是诊断有机磷农药中毒、判断中毒程度、观察疗效和估计预后的重要指标。

（2）尿中有机磷代谢产物测定　如对硫磷中毒尿中测到对硝基酚增高，美曲膦酯（敌百虫）中毒尿中三氯乙醇含量增高。

（三）救治与护理

1. 救治原则

（1）迅速清除尚未被吸收的毒物　将中毒者移离染毒环境，脱去污染衣物，用肥皂及清水彻底清洗染毒的皮肤、指甲及毛发，禁用热水和乙醇擦洗。经口中毒者先催吐后洗胃，常用洗胃液为清水、3%~5%碳酸氢钠溶液、1∶5000高锰酸钾溶液。及时、迅速、彻底洗胃——此项措施是抢救成功的关键。接诊人员要重视有机磷农药中毒病人，不可因其症状轻就放弃彻底洗胃的机会。不论服药时间长短均应彻底洗胃。必要时需导泻和灌肠，禁用油类泻剂。眼部污染可用生理盐水、清水或2%碳酸氢钠溶液连续清洗。

（2）应用解毒药物　应用原则为早期、足量、联合、重复用药。①胆碱酯酶复能剂：使磷酰化胆碱酯酶在“老化”之前重新恢复活性。现有复能剂为肟类药物，除能使磷酰化胆碱酯酶恢复活性外，对肌颤、肌无力和肌麻痹有直接对抗作用。肟类复能剂有氯磷定（PAM-Cl）、解磷定（RAM-I）、甲磺磷定（P_2S）、双复磷（DMO_4）、双解磷（TMB_4）等，常用的是氯磷定和解磷定。氯磷定的用法为：轻度中毒0.5~1.0g肌内注射1~2次即可；中度中毒首次1~2g肌内注射，以后1~2小时重复1次，每次0.5~1.0g，症状好转后减量；重度中毒首次2.0~2.5g肌内注射或静脉注射，以后每2小时给1g，24小时可用至10g，症状好转后逐渐减量，全血胆碱酯酶活力稳定在50%以上，2天停药。②抗胆碱药：与乙酰胆碱争夺胆碱能受体，拮抗乙酰胆碱的作用，对抗急性有机磷农药中毒所致的呼吸中枢抑制、支气管痉挛、肺水肿、循环衰竭。常用抗胆碱药有两类：外周作用较强的抗胆碱药（节后抗胆碱药），对外周及中枢M样胆碱能受体有阻断作用，如阿托品；中枢作用较强的抗胆碱药，对中枢M样受体、N样受体及外周M样受体有阻断作用，如东莨菪碱。最常用的抗胆碱药为阿托品，首次用量和重复用量根据病情轻重及用药后的效应而定。一般轻度中毒首次用量为1~4mg，中度中毒用5~10mg，重度及中度用10~20mg，同时应用胆碱酯酶复能剂。然后根据病情分别重复多次给予0.5~1mg（轻度）、1.0~2.0mg（中度）、2.0~3.0mg（重度），直至M样症状消失，出现“阿托品化”（瞳孔较前扩大；颜面潮红；皮肤干燥、分泌物减少、无汗、口干、肺部啰音减少；心率增快）。口、眼中毒者，需重复用药多次，必须维持阿托品化3~7天。

（3）对症处理　有机磷农药中毒主要死因为肺水肿、脑水肿、呼吸衰竭、休克、心脏骤停等。因此，对症治疗重在维护心、肺、脑等生命器官的功能。①保持呼吸道通畅，正确氧疗。②发生肺水肿时以阿托品治疗为主。③根据心律失常类型选用适当抗心律失常药物。④休克者给予血管活性药物。⑤脑水肿者应予甘露醇及糖皮质激素脱水。⑥病情危重者可用血液净化疗法。⑦管理方式中毒者至少留院观察3~7日以防止复发。

2. 护理要点

（1）病情观察　①生命体征观察：有机磷中毒所致呼吸困难较常见，在抢救过程中应严密观察病人的呼吸、血压、脉搏、体温，即使在“阿托品化”后亦不应忽视。②神志、瞳孔变化的观察：多数病人中毒后即出现意识障碍，有些病人入院时神志清楚，但随着毒物的吸收很快陷入昏迷。瞳孔缩小为有机磷中毒病人的特征之一。严密观察神志、瞳孔的变化，有助于准确判断病情。

（2）应用阿托品的观察与护理　应维持阿托品化，严密观察瞳孔、心率、体温、皮肤的变化及肺部听诊。阿托品用药的注意事项：①阿托品不能作为预防用药；②阿托品兴奋心脏作用很强，中毒时可导致室颤，故应充分吸氧，使血氧饱和度保持在正常水平；③及时纠正酸中毒，因胆碱酯酶在酸性环境中作用减弱；④大量使用低浓度阿托品输液时，可发生血液低渗，致红细胞破坏，发生溶血性黄疸。达到“阿托品化”和阿托品中毒的剂量接近，而后者又可以引起抽搐、昏迷、高热等。因此使用过程中应严密观察病情变化，注意区别“阿托品化”与阿托品中毒，见表10-3。

表10-3　阿托品化与阿托品中毒的主要区别

	阿托品化	阿托品中毒
神经系统	意识清楚或模糊	谵妄、躁动、幻觉、双手抓空、抽搐、昏迷
皮肤	颜面潮红、干燥	紫红、干燥
瞳孔	由小扩大后不再缩小	极度散大
体温	正常或轻度升高	高热，>40℃
心率	≤120次/分，脉搏快而有力	心动过速，甚至有室颤发生

（3）应用胆碱酯酶复能剂的观察与护理　早期用药，边洗胃边应用特效解毒剂，首次应足量给药。轻度中毒可用复能剂，中度以上中毒必须复能剂与阿托品并用。两者可取长

补短，取得较好较快的疗效。两种解毒药合用时，阿托品的剂量应减少，以免发生阿托品中毒。复能剂如应用过量、注射太快或未经稀释，均可产生中毒，抑制胆碱酯酶，发生呼吸抑制。用药时应稀释后缓慢静脉注射或静脉滴注为宜。复能剂在碱性溶液中不稳定，易水解成有剧毒的氰化物，所以禁与碱性药物配伍使用。碘解磷定药液刺激性强，漏于皮下可引起剧痛及麻木感，确定针头在血管内方可注射给药，不宜肌内注射用药。

（4）密切观察“反跳”与猝死的发生　反跳和猝死一般多发生在中毒后2~7天，其死亡率占急性有机磷中毒者的7%~8%，因此，应严密观察反跳的先兆症状，如胸闷、流涎、出汗、言语不清、吞咽困难等，若出现上述症状，应迅速通知医师进行处理，立即静脉补充阿托品，再次迅速达阿托品化。

（5）维持有效通气功能　中毒早期，呼吸道有大量分泌物且常伴有肺水肿，因呼吸肌麻痹或呼吸中枢抑制致呼吸衰竭，故保持呼吸道通畅、维持呼吸功能至关重要。应及时有效地清除呼吸道分泌物，做好气管插管或气管切开的护理，应用机械通气等，以维持病人有效通气。

（6）洗胃护理　①洗胃要早、彻底和反复进行，直到洗出的胃液无农药味并澄清为止。②一般选用1%~2%碳酸氢钠溶液、1∶5000高锰酸钾溶液、0.45%盐水洗胃。美曲膦酯（敌百虫）中毒时应选用清水洗胃，忌用碳酸氢钠溶液和肥皂水洗胃。对硫磷、内吸磷、甲拌磷、乐果、马拉硫磷等忌用高锰酸钾溶液洗胃。若不能确定有机磷农药种类，则用清水、0.45%盐水彻底洗胃。③洗胃过程中密切观察生命体征的变化，如有呼吸、心脏骤停，应立即停止洗胃并进行抢救。

（7）心理护理　护士应了解病人服毒或染毒的原因，根据不同的心理特点给予心理辅导，以诚恳的态度为病人提供情感上的支持，并认真做好家属的思想工作。

二、一氧化碳中毒

故事点睛

旁白：小娜是医院的一名急诊当班护士，今天中午接到急救电话，说是“一位30岁的男性，因煤气中毒1天后送医院，病人进入深昏迷、抽搐、呼吸困难、呼吸浅而快，面色苍白、四肢湿冷、周身大汗，有大小便失禁、血压下降。”小娜接到电话后，马上报告值班医生，同时做好急救准备。

人物：由两名学生分别担任故事人物，进行即兴表演。

请问：

1. 小娜评估病人病情时，应该注意什么？
2. 如何协助医生对病人进行救护？

一氧化碳（CO）是一种无色、无味、无刺激性的气体，人体的感觉器官难以识别。凡含碳的物质燃烧不完全时均可产生CO。人体吸入后，CO通过肺泡进入血液与血红蛋白生成碳氧血红蛋白（HbCO），不能携带氧，导致机体急性缺氧，临床上称为急性CO中毒。

（一）中毒途径与中毒机制

1. 中毒途径

（1）生产性中毒　工业生产中合成光气、甲醇、羟基镍等都有CO，天然气和石油燃料燃烧不完全、炼钢、炼焦碳、矿井放炮、内燃机排泄的废气等，如防护不周或通风不良时以及煤气管道泄漏均可引起急性CO中毒。

（2）生活性中毒　家庭使用的燃气炉或燃气热水器发生燃气泄漏，排泄废气不良时，燃煤炉烟囱阻塞时，逸出的CO含量可达30%，这是造成生活性CO中毒的主要因素。失火现场空气中CO浓度可高达10%，也可发生中毒。

2. 中毒机制　CO经呼吸道进入机体，以极快的速度与血红蛋白结合形成HbCO，其结合力比氧与Hb的结合力大240倍，并且不易解离。由于HbCO不能携带氧，但仍在血液循环中，引起组织缺氧，形成低氧血症。血中CO使氧离曲线左移，加重组织缺氧。CO中毒时，脑组织对缺氧最敏感，因此，中枢神经系统受损表现最突出。急性CO中毒致脑缺氧，脑血管迅速麻痹扩张，脑容积增大，脑内神经细胞ATP很快耗尽，Na^+，K^+-ATP泵运转功能障碍，细胞内钠离子积存过多，导致严重的细胞内水肿。由于缺氧和脑水肿后的脑组织血液循环障碍，可促发血栓形成，导致缺血性软化或广泛的神经脱髓病变，致使一部分急性CO中毒病人假愈，随后又出现多种神经精神症状的迟发性脑病。

CO中毒主要引起组织缺氧。CO中毒使心肌供氧障碍，心肌缺氧，心率加快，加重缺氧，可发生心动过速及各种心律失常，严重的还可发生心力衰竭、心绞痛，甚至急性心肌梗死。

（二）病情评估

1. 病史采集　一般均有CO吸入史。注意了解中毒时所处的环境、停留时间以及突发昏迷情况。

2. 临床表现　急性CO中毒症状和体征主要与吸入空气中CO气体的浓度及血循环中HbCO浓度有关。此外与个体差异、机体健康状况及持续中毒时间有关。

（1）轻度中毒　血液中HbCO浓度为10%～20%。病人可能发生头晕、头痛、眼花、恶心、呕吐、无力等症状。如及时脱离中毒环境，呼吸新鲜空气，上述症状常常会很快消失。

（2）中度中毒　血液中HbCO浓度为30%～40%。病人皮肤黏膜可呈樱桃红色，上述症状加重，出现兴奋、判断力减低、运动失调、幻觉、视力减退、意识模糊或浅昏迷。如能被及时发现，脱离中毒现场，经过呼吸新鲜空气或吸氧后，可较快苏醒，多无明显并发症和后遗症发生。

（3）重度中毒　血液中HbCO浓度大于50%。多发生脑水肿，临床上除中度中毒症状外，病人出现昏迷、部分病人呈去大脑皮质状态。极易出现并发症，如呼吸衰竭、肺水肿、心肌梗死、脑梗死、心律失常、休克、急性肾功能衰竭，皮肤出现红斑、水疱，肌肉肿胀。

3. 迟发性脑病　急性CO气体中毒昏迷病人清醒后，经历一段假愈期（多为1~2周），突然发生一系列精神神经症状，称为迟发性脑病，占重症中毒病例的50%。可出现下列临床表现之一。

（1）意识及精神状态障碍，呈痴呆、谵妄或去大脑皮质状态。

（2）锥体外系功能障碍，出现震颤麻痹症状。

（3）锥体束神经损害，出现偏瘫、病理反射阳性或大小便失禁。

（4）大脑皮质局限性功能障碍，出现失语、失明和癫痫。

（5）脑神经及周围神经损害，如视神经萎缩、听神经损害及周围神经病变等。

迟发性脑病与CO中毒的后遗症不是同一概念，后遗症的精神神经症状延续急性CO中毒的急性期表现持续不消失，并且在病程中也无假愈期。

4. 辅助检查

（1）HbCO定性检测。

（2）血气分析：PaO_2 降低，SaO_2 可能正常，血pH降低或正常，$PaCO_2$ 可有代偿性下降。

（3）脑电图：急性CO中毒迟发性脑病病人，脑电图可出现广泛性异常表现，主要表现为低波幅慢波。

（4）头部CT检查。

（三）救治与护理

1. 急救原则

（1）迅速脱离中毒环境　CO比空气略轻，急救者可选取低姿或匍匐进入中毒现场，立即打开门窗，使空气流通。将病人迅速移至空气新鲜、通风良好处，保持呼吸道通畅，有条件者尽快给病人吸氧。注意保暖。如发生呼吸心脏骤停，应立即进行心肺脑复苏。

（2）纠正缺氧　①吸氧：可根据条件选用面罩吸氧和经面罩持续气道正压（CPAP）吸氧，提高吸入气的氧分压。常用计算公式：FiO_2（%）=［21+4×吸入氧流量（L/min）］×100%。有中毒症状的病人，持续吸氧直至症状完全消失。②高压氧治疗：高压氧治疗不仅可以缩短病程，降低死亡率，而且还可减少或防止迟发性脑病的发生。③其他疗法：医用自动输氧器通过静脉输液途径输入，直接向组织细胞供氧，增加氧分压。分批放出病人血循环中不易解离的HbCO血液，输入健康人新鲜全血，可使循环中 HbO_2 增加。

（3）防治脑水肿，促进脑细胞功能恢复　急性CO中毒病人发生昏迷提示有发生脑水肿的可能，对昏迷时间较长、瞳孔缩小、四肢强直性抽搐或病理反射阳性的病人，尽快应用脱水剂。临床常用20%甘露醇快速静脉滴注。有脑疝倾向的脑水肿，可同时加用糖皮质激素和利尿剂。可适量给予胞磷胆碱、能量合剂、细胞色素C、脑活素等药物，以促进脑细胞代谢。

（4）防治迟发性脑病　目前仍以血管扩张剂为首选。

（5）对症处理　①肺水肿选用利尿剂、强心剂，控制输液量和输液速度，禁用吗啡。②高热、抽搐选用人工冬眠疗法，配合冰帽、冰袋局部降温。③重度急性中毒病人，要监测水电解质变化，纠正酸中毒，预防吸入性肺炎或肺部继发感染。④对于昏迷时间长，出现高热和频繁抽搐者，可采用降温疗法，头部置冰帽，体表用冰袋。

2. 护理要点

（1）病情观察　①观察生命体征，重点是呼吸和体温。高热和抽搐者应密切观察，防止坠床和自伤。②观察瞳孔大小、液体滴速、出入水量等，防治脑水肿。③观察神经功能，防止受伤和皮肤损害。

（2）氧气吸入的护理　病人脱离现场后应立即给氧，可采用高浓度面罩给氧或鼻导管给氧（流量保持在8~10L/min）。给氧时间一般不超过24小时，以防发生氧中毒和二氧化碳潴留。条件许可时可在病人呼吸浅、弱时，吸含有3%~5%二氧化碳的氧气，可改善呼吸性碱中毒。重症病人应尽早采用高压氧治疗。

（3）一般护理　①准确记录出入量，注意液体的选择和滴速，防治脑水肿、肺水肿、水电解质紊乱等。②重度昏迷并高热和抽搐者应予头部降温为主的冬眠疗法。降温和解痉的同时应注意保暖，防止自伤和坠伤。③昏迷病人经抢救苏醒后应绝对卧床休息至少 2 周。④注意观察病人神经系统的表现及皮肤、肢体受压部位损害情况。

（4）健康教育　加强预防 CO 中毒的宣传；厂矿要认真执行安全操作规程，加强劳动防护；留有后遗症者应鼓励病人继续治疗，并教会家属对病人进行锻炼的方法。

三、急性酒精中毒

酒精又称乙醇，是无色、易燃、易挥发的液体，具有醇香气味，能与水或其他有机溶剂混溶。一次过量饮入酒精或酒类饮料，引起兴奋继而抑制的状态称急性酒精中毒（acute alcohol poisoning）或急性乙醇中毒（acute ethanol poisoning）。

（一）中毒途径与中毒机制

各种酒类饮料中含有不同浓度的乙醇：一般黄酒含 10%～15%、白酒含 50%～60%、果酒 16%～48%、啤酒 2%～5%。成人饮用乙醇的中毒剂量有个体差异，一般为 70～80g，而致死剂量为 250～500g。小儿的耐受性较低，致死量婴儿为 6～10g，儿童约 25g。许多毒物如汞、砷、硝基苯等使人对乙醇的耐受性下降，反之酒后对上述毒物的感受性也增加。饮用的乙醇 80% 由小肠的上段吸收，其余由胃吸收。空腹饮酒时，在 1 小时内有 60% 被吸收，2 小时吸收量已达 95%。胃内有食物存在，可延缓乙醇吸收。乙醇被吸收后，通过血流遍及全身，约 90% 在肝脏由乙醇脱氢酶和过氧化氢酶氧化为乙醛，由醛脱氢酶进一步氧化为乙酸，最后经三羧酸循环氧化为 CO_2 和水。约 2% 乙醇不经氧化而缓慢经肺、肾排出。乙醇属微毒类，是中枢神经系统抑制剂。进入人体的乙醇首先作用于大脑皮质，表现为兴奋，当中毒进一步加重时，皮质下中枢和小脑受累，病人表现为步态蹒跚、共济失调等运动障碍，继而功能抑制出现精神失常，严重者出现昏睡或昏迷。最后由于抑制延脑血管运动中枢和呼吸中枢出现休克、呼吸衰竭，呼吸中枢麻痹是致死的主要原因。此外，由于血管扩张及缺氧可导致脑水肿。饮酒发生的低血糖多见于嗜酒者，在无肝脏病者或营养良好的人也可能发生，此时血糖浓度降低是由于肝脏葡萄糖异生减弱，释放葡萄糖减少所致。糖异生受抑制是由于肝脏 NADH/NAD 的比例增加所致。NADH/NAD 比值上升，使肝脏中乳酸的利用降低，另一方面丙酮酸被 NADH 还原成乳酸，易发生乳酸性酸中毒。过量饮酒可诱发消化道出血、胰腺炎、发作性心律失常、脑梗死、脑出血及蛛网膜下腔出血，个别可引起急性乙醇中毒性肌病（肌痛、肌无力、肌肉肿胀，横纹肌溶解而导致急性肾功能衰竭）。

（二）病情评估

1. 病史采集　有过量饮酒史，应询问饮酒的种类和饮用量、平素酒量、饮酒的具体时间，以及有无服用其他药物。

2. 临床表现　症状轻重与饮酒量、个体的敏感性有关。临床上大致分为三期，各期界限不很明显。

（1）兴奋期　当饮酒后，血中乙醇达 500mg/L 时病人可有恶心、呕吐、结膜充血、颜面潮红或苍白、头晕、欣快感、语言增多，有时粗鲁无礼，易感情用事，喜怒无常，也有安静入睡者。

（2）共济失调期　乙醇浓度达 500～1500mg/L 的临床表现。

（3）昏睡期　乙醇达 2500mg/L 以上时，即转入昏睡状态，面色苍白或潮红，皮肤湿冷、口唇轻度发绀、心跳加快，呈休克状态。瞳孔散大，呼吸缓慢带鼾声，严重者大小便失禁、抽搐、昏迷，最后发生呼吸麻痹甚至死亡。

病人呼出气及呕吐物均有酒味。小儿饮中毒量乙醇后，很快进入沉睡，不省人事，一般无兴奋过程。由于严重低血糖，可发生惊厥，亦可发生高热、休克、吸入性肺炎和颅内压升高等。老年人肝脏功能相对较差，如饮用等量的酒，血中乙醇浓度较青壮年人高，故症状较重，死亡率亦高。

3. 辅助检查

（1）血清乙醇浓度　急性酒精中毒时呼出气中乙醇浓度与血清乙醇浓度相当。

（2）动脉血气分析　急性酒精中毒时可见轻度代谢性酸中毒。

（3）血清电解质浓度　急性酒精中毒时可见低血钾、低血镁和低血钙。

（4）血清葡萄糖浓度　急性酒精中毒时可见低血糖症。

（5）肝功能检查　慢性酒精中毒性肝病时可有明显肝功能异常。

（6）心电图检查　酒精中毒性心肌病可见心律失常和心肌损害。

（三）救治与护理

1. 救治原则　急性中毒的轻型病人，一般无须特殊治疗。对重症病人应迅速采取下述措施：清除毒物，中枢吗啡受体拮抗剂纳洛酮的应用，促进乙醇氧化代谢。

2. 护理要点

（1）催吐　用压舌板直接刺激病人咽部进行催吐，使胃内容物呕出，减少乙醇的吸收。已有呕吐者可不用。

（2）保持呼吸道通畅　病人饮酒后有不同程度的恶心、呕吐、意识障碍。应取平卧位头偏向一侧，及时清除呕吐物及呼吸道分泌物，防止窒息。要观察呕吐物的量和性状，分辨有无胃黏膜损伤情况。特别是饮红酒的应注意鉴别，必要时留呕吐物标本送检。

（3）严密观察病情　对神志不清者要细心观察意识状态、瞳孔及生命体征的变化，并做好记录。特别是有外伤史的病人，要加强意识、瞳孔的观察，必要时行颅脑 CT 检查。

（4）按医嘱尽快使用纳洛酮　纳洛酮为纯阿片受体拮抗剂，是一种安全性高，不良反应小的药物，可使血液中酒精含量明显下降，使病人快速清醒。应注意病人应用纳洛酮后清醒的时间，若超过平均清醒时间或用后昏迷程度加深，要追问病史，是否存在其他情况（如颅内血肿等），及时对症处理。

（5）安全防护　病人多表现烦躁，兴奋多语，四肢躁动，应加强巡视，使用床挡，必要时给予适当的保护性约束，防止意外发生。除要做好病人的安全防护外，还要防止伤害他人（包括医务人员）。所以在护理酒精中毒的病人时，要做好自身的防护。

（6）注意保暖　急性酒精中毒病人全身血管扩张，散发大量热量，甚至寒战。此时应适当提高室温，加盖棉被等保暖措施，并补充能量。及时更换床单、衣物，防止受凉诱发其他疾病。

（7）心理护理　大多数病人清醒后常因饮酒入院时有损颜面或入院致经济损失表现为后悔，同时又怕家人埋怨。护理人员就根据病人不同的心理情况及时与病人陪护人员进行思想交流。

（8）健康教育　在病人清醒及情绪稳定后向其及家属宣传酒精及代谢产物乙醛可直接

损伤肝细胞。一次过量饮酒不亚于一次轻型急性肝炎，长期过量饮酒，则会导致酒精性肝硬化。而且一般酗酒后易发生严重后果导致身心受伤甚至危及他人生命。

四、镇静催眠类药物中毒

镇静催眠药是中枢神经系统抑制药，具有镇静和催眠作用，一般小剂量镇静，中等剂量催眠，大剂量麻醉，有的还有抗惊厥、抗精神病作用。一次大剂量服用可引起急性镇静催眠药中毒。

（一）病因与中毒机制

1. 病因 过量服用是镇静催眠药中毒的主要病因。

2. 中毒机制

（1）苯二氮䓬类 是近年来迅速发展的一类镇静催眠药。目前研究认为苯二氮䓬类的中枢神经抑制作用与增强 γ-氨基丁酸（GABA）能神经的功能有关。在神经突触后膜表面有由苯二氮䓬受体、GABA 受体和氯离子通道组成的大分子复合物。苯二氮䓬类与苯二氮䓬类受体结合后，可加强 GABA 与 GABA 受体结合的亲和力，使 GABA 受体偶联的氯离子通道开放频率增加而增强 GABA 对突触后的抑制功能。

（2）巴比妥类与苯二氮䓬类 两者的作用机制相似，但作用部位不同。苯二氮䓬类选择性作用于边缘系统，影响情绪和记忆力。巴比妥类主要作用于网状结构上行激活系统而引起意识障碍。巴比妥类对中枢神经系统的抑制有剂量-效应关系，随着剂量的增加，其作用逐步表现为镇静、催眠、麻醉，以至延脑中枢麻痹。

（3）非巴比妥、非苯二氮䓬类 其对中枢神经系统的机制与巴比妥类药物相似。

（4）吩噻嗪类 主要作用于网状结构，抑制中枢神经系统多巴胺受体，减少邻苯二酚胺的生成，以减轻焦虑紧张、幻觉妄想和病理性思维等精神症状。并且吩噻嗪类药物还具有抑制脑干血管运动和呕吐反射，以及阻断 α 肾上腺素能受体、抗组胺及抗胆碱等作用。

（二）病情评估

1. 中毒病史 有可靠的应用镇静催眠药史，了解用药种类、剂量、服用时间、是否经常服用该药、服药前后是否有饮酒史以及病前有无情绪激动等。

2. 临床表现

（1）苯二氮䓬类中毒 中枢神经系统抑制较轻，主要表现为嗜睡、头晕、言语不清、意识模糊、共济失调。若出现长时间深度昏迷、呼吸抑制、休克等严重症状，应考虑是否同时合并其他药物中毒。

（2）巴比妥类中毒 轻度中毒：表现为嗜睡、注意力不集中、记忆力减退、言语不清，可唤醒，有判断力和定向力障碍、步态不稳，各种反射存在，体温、脉搏、呼吸、血压一般正常。中度中毒：表现为昏睡或浅昏迷，腱反射消失、呼吸浅而慢、眼球震颤，血压仍可正常，角膜反射、咽反射仍存在。重度中毒：表现为进行性中枢神经抑制，由嗜睡到深昏迷，呼吸浅慢甚至停止，血压下降甚至休克，体温不升，腱反射消失，肌张力下降，胃肠蠕动减慢，皮肤可起大疱，可并发肺炎、肺水肿、脑水肿、急性肾衰竭而威胁生命。

（3）非巴比妥、非苯二氮䓬类中毒 临床表现与巴比妥类中毒相似，但各有其特点。水合氯醛中毒可有心、肝、肾损害，有心律失常，局部刺激性，口服时胃部烧灼感。格鲁米特中毒意识障碍有周期性波动；有抗胆碱能神经症状，如瞳孔散大等。甲喹酮中毒可有明显的呼吸抑制，出现锥体束征，如腱反射亢进、肌张力增强、抽搐等。甲丙氨酸中毒常有血压下降。

（4）吩噻嗪类中毒　最常见表现为椎体外系反应，如：震颤麻痹综合征、不能静坐、急性肌张力障碍反应，如斜颈、吞咽困难、牙关紧闭、喉痉挛等。其他可表现为嗜睡、低血压、休克、心律失常、瞳孔散大、口干、尿潴留、肠蠕动减慢，甚至出现昏迷、呼吸抑制等，全身抽搐少见。

3. 辅助检查

（1）血液、尿液、胃液中药物浓度测定对诊断有参考意义。血清苯二氮䓬类浓度测定对诊断帮助不大，因活性代谢物半衰期及个体药物排出速度不同。

（2）血液生化检查包括血糖、尿素氮、肌酐、电解质等。

（3）动脉血气分析。

（三）救治与护理

1. 救治原则　维持昏迷病人重要器官功能，迅速清除毒物，碱化尿液、利尿以减少毒物在肾小管中的重吸收，及时使用特效解毒剂。

2. 护理要点

（1）保持呼吸道通畅　仰卧位时头偏向一侧，可防止呕吐物或痰液阻塞气道；及时吸出痰液，并给予持续吸氧，防止脑组织因缺氧而加重脑水肿；给予心电监护，并尽快建立静脉通路等。

（2）洗胃护理　洗胃，活性炭吸附对各种镇静催眠药有效，强化、碱性化利尿用呋塞米和碱性液，只对长效巴比妥类有效。对吩噻嗪类中毒无效。血液透析、血液灌流对巴比妥类和吩噻嗪类中毒有效，危重病人可考虑应用，对苯二氮䓬类无效。

（3）相应解毒剂的应用　巴比妥类中毒无特效解毒药。氟马西尼（flumazenil）是苯二氮䓬类拮抗剂，能通过竞争抑制苯二氮䓬受体而阻断苯二䓬类药物的中枢神经系统作用。

（4）病情观察　意识状态和生命体征的观察：监测生命体征，观察病人意识状态、瞳孔大小、对光反应、角膜反射。若瞳孔散大、血压下降、呼吸变浅或不规则，常提示病情恶化，因及时向医生报告，采取紧急处理措施。药物治疗的观察：遵医嘱静脉输液，及时纠正休克，防止急性肾衰竭的发生。并密切观察药物作用、不良反应及病人的反应，监测脏器功能的变化，尽早防治各种并发症和脏器功能衰竭。

（5）心理护理　稳定病人情绪，在护理过程中加强心理疏导和心理支持工作。

（6）健康教育　对情绪不稳定和精神不正常的病人，镇静药、催眠药的使用保管应严加管理，同时要防止药物的依赖性。长期服用大量催眠药的人，包括长期服用苯巴比妥的癫痫病人，不能突然停药，应逐渐减量后停药。

五、细菌性食物中毒

细菌性食物中毒（bacterial food poisoning）是指由于食用被细菌或细菌毒素污染的食物后，引起的急性感染性中毒性疾病，一般包括细菌感染与细菌毒素的中毒过程，故又称为食物中毒感染。按临床表现可分为胃肠型与神经型两大类。胃肠型食物中毒在临床上最多见，本节主要阐述此型。

（一）中毒途径与发病机制

1. 中毒途径　主要是因为食用被细菌或细菌毒素污染的食物而致病，如感染的猪、牛、鸡、鸭等家畜、家禽，动物内脏、肌肉、乳、蛋，海鱼、海虾、墨鱼等海产品，或者是抹布和砧板等被污染。常见的致病菌有沙门菌属、副溶血性弧菌、大肠杆菌、金黄色葡萄球菌、蜡样芽孢杆菌等。

2. 发病机制 细菌性食物中毒根据其发病机制可分为毒素型、感染型和混合型。肠毒素可激活肠上皮细胞膜上的腺苷酸环化酶，从而引起一系列酶反应，抑制肠上皮细胞对钠和水的吸收，促进肠液和氯的分泌，导致水样腹泻。细菌内毒素可引起发热等全身中毒症状和胃肠黏膜炎症，并使消化道蠕动增快产生相应症状。部分细菌如侵袭性大肠杆菌，还可侵袭肠黏膜上皮细胞，导致黏液脓血便。严重病例可出现胃肠黏膜糜烂、出血，肺、肝、肾等器官中毒性病变。

（二）病情评估

1. 中毒病史 有进食可疑被污染食物史。共餐者如在短期内集体发病则有重要的临床意义。

2. 临床表现 潜伏期及病程短，以先吐后泻的急性胃肠炎症状为主要表现，为自限性疾病。

（1）潜伏期短，金黄色葡萄球菌为1~6小时，大肠杆菌为2~20小时，副溶血弧菌为6~12小时，沙门菌为4~24小时等。

（2）胃肠道表现主要表现为腹痛、呕吐、腹泻等胃肠炎症状。

一般起病急，先有腹部不适，随之出现上腹部、脐周疼痛，呈持续性或阵发性绞痛，随后出现恶心、呕吐。腹泻每天数次至数十次，多为黄色稀水便或黏液便，出血性大肠杆菌感染所致食物中毒大便可呈血水样。

剧烈呕吐、腹泻还可引起脱水、酸中毒，甚至周围循环衰竭。

（3）全身中毒症状：少数病人出现畏寒、发热、头痛、乏力等全身中毒症状。

3. 实验室检查 对可疑食物、病人呕吐物、粪便等作细菌培养，如分离到同一病原菌即可确诊。

（三）救治与护理

1. 救治要点

（1）适当休息，执行消化道隔离措施。

（2）补液，纠正酸中毒，酌情补充5%碳酸氢钠或11.2%乳酸钠溶液。

（3）出现休克病人积极给予抗休克治疗。

（4）针对病原菌，使用敏感抗生素。如大肠杆菌可选用阿米卡星，沙门菌属可选用喹诺酮类或氯霉素，副溶血性弧菌可选用氯霉素和四环素或喹诺酮类。

（5）对症治疗。高热病人给予物理降温或药物降温。腹痛剧烈者可用解痉剂阿托品0.5mg肌注或口服溴丙胺太林等。

2. 护理要点

（1）休息 急性期卧床休息，以减少体力消耗。

（2）病情观察 ①严密观察呕吐和腹泻的性质、量、次数，及时将呕吐物和粪便送检。②观察病人伴随症状，如畏寒、发热，腹痛的部位及性质。③严格记录24小时出入量和血液特殊化检查结果，及时发现脱水、酸中毒、周围循环衰竭等征象。④严重病人应定时监测生命体征，尤其注意观察病人的血压、神志、面色、皮肤黏膜弹性及温湿度。

（3）皮肤护理　对于排便次数较多病人，每次排便后清洗肛周，并涂润滑剂，预防刺激。每天用温水或1∶5000高锰酸钾溶液坐浴，防止感染。

（4）饮食护理　严重腹泻伴呕吐者可暂禁食，静脉补充所需营养。能进食者，进食高热量、高蛋白、高维生素、少渣、少纤维素、易消化清淡流质或半流质食物。

（5）对症护理　①腹痛者应注意腹部保暖，禁食冷饮。剧烈吐泻、腹痛者遵医嘱口服颠茄合剂或皮下注射阿托品。②腹泻有助于清除胃肠道内毒素，故早期不用止泻剂。③鼓励病人多饮水或淡盐水，以补充丢失的水分、电解质。④有休克者迅速协助抗休克处理。

（5）用药护理　使用敏感抗生素者，要注意观察疗效和不良反应。

本章小结

急性中毒（acute intoxication）是指毒物短时间内经皮肤、黏膜、呼吸道、消化道等途径进入人体，使机体受损并发生器官功能障碍。急性中毒情况危重时，首先应迅速对呼吸、循环功能、生命体征进行检查，并采取必要的紧急治疗措施，立即终止接触毒物、清除尚未吸收的毒物、应用特殊解毒药物及对症治疗。

习题

一、选择题

【A1/A2 型题】

1. 有机磷杀虫药中毒的原理

A. 胆碱酯酶失活　　B. 磷酰化胆碱酯酶减少

C. 胆碱酯酶活性增强　　D. 交感神经兴奋

E. 肝功能受损

2. 有机磷中毒中，属烟碱样症状的是

A. 恶心、呕吐腹痛

B. 多汗、流涎、流泪、流涕

C. 肌纤维颤动、肌肉强直性痉挛

D. 心跳减慢和瞳孔缩小

E. 咳嗽、气促、肺水肿

3. 对一氧化碳中毒有确诊价值的是

A. 血氧饱和度下降　　B. 皮肤黏膜樱桃红色

C. 呼吸困难　　D. 血氧合血红蛋白浓度降低

E. 血碳氧血红蛋白浓度升高

4. 病人女性，58岁。因煤气中毒1天后入院，深昏迷，休克，尿少，血HbCO 60%，血压80/50mmHg，急性一氧化碳中毒的病情属哪一度中毒

A. 重度中毒　B. 中度中毒　C. 轻度中毒　D. 慢性中毒　E. 极度中毒

5. 某施工队十余人，中午在食堂就餐后 3 小时后出现为腹痛、腹泻、呕吐等症状，并伴有恶心、呕吐，呕吐物为食用的食物，送至急诊就诊，最有可能是

A. 细菌性食物中毒　　B. 急性胃肠炎
C. 菌痢　　D. 中暑
E. 胃溃疡

6. 病人女性，48 岁。晨起发现其浅昏迷症状，心率 130 次/分，皮肤多汗、面色潮红，急救 120 送至医院。经检查家中煤气总开关未关，煤气灶管道老化，考虑为中度煤气中毒。其典型体征是

A. 瞳孔缩小　　B. 瞳孔扩大
C. 黄疸　　D. 血红蛋白尿
E. 口唇呈樱桃红色

7. 一个神志不清的病人送入急诊室，呼气带有大蒜味，急查全血胆碱酯酶活力为 58%，考虑为有机磷农药中毒，病人会出现

A. 瞳孔缩小　　B. 瞳孔扩大
C. 黄疸　　D. 血红蛋白尿
E. 皮肤呈樱桃红色

（8~10 题共用题干）

病人，男性，49 岁。特殊职业，在生产有机磷农药工作中违反操作规定，出现有机磷中毒症状，头晕、头痛、乏力，支气管分泌物增多、呼吸困难，逐渐出现烦躁不安、谵妄、抽搐及昏迷。

8. 有机磷农药中毒诊断的主要指标是

A. 典型症状　　B. 呕吐物
C. 瞳孔缩小　　D. 意识障碍
E. 全血胆碱酯酶测定

9. 有机磷农药对人体的毒性主要在于

A. 引起急性肾衰竭　　B. 使血液凝固发生障碍
C. 抑制中枢神经系统　　D. 抑制乙酰胆碱酯酶活力
E. 增加乙酰胆碱的产生

10. 有机磷农药中毒最常用的抗胆碱药阿托品，其作用是

A. 缓解肌肉震颤　　B. 缓解肌肉抽搐
C. 促使昏迷病人苏醒　　D. 使瞳孔缩小
E. 抑制腺体分泌

二、思考题

1. 简述急性中毒的救治原则。
2. 有机磷杀虫药中毒的主要临床表现有哪些？如何进行紧急救护？
3. 如何对急性一氧化碳中毒病人进行紧急救护？

扫码“练一练”

（徐美华）

第十一章　常见临床危象

学习目标

1. **掌握**　超高热危象、高血压危象的救护。
2. **熟悉**　高血糖危象、低血糖危象、甲状腺功能亢进危象的救护。
3. **了解**　重症肌无力危象的救护。
4. 具备评估和急救常见临床危象病人的能力。
5. 具有尊重和保护病人权利的素质以及预防医疗事故发生的意识。

危象是某一疾病病程进展过程中所表现的一组危及生命的症候群，并不是一个独立的疾病。若能及时发现、及时治疗、护理得当，危象往往可以得到满意的控制。若不及时抢救，会对病人的重要脏器功能尤其是脑功能带来严重的冲击，死亡率和致残率均较高。

第一节　超高热危象

故事点睛

旁白：小英是医院的一名急诊当班护士，今天中午接到急救电话，说是"一位25岁的男性，突然出现胃寒、发热伴胸痛，病人家属量得体温40.5℃。"小英接到电话后，马上报告值班医生，同时做好急救准备。

人物：由两名学生分别担任故事的人物，进行即兴表演。

请问：

1. 小英在接诊病人时，小英评估病人病情时，应该注意什么？
2. 如何协助医生对病人进行救护？

超高热危象（ultra high crisis）是指体温升高超过41℃，同时伴有抽搐、昏迷、休克、出血等，使心、脑、肾等重要器官受到严重损害，是临床常见的急危重症之一。体温的升高可使引起新陈代谢增强，引起物质分解代谢加强，产热更多，体温再次升高，造成恶性循环。当体温超过41℃时，可造成全身实质性器官的细胞，特别是脑细胞变性，引起惊厥、抽搐、昏迷，发生心力衰竭、呼吸衰竭，当体温超过42℃时，可使一些酶的活性丧失，造成脑细胞不可逆性损害，继而导致死亡。

一、病因

（一）感染性发热

各种病毒、细菌、真菌、寄生虫、支原体、螺旋体、立克次体等病原体引起的全身各系统器官的感染。如败血症、脑膜炎、肺炎、流行性感冒、化脓性胆管炎、肝脓肿、骨髓炎等。

（二）非感染性发热

病原体以外的各种物质引起的发热均属于非感染性发热。常见病因如下。

1. 变态反应 机体发生变态反应时形成抗原抗体复合物，激活白细胞释放内源性致热原而引起发热，如血清病、输液反应、药物热及某些恶性肿瘤等。

2. 体温调节中枢功能异常 体温调节中枢受到损害，使体温调定点上移，造成发热。中枢神经系统疾病导致的发热表现为持续过高热无昼夜差别、无汗、服用解热药无效等特点。常见于如下情况。

（1）物理性因素 如中暑。

（2）化学性因素 如安眠药、农药等药物中毒。

（3）机械因素 如颅脑外伤、脑出血。

3. 内分泌与代谢疾病 如甲亢等。

二、身体评估

（一）病史采集

1. 收集流行病学资料 详细询问病人、家属及其相关人员，详细询问病人既往健康情况，有无原发疾病。发病前的环境情况，是否去过流行病区，居住环境有无传染病的存在，有无不洁饮食等接触史，有无注射疫苗。

2. 详细询问发热的特点 评估病人出现高热之前有无先兆，有无感染的征象，有无寒战和大汗，有无剧烈的头痛、呕吐，有无肢体的瘫痪，有无食欲亢进，有无出血现象。了解病人此次发热是急骤的还是缓慢的，持续有多长时间，如何演变，是否进行治疗，使用什么药物，疗效如何，有无其他伴随症状。热型可作为区分疾病类型的参考，伴随症状对病因的鉴别也有帮助。

知识链接

超高热危象的早期信号：高热伴寒战，脉速，气急，烦躁，抽搐，休克，昏迷等。

（二）体格检查

应进行全面的体格检查，重点的检查病人体温、脉搏、呼吸、血压；检查神志、瞳孔情况；病人的面容、皮肤黏膜有无皮疹、出血点；全身浅表淋巴结、肝脾有无肿大、压痛；重视局部体征，如肺部、心脏、腹部等，便于对疾病进行定位诊断。

（三）实验室检查

1. 常规检查 血、尿、大便常规，X 线检查、心电图检查、B 超、血沉等。

2. 实验室检查 根据病人的临床表现、体格检查有针对性地选择，脑脊液常规，结核菌素试验，病原体显微镜检查，细菌学检查，血清学检查，类风湿因子、自身抗体的检查，活体组织病理检查，甲胎蛋白（AFP）、癌胚抗原（CEA）等。

三、救治与护理

（一）急救护理

1. 降温 迅速而有效地将体温降至 38.5℃左右是治疗超高热危象的关键。早期诊断早期处理与预后直接相关。及时降低体温，防止体温过高对病人机体造成严重损害，甚至导致死亡或遗留后遗症，应根据病情的不同，选择适当的降温措施。

（1）物理降温　为降温的首选，具有简单安全，疗效较快的特点。方法包括：①冷敷、冰敷、冰水擦浴。适用于高热、烦躁、四肢末梢灼热的病人，当体温超过39℃，可在前额、腋下、腹股沟等大动脉处用冷毛巾或冰袋敷；当体温超过39.5℃，用冰水擦浴降温。②温水擦浴、酒精拭浴。适用于寒战、四肢厥冷的病人，当体温超过39℃，病人有可用32～35℃温水擦浴；当体温超过39.5℃，可用30%～50%、27～37℃的酒精拭浴。

注意事项：①遵循热者冷降，冷者温降的原则。②温水擦浴方法为自上而下，由耳根颈部开始直至皮肤微红；酒精拭浴以拍拭的方式进行，不用摩擦方式，因摩擦方式易产热，在腋窝、腘窝、腹股沟等血管丰富处应适当延长时间，以利于散热；禁拭后项、胸前区、腹部和足底。③不宜在短时间内将体温降得过低，以防虚脱。④伴皮肤感染或有出血倾向者不宜皮肤擦浴。⑤物理降温效果不佳者可适当配合药物降温等措施。

（2）药物降温　当物理降温效果不佳者，应根据医嘱选择药物降温。常用药物有阿司匹林、吲哚美辛、氨基比林、地塞米松等。服用降温药物30分钟后应复测体温并记录，体温不宜骤降至37℃以下，以防虚脱。在应用药物降温时，应注意避免引起病人体温骤然下降出现大汗淋漓，加重病人血液浓缩，可再次使病人的体温升高。如病人用药后脉搏细速、面色苍白、口唇发绀、四肢厥冷，应注意保暖，可给予热水袋或热饮料以防体温继续下降。

（3）冬眠降温　当使用以上措施体温仍高，尤其是烦躁、惊厥的病人，可在物理降温的基础上静脉滴注冬眠药物，达到抑制体温调节中枢、扩张血管、加速散热、减少肌肉震颤、降低组织器官的代谢和耗氧量，防止产热过多的作用。药物有异丙嗪、氯丙嗪、哌替啶等。在使用中，将病人安置于安静的病房，专人护理；密切注意体温、脉搏、呼吸、血压的变化；并每隔30分钟评估一次病人的神志、瞳孔大小、对光反射、肢体运动和各种反射，以了解冬眠的深度；体温则以测量肛温为观察指标；若病人的血压下降过快、呼吸低于12次/分，提示冬眠过度，应立即减慢冬眠药物的速度或停止；如血压降至90mmHg以下时，应加用升压药或采取其他升压措施；如病人有寒战或烦躁不安，提示冬眠药物量不足；当病人体温降至38℃时应停止滴入冬眠药。

2. 严密观察病情变化

（1）注意病人的神志、体温、脉搏、呼吸、血压、末梢循环等生命体征的变化，特别应注意体温的变化，每4小时测一次体温，观察物理、药物降温的效果，并记录在护理病历上。

（2）注意病人的伴随症状的变化，如面色、神志、瞳孔、寒战、大汗、有无头痛呕吐等，及时报告医生，以协助诊断、配合抢救。

（3）记录出入量，特别是大汗的病人，要留意尿量、尿色，开辟静脉通路注意补足液体。

3. 对因治疗及护理　针对病因采取有效措施，并遵医嘱应用药物。

（1）细菌感染者应及时、足量、合理选择敏感的抗生素，必要时可加用肾上腺皮质激素；抗生素使用后应注意疗效的观察，2～3天后疗效不佳，可考虑改用其他药物。

（2）甲亢危象者应迅速使用抗甲状腺药物。

（3）对高度怀疑的疾病，可行诊断性治疗（试验性治疗），诊断性治疗的用药要有目的、有步骤、按计划进行，做到“用药有指征，停药有依据”，切忌盲目滥用。

（4）对原因不明的发热，应加强观察检查。若病人情况良好，热度不过高，可暂不作退热处理而给予支持疗法，以便仔细观察热型并进一步作其他检查，待明确诊断后积极进行病因治疗。

（二）一般护理

1. 饮食护理　由于过高热病人消耗大，补充营养、水分有利于机体抵抗力的恢复。给予充足的水分、清淡、营养、富含维生素易消化的饮食。

2. 对症护理

（1）物理降温　要及时更换敷布、冰袋、经常拭浴降温。

（2）皮肤护理　降温过程中，大量出汗的病人应注意及时更换衣服、被褥，保持皮肤的清洁、舒适。卧床的病人，要定时翻身，防止压疮。

（3）口腔护理　注意口腔护理，每日 1~2 次，保持口腔清洁，防止口腔感染及黏膜破溃。

（4）烦躁、惊厥病人的护理　可根据医嘱使用镇静剂并注意安全，必要时使用保护具、约束具，防止坠床或自伤。

（5）加强基础护理　病人卧床休息，病室保持清洁、安静、通风、温湿度适宜；保护心、脑、肾等重要器官的功能；呼吸困难者可给氧气吸入，必要时可气管切开，机械通气。

3. 心理护理　病人体温过高、体力消耗大，易产生焦虑的情绪。这对稳定病情、减少体力消耗不利，应安慰病人、采取有效的降温措施，稳定病人情绪、使体温下降或恢复正常。

4. 健康教育　了解病人高热发生的原因，向病人及家属介绍预防的措施，指导病人及家属正确判断体温的升、降及降温的有效方法。高热期间应卧床休息，多饮水进食富含营养、清淡的半流质；告诫他们不随意用退热药，以防掩盖病人疾病的真相或由于出汗过多，造成虚脱。

第二节　高血压危象

故事点睛

旁白：小花是医院的一名急诊当班护士，今天中午接到急救电话，说是“一位 45 岁的男性，半年前发现高血压，近来逐渐加重，伴心悸、气短、头痛、视物模糊，有时夜间因憋气而惊醒坐起，今晨起感头痛剧烈、烦躁、胸痛。”小花接到电话后，马上报告值班医生，同时做好急救准备。

人物：由两名学生分别担任故事人物，进行即兴表演。

请问：

1. 小花在接诊病人时，小花评估病人病情时，应该注意什么？
2. 如何协助医生对病人进行救护？

高血压危象（hypertensive crisis）是指在高血压发展过程中的一种特殊的临床危象，由于周围血管阻力突然上升，血压在短时间内明显升高，以收缩压显著升高为主，可高达250～260mmHg，舒张压也升高至120～140mmHg以上，同时伴有头痛、烦躁及神经功能障碍等表现。

一、病因和诱因

（一）病因

导致高血压危象的常见病因有原发性高血压和继发性高血压，后者包括多种肾性高血压、内分泌性高血压、妊娠高血压综合征、主动脉夹层血肿，其他原因如脑出血、头颅外伤等所致高血压。

（二）诱因

（1）寒冷刺激、精神创伤、外界不良刺激、过度紧张和过度疲劳等。

（2）突然停用某些降压药物。

（3）应用拟交感神经药物后。

（4）经期和绝经期的内分泌功能紊乱。

二、现场评估

（一）病史采集

（1）详细询问病史以确定病人是否存在高血压基础疾病和诱发因素。

（2）详细询问病人的临床表现。血压突然大幅升高，收缩压可达250～260mmHg以上，舒张压可达120～140mmHg以上。有交感神经兴奋的表现，如发热、心率加快、出汗、皮肤潮红、口干等；还有靶器官急性受损的表现，如剧烈头痛、乏力、头晕、视力模糊、胸痛、心悸及呼吸困难等。严重者出现暂时性偏瘫、失语、眼底视盘水肿及出血，甚至昏迷。

（二）体格检查及实验室检查

休检包括双臂的血压测定，神经系统检查，眼底检查，心肺检查、胸片、心电图，血液及尿液检查。

三、救治与护理

（一）迅速降低血压

降压要做到迅速、安全、有效，血压下降程度则不宜过低，否则引起全身或局部组织灌注不足。一般数分钟或数小时内收缩压降至160～180mmHg，舒张压降至100～110mmHg。常用药物有硝普钠和硝酸甘油。首选硝普钠，对动静脉有直接扩张作用，起效快，作用强，持续时间短，降低前后负荷和改善心功能。

（二）严密观察病情

1. 密切监测生命体征的各项变化　密切监测生命体征、心电图和神志变化；观察瞳孔大小是否对称；注意尿量变化，若尿量少于30ml/h，应及时处理；观察病情的进展及治疗效果。

2. 静脉滴注硝普钠的注意事项

（1）硝普钠应单独配制，输液容器上注明硝普钠，不与其他药合用。

（2）该药对光反应敏感，溶液应新鲜配制，用剩部分应弃去，注意避光使用，以免影响疗效。药物本身为浅棕色，若颜色改变，即应弃去重换。

（3）一般采用输液泵调速，开始时以10～25μg/min静滴，随时监测血压，然后根据血压反应，每隔 5~15 分钟调整剂量。

（4）硝普钠在体内被代谢成氰化物，故不可长时间使用（一般不超过 1 周），以免引起精神错乱等中毒反应。

（5）治疗期间若出现血管过度扩张征象，如出汗、不安、头痛、心悸、胸骨下疼痛、肌肉抽动，应停止输液。

（三）加强护理

（1）绝对卧床休息，将床头抬高 30°，可起体位性降压作用。

（2）维持呼吸道通畅，给予氧气吸入。

（3）注意保护病人安全，若病人躁动，可加床挡，防止坠床。病人抽搐发作时，可用压舌板保护舌头，预防咬伤。

（4）做好心理护理和生活护理，避免诱发因素。

（四）病因治疗

待血压降低，病情稳定后，根据病人具体情况进一步检查，确定是否有肾脏、血管和内分泌等疾病引起的继发性高血压，再采取针对性的病因治疗，预防危象复发。

（1）嗜铬细胞瘤发生高血压危象时，应选用 α 受体阻滞剂（酚妥拉明）降低血压后，尽快手术。

（2）妊娠高血压综合征发生高血压危象时，要限制活动和盐的摄入，发生子痫时，可静注 10% 硫酸镁 10ml，给予镇静剂（地西泮），绝对卧床休息，积极降压治疗终止子痫后 24~48 小时，可行手术终止妊娠。

（3）防治高血压危象的靶器官损害，如高血压脑病时，可加用脱水剂（如甘露醇、山梨醇）或高效利尿剂（呋塞米或依他尼酸钠）注射，以减轻脑水肿。

（4）脑水肿惊厥者，可用镇静剂如地西泮、巴比妥钠等肌内注射或水合氯醛保留灌肠。

（5）合并左心衰竭时，可予强心、利尿及扩血管治疗。

（6）合并氮质血症者，行血液透析治疗。

第三节　高血糖危象

故事点睛

旁白： 小莫是医院的一名急诊当班护士，今天中午接到急救电话，说是“一位 38 岁的女性，因腹部胀痛、呕吐 2 天，在诊所行保守治疗。第 2 天，仍不见好转，神志恍惚，反应迟钝，腹胀加重，移动性浊音阳性，呼吸有烂苹果味。”小莫接到电话后，马上报告值班医生，同时做好急救准备。

人物： 由两名学生分别担任人物，进行即兴表演。

请问：

1. 小莫评估病人病情时，应该注意什么？
2. 病人应做什么检查？
3. 如何协助医生对病人进行救护？

高血糖危象又称糖尿病昏迷，其基本病理生理为绝对或相对性胰岛素分泌不足所引起的糖代谢紊乱，严重时常导致酸碱平衡失常。特征性的病理改变包括高血糖、高酮血症及代谢性酸中毒，发展到严重时可发生酮症酸中毒性昏迷和高渗性非酮症性昏迷。

一、糖尿病酮症酸中毒

糖尿病酮症酸中毒（DKA）是糖尿病急性并发症中最常见的一种。即糖尿病病人在应激状态下，体内胰岛素绝对缺乏，升糖激素（如胰高血糖素、儿茶酚胺、皮质激素等）增加，引起三大营养物质代谢紊乱，导致水、电解质和酸碱平衡失调，以高血糖、高酮血症和代谢性酸中毒为主要生化改变的临床综合征。

（一）诱因与发病机制

1 型糖尿病病人有自发 DKA 倾向，2 型糖尿病病人在一定诱因作用下也可发生 DKA。感染是 DKA 最常见最主要的诱因，各种应激因素如胰岛素治疗中断或不适当减量、饮食不当、急性心肌梗死、急性脑血管意外、创伤、手术、麻醉、妊娠和分娩也可诱发，有时可无明显诱因。

糖尿病酮症酸中毒的发病机制是由于胰岛素相对或绝对不足和升糖激素增加，周围组织不能正常利用葡萄糖，使血糖增高；脂肪的动员和分解增加，生成大量酮体（酮体包括乙酰乙酸、β-羟丁酸及丙酮），当酮体生成超过组织利用和排泄的速度时，将发展至酮症以至酮症酸中毒。病理生理改变为酸中毒、严重失水、电解质平衡紊乱、携氧系统失常、周围循环衰竭和肾功能障碍以及中枢神经系统功能障碍。

（二）现场评估

1. 临床表现　早期表现为糖尿病原有症状（三多一少）加重，酸中毒失代偿后，病情加速恶化，出现食欲减退、恶心、呕吐，常伴头痛、呼吸深快、烦躁、嗜睡，呼气中烂苹果味（丙酮）。随着病情发展到后期，出现严重失水、尿量减少、脉细速、血压下降、皮肤弹性差、眼球下陷，至晚期出现不同程度的意识障碍、各种反射迟钝甚至消失，昏迷。感染等诱因引起的临床表现可被 DKA 所掩盖。少数病人表现为腹痛，酷似急腹症，易误诊，应予注意。部分病人以 DKA 为首发表现就医，易误诊。

2. 实验室检查

（1）尿　尿糖强阳性、尿酮体+++～++++。

（2）血　血糖明显升高，多数为 16.7～33.3mmol/L（300～600mg/dl），有时可达 55.5mmol/L（1000mg/dl）以上；血酮体升高，>4.8mmol/L（50mg/dl）。酸中毒失代偿后血气分析示 pH 下降，代谢性酸中毒，二氧化碳结合力降低。血钾早期可正常或偏低，少尿时可升高。

（三）救治与护理

1. 紧急救护　原则：尽快补液，纠正失水状态，降低血糖，纠正电解质及酸碱平衡失调。

（1）补液　是抢救 DKA 首要的、极其关键的措施。只有在有效组织灌注改善、恢复后，胰岛素的生物效应才能充分发挥。通常使用生理盐水。把握输液量和速度非常重要。DKA 失水量可达体重（g）的 10%以上，一般根据病人体重和失水程度估计输液量（ml）。补液速度按先快后慢的原则，头 4 小时补充总量的 1/4～1/3，头 8～12 小时补充总量的

2/3，其余的量在24～48小时内补足。一般补液应遵循以下原则：①若血压正常，血钠高于或等于150mmol/L或伴有高渗状态，可开始就用低渗液。②若血压正常或偏低，血钠小于150mmol/L，静脉输入生理盐水。发生休克者，还应间断输入血浆或全血。③血糖降至13.9mmol/L以下，改用5%葡萄糖液。补充的量及速度应视失水程度而定。补液途径以静脉为主，辅以胃肠内补液（清醒者可直接饮水，昏迷者用鼻饲）。

（2）胰岛素 目前多采用小剂量（短效）胰岛素治疗，该方法简单易行，安全有效，较少发生低血钾、脑水肿及后期低血糖等严重不良反应。每小时胰岛素用量0.1U/kg（可用50U普通胰岛素加入500ml生理盐水中以1ml/min的速度持续静脉滴注）。当血糖降至13.9mmol/L时改用5%葡萄糖液，并按比例加入胰岛素。给药途径以静脉滴注和静脉推注为首选。

（3）纠正酸中毒 轻症病人经补液及胰岛素治疗后，酸中毒可自行纠正，一般不必补碱。重症酸中毒影响心肺和神经系统功能时，应给予补碱，但补碱不宜过多，多快，补碱指征为pH<7.1，二氧化碳结合力<8.92mmol/L，采用适量等渗碳酸氢钠溶液静脉输入。酸中毒时有不同程度缺钾，治疗前血钾水平不能真实反映体内缺钾程度，补钾应根据血钾和尿量：血钾正常、尿量>40ml/h，立即开始补钾；血钾正常、尿量<30ml/h，暂缓补钾；治疗前血钾低于正常，立即开始补钾；血钾高于正常，暂缓补钾。最好在心电监护下，结合尿量和血钾水平，调整补钾量和速度。

2. 进一步救护 去除诱因，防治并发症，昏迷病人的护理。

3. 监护

（1）严密观察生命体征和神志变化，低血钾病人应做心电图监测，为病情判断和观察治疗反应提供客观依据。

（2）保持呼吸道通畅，持续吸氧。

（3）准确记录24小时出入量。

（4）及时采血、留尿，送检尿糖、尿酮、血糖、血酮、电解质及血气等。

（5）补液时监测肺水肿发生情况。

二、糖尿病高渗性非酮症昏迷

糖尿病高渗性非酮症昏迷（HNDC）简称高渗性昏迷，是糖尿病较少见的一种严重急性并发症，主要临床特征为严重的高血糖、脱水、血浆渗透压升高而无明显的酮症酸中毒。病人常有意识障碍或昏迷，死亡率高，多见于老年人。约2/3病人于发病前无糖尿病史，或仅有轻度症状。

（一）诱因与发病机制

常见诱因有感染、心绞痛、脑血管意外、严重肾疾患、急性胃肠炎、胰腺炎、血液或腹膜透析、高营养高糖摄入、不合理限制水分、严重呕吐腹泻以及某些药物如糖皮质激素、免疫抑制剂、噻嗪类利尿药和β受体阻断药等。

缺乏酮症的原因尚无确切解释，推测病人体内尚有一定量的胰岛素抑制脂肪分解。此外，高血糖和高渗透压本身也可能抑制酮体生成。

（二）现场评估

1. 临床表现 大多见于60岁以上老年（2型）轻症糖尿病及少数幼年（1型）病

者。早期常有多尿、多饮，但多食不明显，或反而食欲减退。可出现神经精神症状，失语症、偏瘫、眼球震颤、斜视，以及灶性或全身性癫痫样发作；反射常消失，前庭功能障碍，有时有幻觉。晚期少尿，甚而尿闭，失水极严重，随病程进展逐渐加重，最后陷入昏迷。

2. 辅助检查　尿糖强阳性，但无酮体或较轻，血尿素氮及肌酐升高，突出表现为血糖多在 33.3mmol/L 以上；一般达 33.3~66.6mmol/L（600~1200mg/dl）；血钠可达 155mmol/L；血浆渗透压显著增高达 330~460mmol/L，一般在 350mmol/L 以上。

（三）救治与护理

1. 补液　通常按病人体重（g）的 12% 估计输液量（ml）。选用等渗氯化钠溶液，按照先快后慢的原则，一般前 2 小时输 1000~2000ml，头 4 小时输液量占总失水量的 1/3，以后渐减慢，一般第 1 日可补给估计失水总量的 1/2 左右。尤其是老年病人以及有冠心病者可根据中心静脉压补液，不宜过快过多。经输液后血糖降至小于或等于 13.9mmol/L 时，液体可改为 5% 葡萄糖液。

2. 严密观察病情　病情观察与 DKA 类似，另需注意以下情况。输液不可过多过快，以免发生脑水肿、肺水肿等并发症。补充大量低渗溶液，有发生溶血、脑水肿及低血容量休克的危险，故应随时观察病人的呼吸、脉搏、血压、瞳孔和神志变化，观察尿色和尿量。如发现病人咳嗽、呼吸困难、烦躁不安、脉搏加快，特别是在昏迷好转过程中出现上述表现，提示可能输液过量，应立即减慢输液速度并及时处理。尿色变粉红提示发生溶血，应停止输入低渗溶液并对症处理。

3. 应用胰岛素　一般用普通胰岛素，以 3~5U/h 持续静滴。血糖降至 13.9mmol/L 时停止注射胰岛素，使血糖缓慢下降，下降过快有引起脑水肿的危险。每 2~4 小时测定血糖。

4. 纠正电解质紊乱　主要是补充钾盐（同 DKA 治疗，但应更积极、谨慎）。若有低血钙、低血镁或低血磷时，可酌情给予葡萄糖酸钙或磷酸钾缓冲液。

5. 积极治疗诱因及伴随症　病人死亡与潜在疾病和诱发因素密切相关，故应仔细辨别原发疾病，包括控制感染，纠正休克，防止心力衰竭、肾功能衰竭、脑水肿的发生等。另一并发症是由于脱水、血液浓缩和高血液黏滞度引起的血管栓塞，动脉和静脉栓塞可发生于脑部、肺部、肠系膜或门脉血管系统，应密切观察。

第四节　低血糖危象

低血糖危象又称低血糖症（hypoglycemia），是一组多种原因引起的血浆葡萄糖（简称血糖）浓度低于正常的临床综合征。一般成人血糖低于 2.8mmol/L（50mg/dl）可认为血糖过低，但是否出现症状，个体差异较大。当血糖降低，出现交感神经过度兴奋和中枢神经异常的症状和体征时，就称为低血糖危象。

一、病因与发病机制

（一）病因

低血糖危象是多种病因所致，具有临床共同特点的综合征。根据发作特点可分为空腹（吸收后）低血糖、餐后（反应性）低血糖、药物低血糖三类。

1. 空腹（吸收后）低血糖

（1）内源性胰岛素分泌过多　胰岛素瘤、胰岛增生。

（2）肝源性　因肝脏疾病使肝糖原合成及血糖分解障碍，如肝硬化。

（3）营养障碍　婴儿酮症低血糖严重营养不良、妊娠后期和尿毒症。

（4）胰外肿瘤。

2. 餐后（反应性）低血糖

（1）特发性反应性低血糖　临床上最常见，餐后2~4小时发作，不治可自行恢复。

（2）2型糖尿病早期出现的进餐后期低血糖症　糖尿病早期表现之一。

（3）胃肠手术后低血糖。

（4）其他　半乳糖血症、遗传性果糖不耐受性。

3. 药物低血糖

（1）胰岛素应用不当。

（2）其他药　磺胺类、水杨酸盐、乙醇等。

（二）发病机制

为保证对脑细胞的供能，人体通过神经体液调节机制来维持血糖的稳定，脑细胞所需的能量几乎完全直接来自血糖，脑细胞本身没有糖原储备。当血糖降到≤2.8mmol/L时，胰岛素分泌受抑制，升糖激素（肾上腺素、生长激素、糖皮质激素）分泌增加，引起交感神经兴奋，另一方面由于能量供应不足使大脑皮质功能抑制，皮质下功能异常，因此当血糖低于正常时，表现为中枢神经低糖症状和交感神经兴奋两组症状。

二、现场评估

（一）病史采集

低血糖常呈发作性，发作时间及频率随病因不同而异，其临床表现可归纳为两类。

1. 交感神经过度兴奋表现　出汗、颤抖、心悸（心率加快）、焦虑、紧张、饥饿、流涎、软弱无力、面色苍白、肢凉震颤、收缩压轻度升高等。这些症状在血糖快速下降时尤其突出。

2. 中枢神经低糖症状　表现可轻可重，有意识模糊、头昏、头痛、焦虑、精神不安以至精神错乱、癫痫发作，甚至昏迷、休克和死亡。这些临床症状的严重性与低血糖程度、持续时间以及血糖下降速度、机体对低血糖的反应性和年龄等因素有关。

（二）病情判断

根据低血糖典型表现Whipple三联征确定低血糖：低血糖症状，发作时血糖低于2.8mmol/L，供糖后低血糖症状迅速缓解。

鉴别诊断：低血糖症的表现并非特异，以交感神经兴奋症状为主者，易于识别。以脑缺糖为主者易误诊为神经症（如癫痫）、精神病、脑血管意外等，还应注意与糖尿病酮症酸中毒、非酮症高渗性昏迷、药物中毒等所致的昏迷鉴别。详细询问病人及家属相关病史、分析临床表现、复查血糖及相关检查有助于鉴别。有关糖尿病昏迷的鉴别见表11-1。

表 11-1　糖尿病并发昏迷的鉴别

	酮症酸中毒	低血糖昏迷	高渗性昏迷
病史与诱因	多见于青少年，较多有糖尿病史，常有感染、胰岛素中断治疗等病史	有糖尿病史，有注射胰岛素、口服降糖药、进食过少、体力活动过度等病史	多发生于老年，常无糖尿病史，多有感染、呕吐、腹泻等病史
起病及症状	慢（2~4 天），有厌食、恶心、呕吐、口渴、多尿、昏睡等	急（以小时计），有饥饿感、多汗、心悸、手抖等交感神经兴奋表现	慢（数日），有嗜睡、幻觉、震颤、抽搐等
体征			
皮肤	失水、干燥	潮湿多汗	失水
呼吸	深、快	正常或浅快	加快
脉搏	细速	速而饱满	细速
血压	下降	正常或稍高	下降
化验			
尿糖	阳性++++	阴性或+	阳性++++
尿酮体	+~++++	阴性	阴性或+
血糖	显著增高，多为 16.7~33.3mmol/L	显著降低，多在<2.8mmol/L	显著升高，一般>33.3mmol/L
血酮体	显著增高	正常	正常或稍高
血钠	降低或正常	正常	正常或显著增高
pH	降低	正常	正常或降低
CO_2CP	降低	正常	正常或降低
乳酸	稍高	正常	正常
血浆渗透压	正常或稍高	正常	显著升高

三、救治与护理

（一）升高血糖

轻者口服含糖食物即可缓解，如糖水、橙汁、糖果、饼干、面包、馒头等。处理后即使意识完全恢复，仍需要继续观察，特别是口服降糖药引起的低血糖症。重者或低血糖昏迷的病人应立即静脉注射 50% 葡萄糖溶液 40~60ml，并继续静脉滴注 5%~10% 的葡萄糖 500~1000ml，特别是乙醇和磺脲类药物引起的低血糖可能使昏迷持久，老年人或脑中葡萄糖缺乏时间久者对葡萄糖治疗的反应可能缓慢，应根据病情调整滴速和输液量，直至血糖稳定在正常水平。必要时可加用氢化可的松 100mg 静脉推注后，视病情需要再以 100mg 加入 500ml 葡萄糖中缓慢滴注，一日总量在 200~400mg；或加用胰高糖素 0.5~1mg，皮下、肌内或静脉注射，一般 20 分钟内生效，但维持时间仅 1~1.5 小时。

（二）严密观察病情

1. 密切观察生命体征及神志变化，记录尿量，记录出入量。

2. 定时监测血糖，凡怀疑低血糖昏迷的病人，应立即抽血做血糖测定，并马上供糖而不必等待检查结果。

3. 观察治疗前后的病情变化，评估治疗效果。病人使用胰岛素或氯磺丙脲时，可有低血糖反应，为防止病人清醒后再度出现低血糖反应，需要观察 12~48 小时。

（三）防治脑水肿

一般血糖上升并维持在正常水平 10 分钟后，低血糖症状即可缓解，如果血糖正常达 30 分钟，但昏迷仍持续存在，应考虑有脑水肿的可能，给予脱水药 20% 甘露醇静脉滴入。

（四）加强护理

（1）饮食应少食多餐，低糖、高蛋白、高纤维素和高脂肪饮食，可减少对胰岛素分泌的刺激。

（2）昏迷病人按昏迷常规护理。意识恢复后要注意观察是否有出汗、嗜睡、意识模糊等再度低血糖状态，以便及时处理。

（3）抽搐者除补糖外，可酌情应用适量镇静剂，并注意保护病人，防止外伤。

（4）做好心理护理，神志清楚的病人，给予精神安慰，消除其紧张心理。

第五节　甲状腺危象

故事点睛

旁白： 小金是医院的一名急诊当班护士，今天中午接到急救电话，说是"一位36岁的女性2年前诊断为甲状腺功能亢进症，昨日因父亲车祸去世悲痛万分，今晨出现恶心呕吐、烦躁不安、心动过速、高热失眠、双眼畏光流泪和出冷汗。"小金接到电话后，马上报告值班医生，同时做好急救准备。

人物： 由两名学生分别担任故事人物，进行即兴表演。

请问：

1. 小金评估病人病情时，应该注意什么？
2. 病人应做何检查？
3. 如何协助医生对病人进行救护？

甲状腺危象（thyroid crisis）是甲状腺功能亢进症（甲亢）病情急剧恶化，导致全身代谢严重紊乱，心血管系统、消化系统及神经系统功能出现的严重障碍，是甲状腺功能亢进症的一种最严重而少见的并发症，多发生在甲亢未治疗或控制不良病人，各种年龄均可发生，但儿童少见。

一、诱因与发病机制

（一）诱因

1. 甲状腺疾病

（1）甲状腺手术　未做好准备工作，多在手术中、术后4~16小时发生。

（2）自停抗甲状腺药物。

（3）放射性碘治疗。

（4）用力触摸甲状腺。

（5）碘造影剂。

2. 非甲状腺疾病

（1）严重感染　占危象诱因的40%，多见于呼吸道感染。

（2）应激　精神刺激，过度紧张、疲劳，高温环境，情绪激动，创伤、妊娠、分娩等。

（二）发病机制

其发病原因可能与循环内甲状腺激素水平增高有关。患病率虽然不高，但若诊治不及时，死亡率很高，在20%以上。甲状腺危象确切的发病机制未完全阐明，可能与下列因素有关。

（1）大量甲状腺激素释放至循环血中。

（2）血中游离甲状腺激素增加。

（3）应激：如急性疾病、感染、外科手术等应激状态引起儿茶酚胺释放增多。

（4）肾上腺皮质激素分泌不足：甲亢时肾上腺皮质激素的合成、分泌和分解代谢率加速，久之使其功能减退，对应激反应减弱等有关。

以上列举的原因，可解释部分甲状腺危象的发生，但不能概括全部发生机理，故可认为，甲状腺危象的发生并非单一原因所致，而是由多方面因素引起的。

二、现场评估

1. 临床表现　甲状腺危象如能早期发现，及时救治，多可转危为安。本症的早期可有一些先兆症状，主要表现为原有甲亢症状突然加重，发热，体温在38~39℃之间，病人自述心慌，心率增快，常达120~140次/分钟，烦躁不安，食欲减退，恶心，呕吐，腹泻，乏力，多汗等。

甲状腺危象期为先兆症状的进一步加重。病人呈高热状态，体温达39℃以上，心率140~240次/分钟，常有心房颤动或扑动，并可致心力衰竭，焦虑，极度烦躁不安，大汗淋漓，厌食，恶心，呕吐，黄疸，腹泻，大量失水可致虚脱、休克，继而嗜睡或昏迷，终致昏迷而死亡。死亡原因多为高热虚脱，心力衰竭，肺水肿，水电解质代谢紊乱。

2. 辅助检查　典型病例诊断并不困难，甲状腺功能检查无助于诊断，因发生危象时病人血中的甲状腺激素水平多无明显升高，而血清蛋白结合碘值（PBI）常较高。对疑为甲状腺危象者，在有条件单位，虽可做PBI、T_3与T_4测定及甲状腺2小时吸碘率以做参考，但最好一旦临床诊断成立，立即开始治疗，以免丧失时机。

三、救治与护理

（一）严密观察病情

严密监测生命体征、心电图、神志、SpO_2等的变化，发现异常及时处理。

（二）紧急救护

1. 迅速降低甲状腺激素水平

（1）抑制甲状腺激素合成　首选丙硫氧嘧啶（PTU），首次剂量600mg，口服或经胃管注入，一般在服药后1小时开始起作用。以后给予PTU 250mg口服，每6小时一次，待症状缓解后减至一般治疗剂量。

（2）抑制甲状腺激素释放　服PTU 1小时后再加用复方碘口服溶液5滴、每8小时一次，或碘化钠1.0g加入10%葡萄糖盐水溶液中静脉滴注24小时，以后视病情逐渐减量，一般使用3~7日。如果对碘剂过敏，可改用碳酸锂0.5~1.5g/d，分3次口服，连服数日。

（3）清除血浆甲状腺激素　上述常规治疗不满意者，可选用腹膜透析、血液透析或血浆置换等措施迅速降低血浆甲状腺激素浓度。

2. 降低周围组织对甲状腺激素的反应

（1）普萘洛尔20~40mg，每6~8小时口服一次，或1mg稀释后缓慢静脉注射。其作用是抑制外周组织T_4转换为T_3。但心功能不全、心脏传导阻滞、心房扑动、支气管哮喘者应慎用或禁用。

（2）氢化可的松 50～100mg 加入 5%～10% 葡萄糖溶液静脉滴注，每 6～8 小时一次。可改善机体反应性，提高应激能力。还可抑制组织中 T_4 向 T_3 转化作用，与抗甲状腺药物有协同作用，可迅速减轻临床症状。

（三）加强护理

（1）绝对卧床休息，保持环境安静，减少环境中的不良刺激，如声音和光的刺激，限制访视者，减少交谈，向病人解释病情时语调轻柔。对烦躁病人，可予镇静剂。

（2）纠正脱水和电解质紊乱，及时补充水分，每日饮水量不少于 2000ml。补充葡萄糖、钾、钠和维生素等。给予高热量、高蛋白、高纤维素饮食。

（3）高热者予物理降温，避免用乙酰水杨酸类药物，因其能与甲状腺结合球蛋白（TBG）结合，置换出 T3 和 T4，使血中游离甲状腺激素增多。

（4）做好各种抢救准备。预防吸入性肺炎等并发症。

（四）去除诱因

（1）迅速寻找和去除诱因，特别是感染，应及时进行血培养，如考虑感染存在，可根据经验给予抗生素治疗，以后再根据细菌培养及药物敏感报告选用抗生素。

（2）伴有其他疾病病人应同时积极处理。

第六节　重症肌无力危象

重症肌无力（MG）是乙酰胆碱受体抗体（AChR-Ab）介导的、细胞免疫依赖的和补体参与的神经-肌肉接头（NMJ）处传递障碍的自身免疫性疾病。临床特征是骨骼肌活动时容易疲劳，休息或用胆碱酯酶抑制药可以缓解，若急性发生延髓支配的肌肉和呼吸肌严重无力，出现呼吸肌、吞咽肌进行性无力或麻痹，导致不能维持换气功能即为重症肌无力危象。

一、诱因与发病机制

（一）诱因

（1）过度疲劳、情绪激动、手术、激素分泌状态的改变，如月经来潮、妊娠、分娩、甲状腺功能亢进等，均可为急性发作的诱因。

（2）感染，以上呼吸道感染最为常见。

（3）抗胆碱酯酶药物应用不当。

（4）某些药物可加重肌无力。①氨基糖苷类及多黏菌素类抗生素，可抑制乙酰胆碱释放，应禁用。②中枢神经系统抑制剂，可引起或加重呼吸困难。③神经肌肉阻滞剂及抗心律失常药，可降低肌膜的兴奋性或抑制神经肌肉的传递。

（二）发病机制

多数学者认为重症肌无力是细胞免疫依赖、补体参与的自身免疫性疾病。总之，本病是一种与胸腺异常有关的自身免疫性疾病，但可能与某些遗传因素有关。

二、现场评估

重症肌无力危象分为三型，包括肌无力危象、胆碱能危象和反拗性危象。危象发生时必须确定为哪一种危象，否则判断不准、治疗不当，不但不能减轻或解除危象，还会使病情恶化。

（一）肌无力危象

即新斯的明不足危象，由各种诱因和药物减量诱发，最常见，约1% MG病人可出现，常因抗胆碱酯酶药量不足引起。呼吸微弱、发绀、烦躁、吞咽和排痰困难、语言低微直至不能出声，最后呼吸完全停止。可反复发作或迁延成慢性。

（二）胆碱能危象

即新斯的明过量危象，多在一时用药过量后发生，抗胆碱酯酶药过量所致，病人肌无力加重，出现肌束震颤及毒蕈碱样反应。除上述呼吸困难等症状外，尚有乙酰胆碱蓄积过多症状：包括毒碱样中毒症状（呕吐、腹痛、腹泻、瞳孔缩小、多汗、流涎、气管分泌物增多、心率变慢等），烟碱样中毒症状（肌肉震颤、痉挛和紧缩感等）以及中枢神经症状（焦虑、失眠、精神错乱、意识不清、抽搐、昏迷等）。

（三）反拗性危象

对抗胆碱酯酶药不敏感所致。难以区别危象性质又不能用停药或加大药量改善症状者。多在长期较大剂量用药后发生，临床表现介于肌无力危象和胆碱能危象之间。依酚氯铵试验无反应。

三、救治与护理

（一）严密观察病情

严密观察生命体征变化和对药物治疗的反应，判断危象的类型，做好相应处理。

（二）维持呼吸

对有呼吸困难、缺氧、发绀严重的病人可立即行气管插管和呼吸机支持治疗。若2周内呼吸肌麻痹不能恢复正常应果断做气管切开，用人工呼吸机辅助呼吸。注意气管切开护理的无菌操作，给予雾化吸入，及时吸痰，保持呼吸道通畅。

（三）不同类型危象的处理

1. 肌无力危象　气管插管和正压呼吸开始后应停用胆碱能药物，避免刺激呼吸道分泌物增加。可应用胆碱酯酶抑制剂如甲基硫酸新斯的明、溴吡斯的明，甲基硫酸新斯的明1~2mg肌内注射或0.5~1.0mg静脉注射，好转后根据病情2小时重复一次，日总量6mg，或1~2mg加入5%葡萄糖盐水500ml中静脉滴注。如有药物过量症状，酌情用阿托品0.5mg肌内注射。能吞咽后改为口服。但注意应少量、多次用药，对心率过慢、心律不齐、机械性肠梗阻以及哮喘病人均忌用或慎用。若用药后症状不减轻，甚至加重，应警惕胆碱能危象发生。

2. 胆碱能危象　立即停用抗胆碱酯酶药物，并用：①阿托品0.5~2.0mg肌内注射或静脉注射，15~30分钟重复一次，至毒碱样症状减轻后减量，间歇使用，直至恢复。②解磷定，对抗烟碱样作用，以400~500mg加入5%葡萄糖或生理盐水中静脉滴注，直至肌肉松弛，肌力恢复。

3. 反拗性危象　停用一切抗胆碱酯酶类药物，至少3天后从原药量的半量开始给药，同时改用或并用激素。危象解除后处理：应继续使用抗胆碱酯酶类药物，并配合其他治疗。

（四）加强护理

（1）绝对卧床休息。

（2）加强营养，对危象病人可经鼻饲或静脉补充营养。病情好转后仍须严格掌握在注射抗危象药物15分钟后再进食（口服者在饭前30分钟服药）。

（3）预防肺不张和肺部感染、口腔炎和褥疮的发生。

（五）病因治疗

（1）待症状改善后，可选择肾上腺皮质类固醇激素治疗，合用抗胆碱酯酶药。长期服用地塞米松、泼尼松等，要注意观察有无消化道出血、骨质疏松、股骨头坏死等并发症。

（2）激素治疗半年内无改善者，应考虑用免疫抑制剂，常用硫唑嘌呤或环孢素，应定期查血象和肝肾功能。

（3）亦可行血浆置换、免疫球蛋白治疗。

（4）全身型MG可考虑行胸腺切除术。

本章小结

超高热危象是指体温升高至体温调节中枢所能控制的调定点以上（>41°C），同时伴有抽搐、昏迷、休克、出血等。以感染性发热较多见。首先要对病人进行降温处理，迅速而有效地将体温降至38.5℃是治疗超高热危象的关键。根据病情的不同，选择适当的降温措施，及时降低体温，防止体温过高导致病人机体严重损害，甚至死亡或遗留后遗症。

高血压危象是在高血压的基础上，发生全身小动脉暂时性强烈痉挛，周围血管阻力明显增加，致使血压急剧上升，以收缩压为主，可高达260mmHg，舒张压也可增至120mmHg。常有情绪波动、过劳、内分泌紊乱等诱因。病人在短期内感觉剧烈头痛、眩晕、胸闷、气急、恶心、呕吐、视力模糊。有尿少、尿频、蛋白尿，并常有自主神经功能失调症状，如异常兴奋、出汗、口干、皮肤潮红或面色苍白、手足发抖等。眼底小动脉痉挛，有出血、渗出和视盘水肿。其急救原则是迅速降压，制止抽搐、脱水排钠降低颅内压，防止严重并发症的发生。

高血糖危象是由于高血糖给病人带来严重的致命性损伤，需要及时识别和处理，主要包括糖尿病酮症酸中毒（DKA）和高血糖高渗状态（HHS）。治疗原则为尽快补液以恢复血容量，纠正失水状态，降低血糖，纠正电解质及酸碱平衡失调，同时积极寻找和消除诱因，防止并发症，降低死亡率。

低血糖危象是血糖降低，引起交感神经过度兴奋和中枢神经异常的症状和体征。轻症者可经口进食含糖食物，昏迷或抽搐病人立即静脉注射50%葡萄糖溶液。

甲状腺危象（thyroid crisis）是甲状腺毒症急性加重的一个综合征，发生原因可能与循环中的甲状腺激素水平增高有关。多发生于较重甲亢未予治疗或治疗不充分的病人。常见诱因有感染、手术、精神刺激等，临床表现为高热、大汗、心动过速、烦躁、焦虑不安、谵妄、恶心、呕吐、腹泻，严重病人可有心衰、休克和昏迷等。治疗应迅速降低甲状腺激素水平。

习　题

一、选择题

【A1/A2 型题】

1. 甲亢危象病人紧急救护的最关键的措施是

   A. 降低甲状腺素水平　　B. 去除诱因

   C. 纠正水、电解质紊乱　　D. 补充能量、维生素

   E. 对症与监护

2. 高血压危象病人应紧急降压至安全水平，即

   A. 140～150/90～100mmHg　　B. 180～200/120～130mmHg

   C. 120～130/80～90mmHg　　D. 160～180/100～110mmHg

   E. 100～110/70～80mmHg

3. 高血压危象降压药首选

   A. 硝普钠　　B. 肼屈嗪

   C. 酚妥拉明　　D. 呋塞米

   E. 以上都不是

4. 超高热病人必有的临床表现是体温大于

   A. 38℃　　B. 39℃　　C. 40℃　　D. 41℃　　E. 42℃

5. 高血压病人，生气后，血压升至 250/120mmHg，发生癫痫样抽搐，呕吐，意识模糊等中枢神经系统功能障碍的表现，脑 CT 未见异常，最可能的诊断是

   A. 脑出血　　B. 高血压脑病

   C. 蛛网膜下腔出血　　D. 高血压危象

   E. 以上都不对

6. 某高血压病人，测其血压为 220/120mmHg，急起呼吸困难，不能平卧，双肺满布湿性啰音，宜选用哪种血管扩张剂治疗

   A. 苄胺唑啉　　B. 卡托普利

   C. 硝普钠　　D. 硝酸甘油

   E. 异山梨酯

二、思考题

对高血压危象病人进行静脉滴注硝普钠时应注意什么？

（周正翔）

扫码“练一练”

第十二章　常用救护技术

学习目标

1. **掌握**　气管插管术、外伤止血包扎固定与搬运、电复律。
2. **熟悉**　机械通气技术及护理、气管切开术。
3. **了解**　常用救护技术的原理。
4. 具备运用常用救护技术的能力。
5. 具有尊重和保护病人权利的素质以及预防医疗事故发生的意识。

第一节　机械通气技术

故事点睛

旁白： 王女士手拿住院单、抱着5天孙女儿“佳佳”进入儿科病房。

接诊护士了解到：一足月新生儿出生5天后常规检查无异常后予今日早晨出院。出院后出现面色苍白，口唇发绀。马上报告值班医生，同时做好急救准备。

人物： 由2名学生分别担任故事人物，进行即兴表演。

请问：

1. 接诊护士应如何协助医生进行处理？
2. 针对患儿的这种状况，急诊护士应注意些什么，护理要点是什么？

机械通气（mechanical ventilation）是指利用机械装置辅助或代替自主呼吸运动的一种通气方式。目的是改善病人通气功能，减少氧耗量，增加肺内压，改善肺水肿，促进气体弥散。是临床常用的一项救护技术。

一、适应证

（1）各种急、慢性呼吸衰竭，呼吸频率>40 次/分或<5 次/分。

（2）急性呼吸窘迫综合征。

（3）呼吸性酸碱平衡失调。

（4）心源性或非心源性肺水肿。

（5）呼吸中枢控制失调或神经肌肉系统疾病。

（6）应用呼吸机进行呼吸道药物治疗或气溶胶治疗。

（7）各种外科大手术后出现通气弥散功能障碍。

（8）各种严重的胸部创伤。

二、禁忌证

（1）呼吸衰竭并发肺大疱。

（2）急性心功能衰竭、心肌梗死等引起的呼吸困难。

（3）大咯血或严重误吸引起的窒息。

（4）重症活动性肺结核。

（5）未经闭式引流的气胸、纵隔气肿或大量胸腔积液。

（6）张力性气胸。

三、呼吸机类型

按照机械通气的切换方式分类，常用的呼吸机有以下几种类型。

1. 定容型呼吸机　预先设定潮气量，然后呼吸机将预订量的气体送入肺内，引起肺扩张完成吸气；当送入的气体容量达到预定的潮气量值时，呼吸机将自动停止送气转为呼气。优点是能够保证足够通气量，缺点是易产生气压伤。

2. 定压型呼吸机　预先调定压力，在呼吸机工作时，将气流送入肺内，使肺泡扩张，当肺泡内压达到预定压力时气流即终止，胸廓和肺泡弹性回缩将肺泡气排出，待呼吸道内压力降到预定呼吸机参数值时开始下一次送气。优点是不易产生气压伤，缺点是不能保证足够的潮气量，有造成通气不足的可能。

3. 定时型呼吸机　预先设定病人送气时间，当呼吸机送气到达预定时间时，送气停止转为呼气。常用于新生儿和婴幼儿。

4. 混合型多功能呼吸机　伴随在呼吸生理、电子技术和精良传感技术方面的迅速发展以及电脑的广泛应用，目前单纯以定量、定压，或时间作为转换形式的呼吸机在临床上将被综合三种转换融为一体的多功能呼吸机即混合型多功能呼吸机替代。

四、操作方法

（一）呼吸机与病人连接方式

1. 面罩　适用于神志清楚且能够配合的病人，或者短时间使用。

2. 气管插管　用于昏迷病人。

3. 气管切开　用于需要长时间机械通气的病人。

（二）机械通气模式的选择

1. 控制通气（CMV）　为目前临床治疗中最常用的通气方式，呼吸机在吸气时将气流送入肺中，当压力上升至一定水平，呼吸机停止供气，呼气阀打开，病人的胸廓和肺泡弹性回缩将肺泡气排出，产生呼气。如此周而复始，主要适用于各种以通气障碍为主的呼吸衰竭病人。目前，控制通气主要有两种形式。

（1）容量控制通气（VCV）　是呼吸机在容量转换的方式下，控制病人的潮气量，通气频率，以保证有效的通气量，维持病人的呼吸功能。常用于无自主呼吸病人。

（2）压力控制通气（PCV）　是在压力转换的条件下，通过呼吸机控制病人的呼吸。PCV 需要预设呼吸道压力、呼吸频率、吸气时间或吸呼时间比等参数。多用于婴儿或易发生气压伤的无自主呼吸的病人。

2. 压力支持通气（PSV）　在病人有自主呼吸的前提下的辅助通气方式，每次吸气都施加一定水平的压力支持，以增强病人的吸气能力，同时增加病人的吸气浓度和吸入气量。

3. 同步间歇指令通气（SIMV）　是一种控制模式和自主呼吸相结合的通气模式，呼吸机的供气由病人的自主吸气触发，主要用于脱机前的训练和过渡。

4. 持续气道正压通气（CPAP） 是在病人自主呼吸条件下，呼吸机于整个呼吸周期均施以一定程度的呼吸道正压，可防止呼气时上、下呼吸道及肺泡塌陷，改变肺顺应性，减轻吸气时呼吸道阻力，明显提高功能残气量，使肺泡内压力升高，减少液体渗出。适用于有自主呼吸的 ARDS、肺不张等。

5. 呼气末正压通气（PEEP） 是指呼吸机在吸气时将气体压入肺脏，在转为呼吸时仍保持气道在预定正压水平，一般设定为 5~10cmH_2O，适用于 ARDS 或肺水肿病人。

（三）呼吸机参数的设置

1. 潮气量（TV） 成人 8~12ml/kg；儿童 5~6ml/kg。

2. 呼吸频率 成人一般为 12~16 次/分；儿童 20 次/分；婴幼儿 30 次/分；新生儿 40 次/分。

3. 每分通气量 成人一般为 90~120ml/kg；儿童 120~150ml/kg。

4. 呼吸时间比（I∶E） 为避免发生呼气功能不全，I∶E 一般设定为 1∶1.5~2。

5. 通气压力 成人 15~20cmH_2O；小儿 12~15cmH_2O。

6. 供氧浓度 一般以 40%~50% 为宜，按病情可酌情增加，但不能长时间超过 60%。

五、注意事项及护理要点

（1）注意呼吸机运转情况，有无漏气，导管连接处是否松脱或滑落。

（2）密观病人神志、呼吸形态及各项生命体征，定期进行电解质测定和血气分析，及时调整呼吸机参数。

（3）充分湿化呼吸道，防止病人气道干燥，鼓励并协助病人咳嗽、深呼吸、翻身、变换体位，促进痰液排出，防止分泌物堵塞，做好呼吸机接班及病室的消毒工作，预防肺部感染。

（4）防治呼吸机治疗出现的并发症，如通气不足诱发的高碳酸血症，或者因通气过强造成的碱中毒。

第二节 气管插管术

故事点睛

旁白： 小月是医院的一名急诊当班护士，今天上午接到急救电话，说是“病人男，55 岁，今晨吃早饭时，忽然意识丧失，倒地，动脉搏动触不到。”小月接到电话后，马上报告值班医生，同时做好急救准备。

人物： 由 2 名学生分别担任故事人物，进行即兴表演。

请问：

1. 小月评估病人病情时，应该注意什么？
2. 如何协助医生对病人进行救护？

气管插管是建立人工气道的可靠途径，也是进行人工通气的最好办法。它不仅有利于清除呼吸道分泌物，维持气道通畅，减少气道阻力，也有利于减少呼吸道解剖无效腔，保证有效通气量，为给氧、加压人工呼吸、气管内给药等提供条件。

一、适应证

（1）呼吸、心脏骤停需行心肺脑复苏者。

（2）呼吸功能不全或呼吸困难，需行人工加压给氧和辅助呼吸者。

（3）呼吸道分泌物不能自行咳出。

（4）各种全麻或静脉复合麻醉。

（5）颌面部、颈部等部位的大手术需要保持呼吸道通畅者。

（6）婴幼儿气管切开前需要行气管插管定位者。

（7）新生儿窒息复苏。

二、禁忌证

（1）喉头水肿、气道急性炎症等。此类病人可选择气管切开。

（2）咽喉部烧伤、肿瘤、脓肿、血肿或异物存留者。

（3）胸主动脉瘤压迫气管者，插管有导致主动脉瘤破裂的可能性。

（4）颈椎骨折或脱位者。

三、操作前准备

准备好气管插管盘，包括以下物品：

1. 喉镜　由喉镜柄和喉镜片组成，有成人、儿童、幼儿三种规格。镜片有直、弯两种类型，成人多用弯型镜片，在暴露声门时不必挑起会厌，因而可减少对迷走神经的刺激。

2. 气管导管　气管导管多选用对组织无刺激、带充气气囊的硅胶管。其长度、粗细要根据具体情况选择。经口插管时成年男性一般用 36~40 号，女性用 32~36 号。鼻腔插管应相应小 2~3 号，且不带套囊。小儿按以下公式选择导管：1~7 岁，号数=年龄+19；8~10 岁，号数=年龄+18；11~14 岁，号数=年龄+16。在临床工作中，通常还可以准备较此气管导管大 1 号和小 1 号的气管导管各一根以备用。

3. 导管管芯　管芯可用细金属条（铜、铝、铁丝皆可），其作用是使导管保持一定的弯度，以适应病人局部的生理解剖特点，便于插管操作。要求导管长度适当，以插入导管后其远端距离导管开口 0.5~1cm 为宜。一般导管插入声门后即拔出管芯，后单独使用导管继续插入，以防止造成气管损伤。

4. 其他　牙垫、喷雾器（内装 1% 丁卡因或其他局麻药）、10ml 注射器及针头、衔接管、吸引装置、胶布、凡士林、听诊器、吸痰管、简易呼吸器、面罩或呼吸机。

四、操作方法

气管插管主要经过口腔或鼻腔通过咽喉、声门裂而入气管。根据插管途径可分为经口腔插管和经鼻腔插管，根据插管时是否用喉镜暴露声门，分为明视插管和盲探插管。

（一）经口明视插管术

是临床应用中最广泛、最方便的一种气管内插管方法，关键步骤在于用喉镜暴露声门。

（1）病人取仰卧位，头后仰，使口、咽、气管基本重叠于一条轴线，即插管标准头位

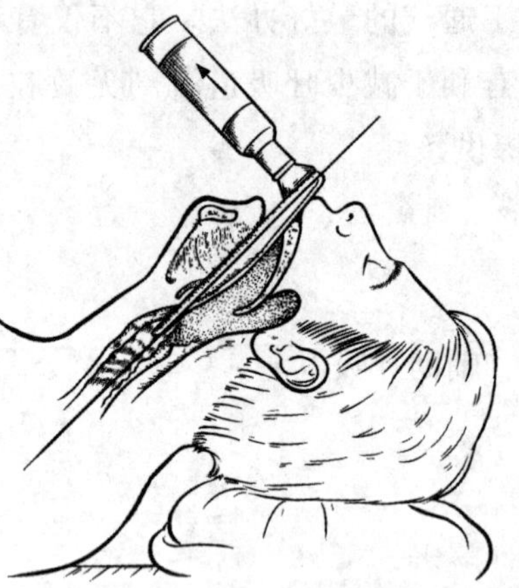

图 12-1　标准头位

（图 12-1）。如喉头暴露不好，可在病人肩背部垫枕，使头尽量后仰，此即插管操作的修正头位。

（2）操作者立于病人头侧，用右手拇指推开病人下唇及下颌，防止喉镜置入时下唇被卷入造成挤伤，示指抵住上门齿。以两指为开口器，使嘴张开。

（3）待口完全张开时，操作者左手拿喉镜，使带照明的喉镜呈直角倾向喉头，柄偏右，顺右侧舌面插入。镜片抵咽部后，使右偏的镜柄转至正中位，并轻轻将喉镜向左靠，使舌偏左，扩大镜片下视野，可见悬雍垂，此为暴露声门的第一个标志。然后顺舌背将喉镜片稍深入至舌根，稍稍上提喉镜，即可看到会厌的边缘，此为暴露声门的第二个标志。

（4）见到会厌边缘后，如果用直型喉镜片，则继续稍深入，使喉镜片前端到达会厌的腹面，然后上提即可暴露声门；若用弯型喉镜片，则只需稍深入，使喉镜片前端置于会厌与舌根交界处，然后上提喉镜，即可见声门。声门呈白色，透过声门可以看到暗黑色的气管通道

（5）暴露声门后，右手持头端事先已涂好凡士林的气管导管，前端对准声门，在病人吸气末（此时为声门开大时），顺势轻柔地将导管插入。导管插过声门 1cm 左右，迅速拔除导管芯，防止损伤气管，将导管继续旋转深入气管，成人 4cm，小儿 2cm 左右。

（6）塞牙垫于气管导管旁，后将喉镜退出。操作者用耳凑近导管外端，感觉有无气流。若为呼吸暂停的病人，应用嘴对导管吹气或用呼吸囊挤压，观察胸部有无起伏，并用听诊器认真对比两肺呼吸音，注意两侧是否对称。如果听诊两侧呼吸音不对称，可能为插入过深，进入一侧支气管所致，可将导管稍向后退出，直至两侧呼吸音对称。

（7）确认完毕，用长胶布妥善固定导管和牙垫。

（8）为防止漏气，需向导管前端的套囊内注入的空气，一般为 5ml 左右，注气量不宜过多，以气囊刚好封闭气道腔隙而不漏气为宜。

（9）用吸痰管试吸导管内分泌物，了解呼吸道通畅情况。

（二）经口探插法

在某些特殊情况下，如颞颌关节病变，颌面部瘢痕挛缩，先天性巨舌，以及颌面、舌、口腔内肿瘤等，病人张口困难，小于 2cm 时会影响到喉镜置入，对此类病人，可以经口盲探插管。利用可变形的管芯将导管变成“L”形，然后根据插入导管内通气的响声大小判断声门位置，当插入导管到响声最强处时，可拔出管芯，导管多能自然滑入气管。

（三）经鼻明视插管术

当病人严重张口困难（如颞颌关节强直、破伤风等），或口腔内插管妨碍手术进行时，选用经鼻明视插管术，尤其适用于需长时间插管呼吸支持的病人。

（1）术前认真检查，确认病人鼻腔无鼻中隔歪曲、息肉及纤维瘤等异常现象，必要时可滴入适量 1% 丁卡因以减轻不适。

（2）选择合适的导管，凡士林润滑，也可用液状石蜡滴入需插管侧鼻腔。

（3）病人体位同上所述。将导管沿垂直面部方向插入鼻腔，沿下鼻道经鼻底部，出鼻

后孔至咽喉腔。当插入导管深度与鼻翼至耳垂长度相当时，用咽喉镜暴露声门，右手继续将深入导管，进入声门。其他步骤基本同经口插管。

五、注意事项及护理要点

（1）对明显呼吸困难或呼吸骤停病人，插管前应先行人工呼吸或吸氧，以免因插管而增加病人缺氧时间，尤其是脑细胞缺氧损害。

（2）插管前认真核对物品是否齐全，喉镜灯泡是否明亮，气管导管气囊有无漏气。再根据病人年龄、性别、身材、插管目的及途径来选择合适的导管。

（3）插管动作要求轻柔、准确而又迅速，防止组织损伤和长时间缺氧。

（4）插管后注意检查导管固定是否牢靠，保持管腔通畅，注意观察有无扭曲、阻塞、脱落等情况。

（5）注意湿化吸入气体，防止气管内分泌物稠厚结痂而影响通气。

（6）插管留置时间不宜过长，超过72小时应拔除改行气管切开。

（7）应用带套囊的气管导管时，注入套囊内的气量一般以3~5ml为宜。需较长时间应用时，一般每4~6小时需将气囊放气1次。

（8）拔管方法：充分抽吸咽部及气管内的分泌物及胃内容物后，放出气囊内气体，放气的同时拔管。拔管应尽量在白天进行，以便观察病情与及时处理并发症。

（9）拔管后：应注意观察病人对拔管的反应，保持呼吸道通畅。

第三节 气管切开术

故事点睛

旁白：小民是医院的一名急诊当班护士，今天上午接到急救电话，说是“病人男，80岁，声音嘶哑1年，今日忽然呼吸困难。”小民接到电话后，马上报告值班医生，同时做好急救准备。

人物：由2名学生分别担任故事人物，进行即兴表演。

请问：

1. 小民评估病人病情时，应该注意什么？
2. 如何协助医生对病人进行救护？

气管切开术是指颈段气管切开，气管套管放入，以解除喉源性呼吸困难、呼吸功能失常或下呼吸道分泌物潴留所致呼吸困难的一种常见急救手术，其作用有通气、吸痰、气管内给药、加压给氧等。

一、适应证

（1）喉梗阻 如咽喉部炎症、异物、肿瘤、外伤、上呼吸道烧伤或瘢痕性狭窄等引起的急、慢性喉阻塞，造成窒息者。

（2）下呼吸道分泌物阻塞 因昏迷、炎症、胸部外伤或手术不能有效咳嗽排痰者。

（3）使用呼吸机辅助通气需要时间较长者。

(4) 气管异物且无法经喉取出者。

(5) 预防性气管切开。

二、禁忌证

(1) 各种严重的出血性疾病。

(2) 气管切开部位以下占位性病变而造成的呼吸道梗阻。

三、操作前准备

(1) 谈话准备　向病人及家属做好解释，使其了解气管切开术的目的、重要性、手术经过、术后注意事项及愈合过程，以取得病人与家属的配合。

(2) 做好物品准备　气管切开包、气管导管、氧气装置、口罩、帽子、无菌手套、皮肤消毒用品、1%普鲁卡因、吸引器、吸痰管、照明灯。

四、操作方法

(1) 病人取仰卧位，肩背部垫枕，头后仰并固定于中立位，保持病人下颌、喉结、胸骨切迹呈同一直线，使气管向前突出，充分暴露。若为小儿，则由助手将其头部固定。

(2) 颈部皮肤做常规消毒，操作者戴无菌手套，铺无菌手术孔巾。

(3) 于术区用普鲁卡因作局部浸润麻醉，上始甲状软骨，下止胸骨上切迹；幼儿可在甲状软骨下缘及胸锁乳突肌前缘之间作"V"形浸润麻醉；昏迷病人可不做麻醉。

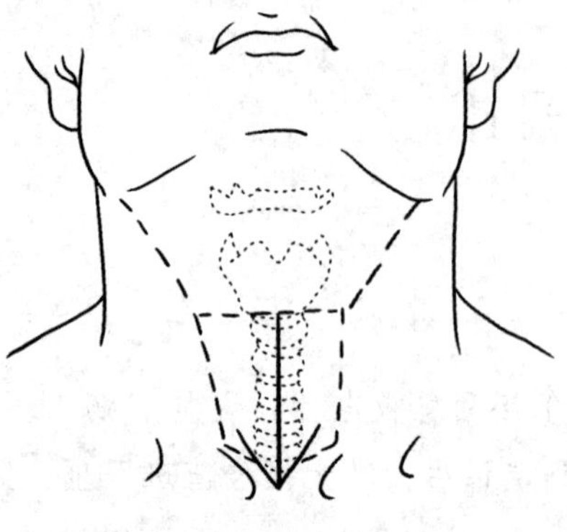

图 12-2　气管切开部位

(4) 左手拇指及中指固定病人甲状软骨，示指固定环状软骨上方，右手持刀做纵向切开，切开范围上自环状软骨，下至胸骨上凹上 1~1.5cm 处，于颈前正中线上切开长度约为 3~5cm 切口（图 12-2）。逐层分离皮下组织、颈浅筋膜、舌骨下肌群，可见甲状腺，将其峡部向上推开，暴露气管。

(5) 于第 3、4 或 4、5 气管软骨环处做横向切开，撑开气管切口，将气管内分泌物及血液吸出。

(6) 选择合适大小的气管套管插入，将套管带子缚于颈后并打结固定。如果病人颈部切口过长，可适当局部缝合，最后用开口纱布经套管下覆盖好切口，并用胶布固定。

五、注意事项及护理要点

(1) 手术过程中，一直保持病人头部中立位，避免损伤周围组织或血管。

(2) 术后套管要固定牢靠，一般以能在固定带和皮肤之间伸进一指为宜，过松套管易脱出，过紧影响血运。

(3) 保持呼吸道通畅、湿润，保持病室温度、湿度适宜。

(4) 气管套管口覆盖温湿纱布 1~2 层，及时吸痰，每隔 4~6 小时取出气管套管内管清洗消毒 1 次，每周更换外管 1 次。

(5) 床头常规备有气管切开包、给氧装置、吸引器、照明灯、血管钳、急救药品等急救物品。

(6) 病情好转后可拔管，因喉梗阻而行气管切开者，拔管前先试夹管 48 小时，病人无呼吸困难可拔管。因其他原因行气管切开者，症状体征改善，则可直接拔除气管套管。

（7）拔管后消毒伤口周围皮肤，无菌纱布覆盖，胶布固定。

第四节　外伤止血、包扎、固定及搬运

故事点睛

旁白：小敏是医院的一名急诊当班护士，今天上午接到急救电话，说是“人民路和桃园路交叉口发生汽车与摩托车相撞，摩托车司机撞倒在地，大量出血。”小敏接到电话后，马上报告值班医生，同时做好急救准备。

人物：由2名学生分别担任故事人物，进行即兴表演。

请问：

1. 小敏评估病人病情时，应该注意什么？
2. 如何协助医生对病人进行救护？

一、止血

各种外伤导致的出血，尤其是大动脉出血，如果止血不及时或处理方法不正确，可导致休克甚至危及生命。在实施止血之前，要首先判断出血类别。根据破裂血管的类型，出血可分为动脉出血、静脉出血和毛细血管出血三种。动脉出血，色鲜红，呈喷射状，需紧急救治，处理不及时有生命危险；静脉出血时，颜色暗红，呈泉涌状，一般不能自行止血；毛细血管出血，色鲜红，出血在皮肤表面，多为渗出，可以自行止血。按出血部位分，可以分为外出血、内出血和皮下出血。外出血是指伤口在身体表面，血液从伤口流出，易及时发现；内出血是体内组织器官受损而导致的出血，情况较严重，且易漏诊，现场无法处理，需紧急送医院急诊科处理；皮下出血是指皮肤无明显破损，仅在皮下软组织内出血，如挫伤、淤血瘀斑等，一般病情较轻。止血技术主要是针对动脉出血的急救。动脉止血有多种方法，需根据具体出血情况选择适合的止血方法。

知识链接

止血适应证：凡是出血的伤口都需现场止血。

（一）指压止血法

指压止血法是一种简单有效的止血方法，多用于临时自救或互救，适用于于头部、颈部或四肢的大中动脉出血。用拇指压住出血的动脉的近心端，将动脉压向临近的骨骼，阻断血液流通，已达到有效止血。

1. 颞浅动脉压迫法　常用于一侧头顶部的止血，在颧弓后缘耳前缘摸到颞浅动脉搏动点，用拇指将其压向下颌关节面（图12-3）。

2. 面动脉压迫法　常用于一侧颜面部的止血，于双侧下颌角前约3cm的凹陷处摸到颞浅动脉搏动点，用拇指将其压向下颌骨面（图12-4）。由于双侧面动脉相互间的吻合支多，因此一侧面部出血也需同时压迫双侧面动脉。

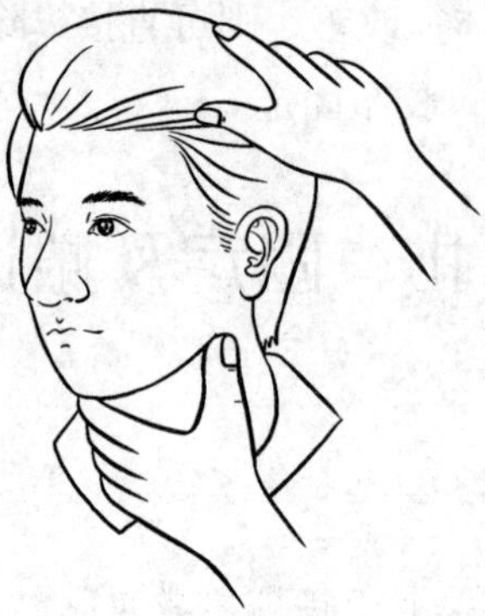

图 12-3　颞浅动脉压迫法

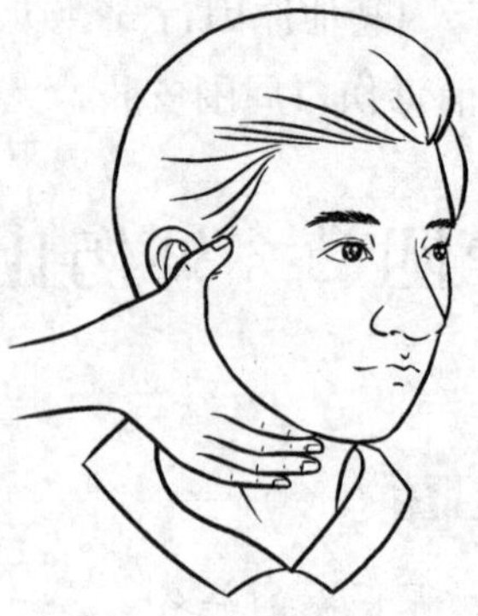

图 12-4　面动脉压迫法

3. 颈总动脉压迫法　常用于头部的止血，颈总动脉位于气管与胸锁乳突肌前缘之间，搏动强烈，用大拇指将其向后、向内压向第 5 颈椎横突（图 12-5）。

4. 锁骨下动脉压迫法　常用于腋窝和肩部的止血，于同侧锁骨上方的锁骨上窝中部摸到锁骨下动脉搏动点，用拇指将其向下、向后压向第一肋骨面（图 12-6）。

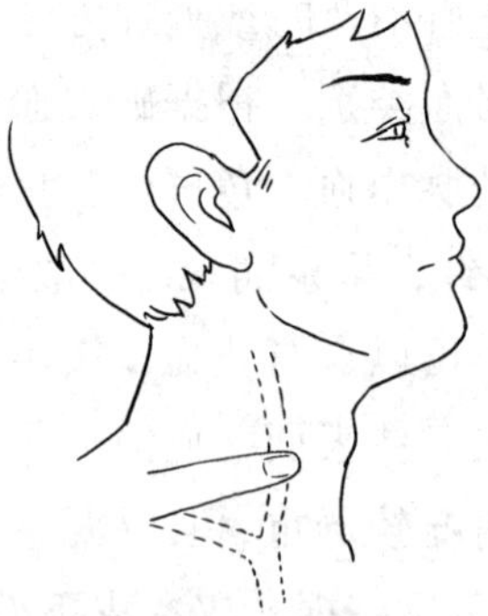

图 12-5　颈总动脉压迫法

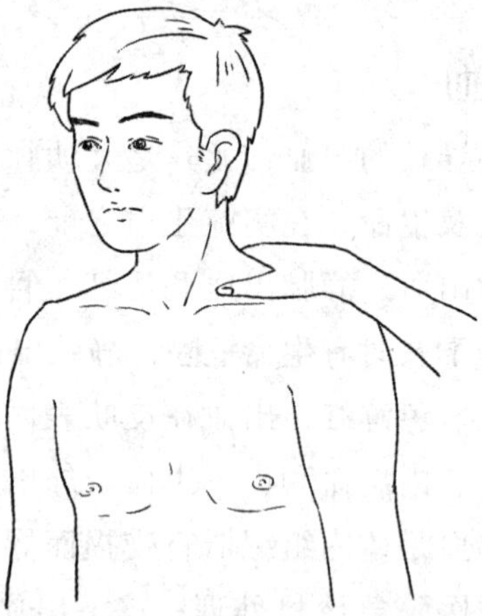

图 12-6　锁骨下动脉压迫法

5. 肱动脉压迫法　常用于前臂止血，肱动脉位于前臂内侧中部，摸到肱动脉搏动点后用手指将其压向内侧的肱骨干（图 12-7）。

6. 尺、桡动脉压迫法　常用于手部止血，于手腕部近端的内外两侧摸到尺、桡动脉的搏动点，分别用两手拇指将尺动脉、桡动脉分别压向尺、桡骨面（图 12-8）。

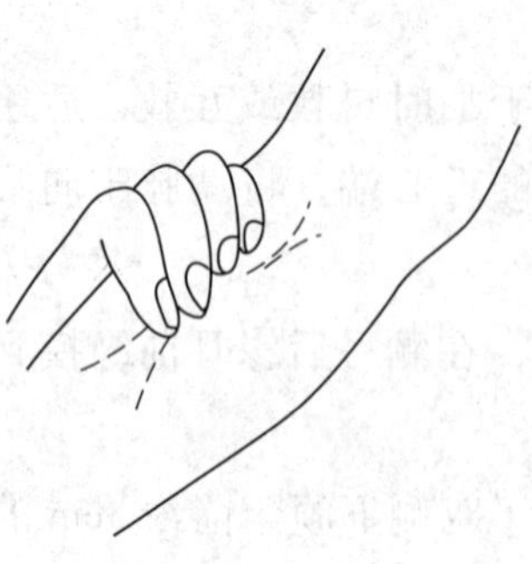

图 12-7　肱动脉压迫法

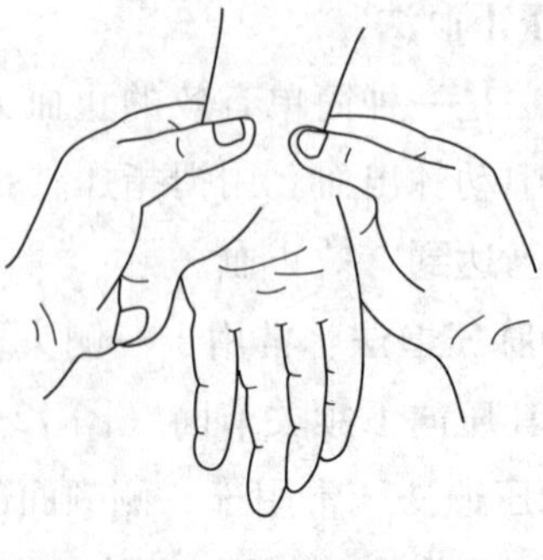

图 12-8　尺、桡动脉压迫法

（二）止血带止血法

多用于四肢动脉出血的止血，是现场急救中常用的一种临时止血方法。止血时，于伤口的近心端肢体皮肤周围垫上衬垫后再绑扎止血带（图 12-9）。临床常用的止血带有：橡皮止血带、充气加压止血带、卡式止血带。运用止血带止血法时应注意以下几点。

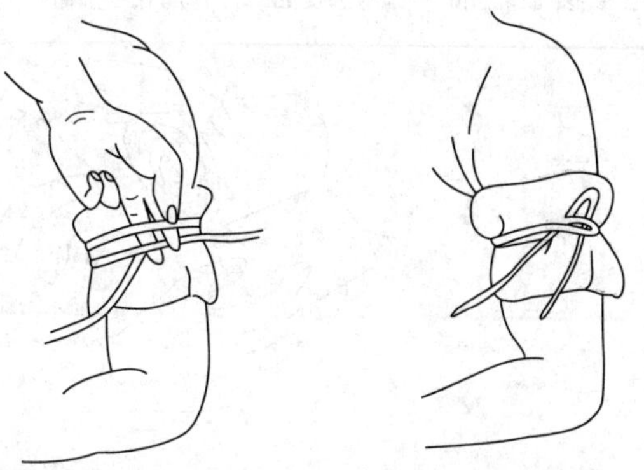

图 12-9　止血带止血法

（1）先绑扎止血带止血，后包扎伤口。

（2）止血带的绑扎部位在伤口的近心端，并应尽可能靠近上伤口，以减少缺血范围，但应避开骨骼隆起处或神经走行的部位。

（3）前臂、小腿出血一般不使用止血带止血，因前臂和小腿部位的动脉在两长骨骨间走行，无法完全阻断血流。

（4）上止血带的部位应先垫好软布垫后再绑扎止血带，以保护皮肤和肌肉。

（5）止血带绑扎要松紧适度，以摸不到远端动脉搏动、出血停止为准。过松达不到止血目的，过紧则造成肢体供血不足，肢体肿胀和坏死。

（6）禁止使用非弹性的绳索、鞋带、电线甚至铁丝等物品替代止血带。

（7）绑扎止血带的伤员，必须佩戴明显的标志，并标明绑扎时间，通常每隔 1 小时松开止血带 1 次，每次松开 2~3 分钟，以免造成肢体缺血坏死，并且在止血带放松期间需运用指压止血法等临时止血。

（三）加压包扎止血法

加压包扎止血法适用于小动脉，中、小静脉或毛细血管出血。先在伤口上用干净敷料覆盖，然后用绷带或三角巾加压包扎，注意包扎要松紧适度，以达到血流停止而又不影响肢体远端血运为宜。

（四）加垫屈肢止血法

适用于前臂和小腿出血时的紧急止血。前臂出血时，在肘窝处加垫并屈肘；上臂出血时，在腋窝内加垫，并使上臂紧靠胸壁；小腿出血时，在腘窝处加垫并屈膝。加垫屈肢止血法对伤员造成的痛苦较大，尤其是伤肢骨折的情况下，故不作为首选止血方法。

> **考点提示**
> 止血方法。

二、包扎

包扎的目的是压迫止血、保护创口、预防感染、减轻疼痛以及固定敷料、夹板。包扎在外伤急救中应用非常广泛，常用材料有绷带卷、三角巾和弹力绷带。任何一种包扎法，均要求无菌，完全覆盖伤口并且松紧适度。

（一）绷带包扎法

绷带包扎是外伤急救中的常用技术，其作用有加压包扎止血，固定敷料，现场固定骨折、关节脱位或悬吊肢体等。

1. 环形包扎法　此法多用于手腕部、额部、胸腹部等肢体上下周径基本相等且包扎范围小的部位。绷带卷放置在需包扎部位，第一圈稍斜向缠绕后反折，后环行缠绕，每圈均完全覆盖住前一圈。最后撕开绷带尾端打结固定或胶布固定（图 12-10）。

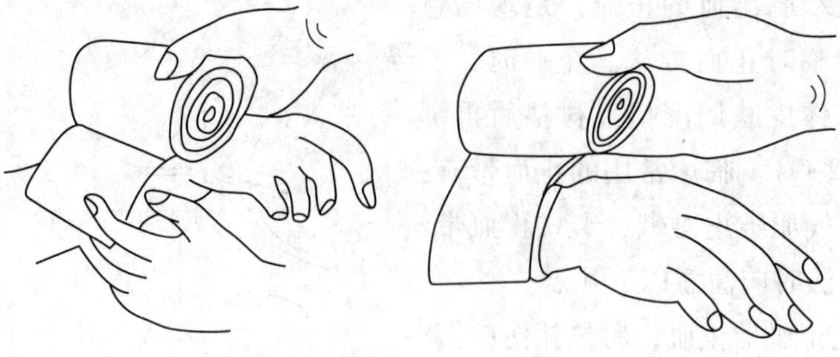

图 12-10　环形包扎法

2. 螺旋包扎法　此法一般用于包扎肢体上下周径大小基本相当的部位，如上臂、大腿和手指等。以环形包扎法开始，然后将卷带向上斜行缠绕，缠绕后一圈时需盖住前一圈的 1/2～2/3，直到将伤处完全包住，最后以环形包扎结束（图 12-11）。

3. 螺旋反折包扎法　此法一般多用于包扎肢体上下周径大小相差较大的部位如前臂、小腿等。包扎时以环形包扎法开始，然后螺旋向上包扎，缠绕绷带时用一拇指压住卷带上缘，将其上缘反折，并且每一圈需压住前一圈的 1/2～2/3，每圈的折线应互相平行，直到将伤处完全包住，最后以环形包扎结束（图 12-12）。

4. “8”字形包扎法　此法适用于关节部位包扎，具体包扎方法有两种。第一种先在关节下方做环形包扎，然后将卷带自下而上再自上而下来回做“8”字形缠绕并逐渐靠拢关节中心部位，最后以环形包扎结束。第二种方法在关节中心部位先做环形包扎，然后将卷带在关节的上下方来回做“8”字形，两圈均在关节的凹面交叉，反复进行并逐渐向关节外侧缠绕。包扎时每圈压住前一圈的 1/2～2/3，最后在关节的上方或下方做环形包扎结束（图 12-13）。

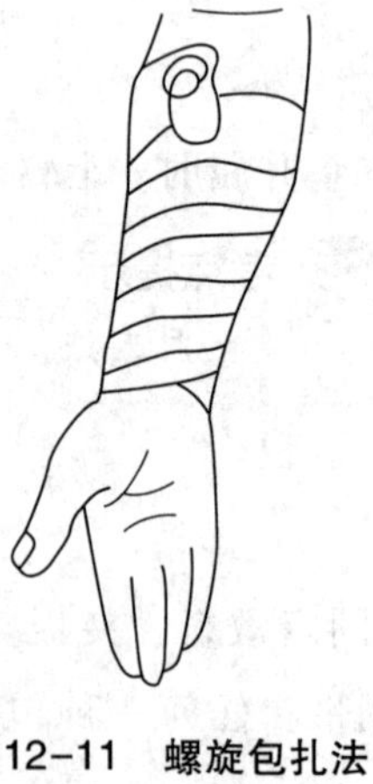

图 12-11　螺旋包扎法

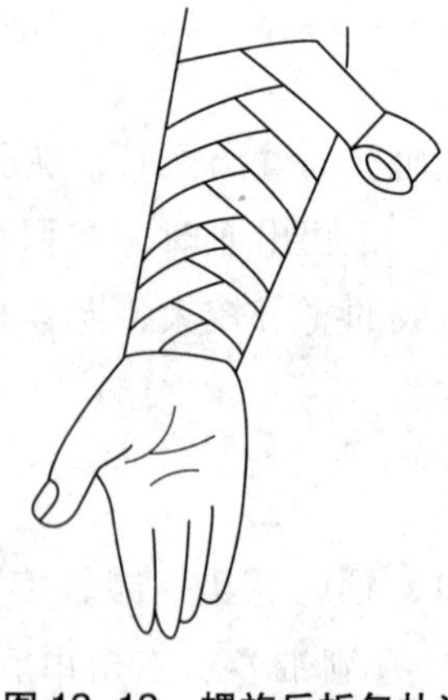

图 12-12　螺旋反折包扎法

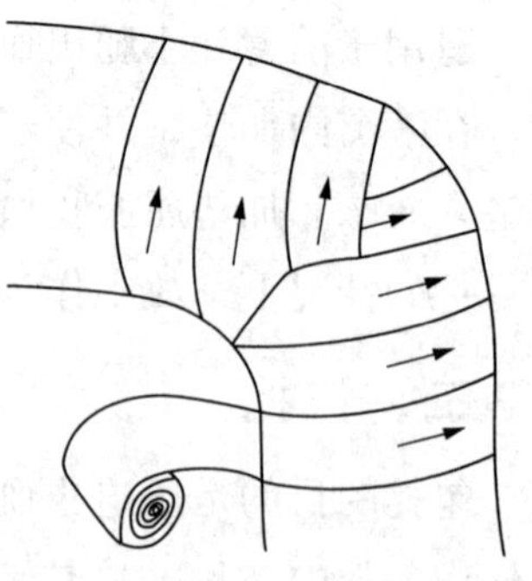

图 12-13　“8”字形包扎法

（二）三角巾包扎法

三角巾制作方便、简单，包扎方法容易掌握，尤其在大面积包扎时优于绷带包扎，为现场急救常用的包扎技术。包扎要做到快速、熟练、轻巧，以免碰触伤口，加重伤口的疼痛和损伤。包扎既要牢靠，但又要松紧适宜，以免引起血液循环障碍。

1. 头部包扎法　将三角巾的底边向外向上反折 3cm 左右，盖住眉以上头部及耳后区域，把两底角在枕后交叉压在顶角上，在缠绕回到额前打结（图 12–14）。

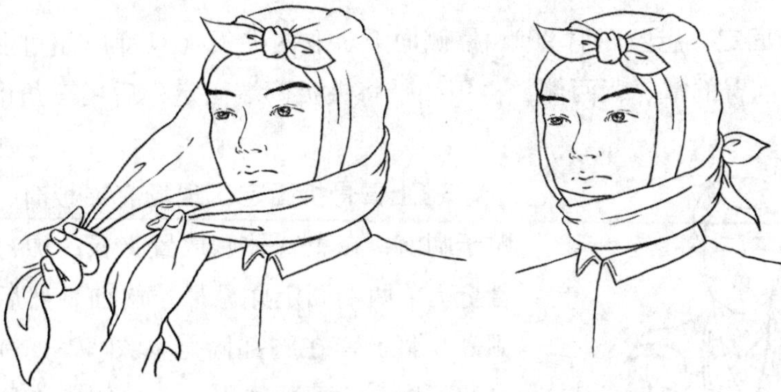

图 12–14　头部三角巾包扎法

2. 上肢包扎法　包扎时先将三角巾于伤员胸前平铺，顶角伸向肘关节稍外侧，伤肢屈曲，并压住三角巾，然后提起三角巾下端底角，绕至患侧肩部后方，另一端从健侧肩部绕至颈后，于颈后打结。

3. 胸部包扎法　将三角巾折成鱼尾状，并将其底部反折，横向缠绕胸部，然后提拉三角巾两角向上越过两侧肩部后至颈后打结，再将顶角带子缠绕至对侧腋下打结。

4. 背部包扎法　此包扎方法基本与胸部相同，只是位置方向相反，最后于胸部打结。

5. 下腹部包扎法　三角巾顶角朝下，将三角巾底边包绕腰部在后方打结，顶角向下兜住会阴部，并与两底边在臀部后方打结。

（三）包扎注意事项

（1）包扎时注意保持伤员的舒适体位，包扎过程中尽量不移动伤员。

（2）包扎时动作要熟练、轻巧，不触及伤口，避免加剧疼痛、损伤。

（3）绷带包扎要从伤口远端向近端包扎，包扎结束时用胶布或打结固定，打结应避开伤口打结。

（4）包扎时务必保持肢体的功能位，肘部弯曲包扎，膝部伸直包扎。

（5）包扎时应松紧适度，用力均匀，掌握“三点一走行”原则，即绷带的起点、止点、着力点和绷带走行方向，以达到包扎既牢靠又不引起病人疼痛或者末端血供障碍。

（6）包扎时四肢指（趾）端外露，以便观察末梢循环情况。

（7）包扎材料和皮肤均应干燥，皮肤之间（指缝、耳后）和骨突起处应加衬垫。

三、固定

固定目的是限制骨折断端活动，减轻伤员的疼痛，避免血管、神经及重要脏器的进一步损伤，是骨折现场急救中一项非常重要的措施。固定可分内固定、外固定两种，内固定需通过手术切开复位后完成，一般都用于入院后的治疗，在现场急救中多用外固定术。本节所述为现场的临时外固定，固定时需夹板和敷料等材料。在现场没有专用夹板时，也可用树枝、竹片、厚纸板、报纸卷甚至是健侧肢体等代替。没有专用敷料可用干净的布类、棉花等代替。

（一）常用固定方法

1. 锁骨骨折固定　先于两腋前方用毛巾衬垫，并将三角巾折叠成带状，两端分别绕两肩呈反“8”字形，尽量使两肩外展、向后，拉紧三角巾的两个头端，最后在背后打结。

2. 前臂骨折固定 患肢屈肘90°，桡侧向上。取两夹板（长度以超过肘关节和腕关节为宜）分别置于前臂的掌、背两侧，再用绷带将夹板两端固定，后用三角巾将前臂悬吊于胸前。

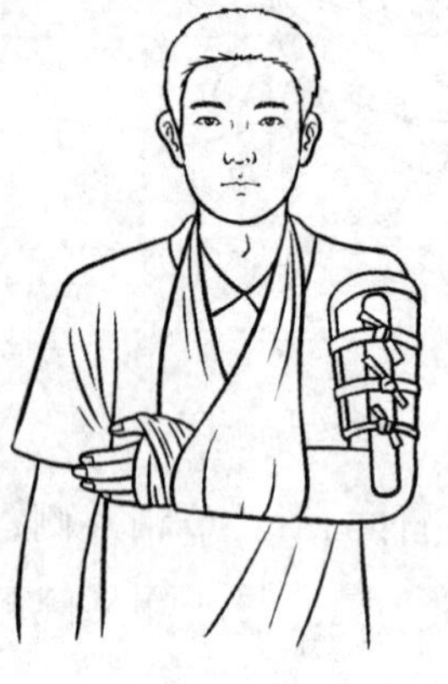

图12-15 上臂骨折夹板固定法

3. 上臂骨折固定 现场有夹板时，先将患肢屈曲贴于胸前，在患臂外侧放置夹板，加衬垫后用绷带将骨折上下两端固定并悬吊于胸前，然后用三角巾（或绷带）将上臂在胸部固定（图12-15）。现场无夹板时，可将上臂下垂并用三角巾固定在胸侧壁，用另一条三角巾将前臂悬挂于胸前。

4. 大腿骨折固定 取一长夹板（长度自腋下或腰部至足跟）置于伤肢外侧，另一夹板（长度自大腿根部至足跟）放于伤肢内侧，用绷带或三角巾分段将夹板牢靠固定于伤肢。

5. 小腿骨折固定 取两块夹板（长度自大腿至足跟）分别置于伤肢内、外侧，绷带或三角巾分段将夹板牢靠固定于伤肢。

（二）注意事项

（1）固定部位如有伤口时，应先止血、包扎，然后再固定，如有休克应先扩容抗休克。

（2）固定时务必将指（趾）端露出，以观察末梢血运情况，发现血运不良应解除固定调整后再次固定。

（3）注意肢体血液循环。如果发生血液循环障碍，将会导致组织缺血坏死，肢体残废，因此需密切观察肢体动脉搏动、皮肤颜色、温度等。

（4）适时调整夹板松紧度，骨折复位后3~5天肢体肿胀，肿胀期过后肢体消肿，夹板会因肢体变化出现过紧或过松，应根据实际情况及时调整夹板松紧度。

（5）固定后需将伤肢抬高，以减轻肢体肿胀。卧床病人伤肢可用枕头垫高，一般应高于心脏平面，以利于血液回流，减轻肿胀。

（6）一般骨折愈合时间较长，因此要加强对患肢的保护，防止复位固定好的骨折再移位。如上肢固定后要用三角巾或前臂吊带悬吊于胸前。

（7）在医护人员的指导下进行循序渐进地康复训练，以免肌肉萎缩、关节僵硬等并发症。

四、搬运

搬运是指把伤员从急救现场搬至担架，再从担架搬至救护车，后用担架搬至医院的这一连续的过程，日的是为了迅速地将伤员转运至安全地方，防止再次受伤，同时注意搬运途中的救治。

（一）徒手搬运法

适用于转运路程较近、伤势较轻的伤员，根据参与搬运的人数又可以将徒手搬运法分为以下几种。

1. 单人搬运法　适用于病情较轻、路程较近的病人。方法有：①扶持法。救护者站在病人一侧，使病人靠近救护者的一臂揽着自己的头颈，然后救护者用外侧的手牵着病人的手腕，另一手伸过病人背部扶持其腰部，使病人身体略靠着救护者，扶着自立行走。注意：对病情较轻，能够站立行走的病人才适用此方法。②抱持法。救护者站于病人一侧，一手托其大腿，一手托其背部，将其抱起。病人在有知觉的情况下，可让病人抱住救护者的颈部。③背负法。救护者站立于病人前面，背部微弯，背起病人。注意：合并有胸部损伤病人不宜采用此法（图 12-16）。

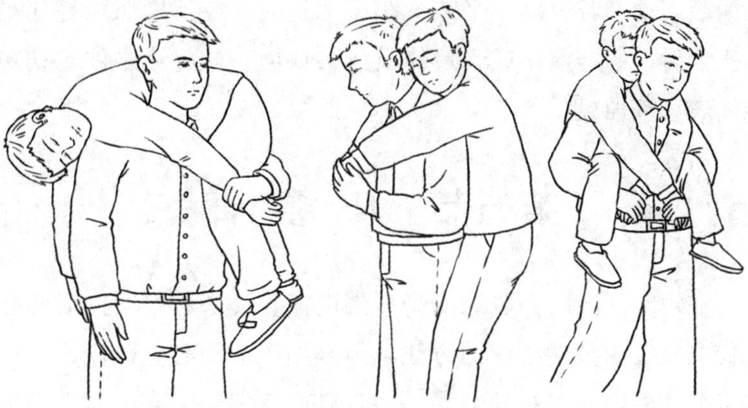

图 12-16　背负搬运法

2. 双人搬运法　一般为一人搬托腰背部，一人搬托双下肢，可分为有椅托式、轿式（图 12-17）、拉车式（图 12-18）、平托式。

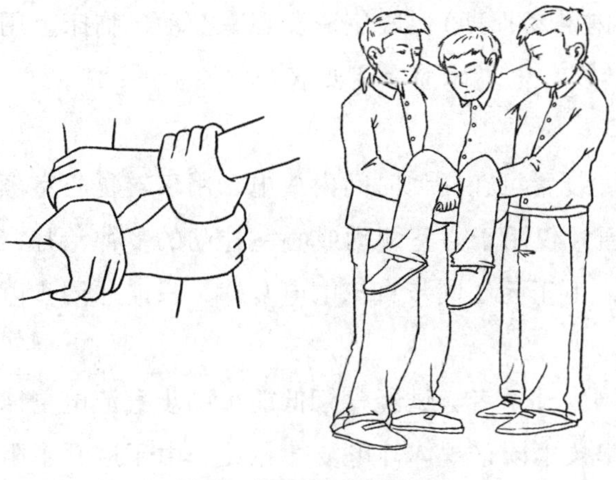

图 12-17　轿式搬运法

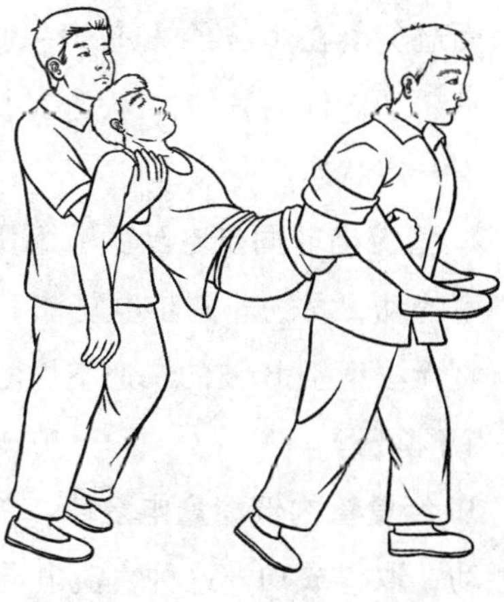

图 12-18　拉车式搬运法

3. 三人搬运法　三人一侧并排，一人托住肩背部，一人托住腰部及臀部，另一人托住双下肢，三人步调一致并同时轻轻将伤员抬起。

4. 多人搬运法　适用于脊柱损伤，六人分两排，面对面站立，其中两人专管头部，保持颈部不动，使头部与躯干始终保持在一条直线上；另两人托住背部和臀部，最后两人托住下肢，同时轻轻地将伤员抱起。

（二）担架搬运法

担架搬运法是搬运伤员的一种常用搬运方法。担架具有结构简单、轻便耐用的特点。

使用时将担架张开，在担架上放置棉被或毛毯垫好后再将伤员抬入，并做保暖护理。若伤员神志不清，还特别需要将宽布带固定于担架上，如果现场无特制的担架可采用床板、门板等临时担架。注意脊柱骨折不能使用软担架，以免脊髓。转运伤员头在后，足在前，这样有利于后面抬担架的抢救者能够随时观察伤员病情变化情况，并且有利于伤员头部的血流供应。

（三）车辆搬运法

伤势严重、运送的路程较远时使用救护车搬运。注意运送途中汽车行驶宜慢，尽量避免或减少汽车的颠簸震动。若道路不平或汽车急弯道时，应特别照顾好伤员。一般伤员上车后取仰卧位，头朝后，颅脑损伤或昏迷伤员将头偏向一侧，途中注意伤员的保暖，如加盖棉被，但不能体表直接加温。

第五节 电复律

心脏电复律是在短时间内向心脏通以高压强电流，使心肌瞬间同时除极，消除异位性快速心律失常，使之转复为窦性心律的方法。最早用于消除心室颤动，故亦称为心脏电除颤。心脏电复律术分体外经胸式和植入式，前者已广泛用于临床，后者在国外安置例数也逐年增加。

根据治疗过程中是否采用同步触发分为同步与非同步。

1. 直流电同步电复律 同步电复律是指利用同步触发装置，用体表心电图 R 波来控制电流脉冲的发放，使电流仅在心动周期的绝对不应期中发放（脉冲电流落在 R 波的下降支上，而避免落在 T 波顶峰前 20～30 毫秒以内的易损期），避免诱发心室颤动，临床上用于除心室颤动以外的其他快速型心律失常的转复。电复律前一定要核查仪器上的“同步”功能处于开启状态。

2. 直流电非同步电除颤 不用同步触发装置可在任何时间内放电，用于转复心室颤动或心室扑动，称为非同步电复律。临床上通常仅用于心室颤动或心室扑动的复律治疗；还有就是无法识别 R 波的快速室性心动过速，由于无法同步直流电电复律，只能非同步电击（相当于除颤）。

3. 经食管内低能量电复律 近年来，国内外学者尝试经食管低能量同步直流电复律心房颤动，取得成功。这种直流电同步电复律技术同常规体外电复律相比，由于避开了阻抗较大的胸壁和心外阻抗，故所需电能较小（20～60J），病人不需要麻醉即可耐受，同时皮肤烧伤亦可避免，但仍需对食管电极导管的设计和安置进行不断改进。该方法将来有望成为一种有前途的处理快速性心律失常的新方法。

4. 植入式心脏复律除颤器（implantable cardioverter defibrillator，ICD） 植入式心脏复律除颤器可埋藏于胸大肌和胸小肌之间，甚至像起搏器一样可埋藏于皮下囊袋之中。可同时具备抗心动过缓起搏、抗心动过速起搏、低能电转复和高能电除颤等功能。

电复律和电除颤的能量通常用焦耳来表示，即能量（J）= 功率（W）×时间（s）。电能高低的选择主要根据心律失常的类型和病情（表 12-1）。

表 12-1　经胸壁体外电复律常用能量选择

心律失常	能量（J）
心房颤动	100～200
心房扑动	50～100
室上性心动过速	100～150
室性心动过速	100～200
心室颤动	200～360

一、适应证

（1）心室颤动和扑动是电复律的绝对指征。

（2）心房颤动病史较短（一般不超过 1 年）和扑动伴血流动力学障碍者。

（3）药物及其他方法治疗无效或有严重血流动力学障碍的阵发性室上性心动过速、室性心动过速、预激综合征伴快速心律失常者。

（4）异位性心动过速且性质不明（如室上性心动过速伴差异性传导抑制或室性心动过速不能明确鉴别时）而导致用药困难且伴有明显血流动力学障碍者。

二、禁忌证

（1）心房颤动病史长者。心脏明显扩大，或有巨大左心房者及心房内有新鲜血栓形成或近 3 个月有栓塞史。

（2）伴高度或完全性房室传导阻滞的心房颤动或扑动。

（3）伴病态窦房结综合征的心动过缓-心动过速综合征。

（4）有洋地黄中毒、低钾血症时，风湿病活动期暂不宜电复律。

（5）扭转型室性心动过速或多型性室性心动过速伴有低血钾者，Q-T 间期延长者应慎用电复律。

（6）自律性增高的房性心动过速、非阵发性交界性心动过速、加速性室性自主心律一般不主张用电复律治疗。

以上所列适应证及禁忌证都是相对的，应从每个病人的具体临床情况全面评估获益与风险，不能生搬硬套。

三、操作方法

（1）做好术前准备，备好各种抢救器械和药品。

（2）病人平卧于木板床上，开放静脉通道，充分暴露胸壁。

（3）术前常规做心电图。完成心电记录后把导联线从心电图机上解除，以免电击损坏心电图机。在发生心脏骤停后也可“盲目除颤”，而不必一定为了明确心脏骤停类型而延误除颤治疗。

（4）连接除颤器导线，接通电源，检查同步性能，根据实际情况选择同步或非同步。需要同步时通常选择 R 波较高导联进行示波观察。

（5）按要求进行静脉麻醉。而紧急电除颤则无须静脉麻醉。

（6）电极板涂上导电膏或包上浸有生理盐水的纱布垫，紧急时甚至可用清水，但绝对禁用乙醇，否则可引起皮肤灼伤。

（7）按要求放置电极板，应尽量避开胸骨。用力按紧给予一定的压力，以保证有较低的阻抗，有利于除颤成功。电极板位置放置方式有：①前侧位（前尖位或标准位，为合适的默认位置）：一个电极板放置在右胸前壁锁骨下（胸骨右缘第2肋间），靠近但不与胸骨重叠；另一个电极板放在心尖（左乳头左侧，其中心位于腋中线上），两个电极板之间至少相距10cm。②前-左肩胛位：一个电极板放在右前壁锁骨下，另一个电极板放在北部左肩胛下。③前-右肩胛位（尖后位）：一个电极板放在心尖部，另一个电极板放在病人背后右肩胛角，注意避开脊柱。④前后位：一个电极板放在左肩胛下区，另一个电极板放在胸骨左缘第4肋间水平。

（8）选择电能剂量，按下“充电”按钮，将机器充电到相应的能量。所有人员不得接触病人、病床以及与病人相连接的仪器设备，以免触电。

（9）按下“放电”按钮，当观察到电极板放电后再放开按钮、松开电极板。

（10）电击后立即听诊心脏并观察病人心电图，观察复律或除颤是否成功并决定是否需要再次电复律或电除颤。

（11）电击后即进行常规导联心电图，并进行心电、血压、呼吸和意识的监测，一般需持续1天。

（12）心室颤动时，不做术前准备，不需麻醉，尽快实施非同步电击除颤。

四、注意事项及护理要点

（一）复律前护理

（1）向择期复律的病人介绍电复律的目的和必要性、大致过程、可能出现的不适和并发症，取得其合作。

（2）遵医嘱做术前有关实验室检查（包括心电图和血液化验等）。

（3）遵医嘱停用洋地黄类药物24~48小时，给予改善心功能、纠正低血钾和酸中毒的药物。有心房颤动的病人复律前应进行抗凝治疗，并测定凝血酶原时间和活动度。

（4）复律前1~2天口服奎尼丁，预防转复后复发，服药前做心电图，观察QRS波时限及QT间期变化。

（5）复律术前6小时内应禁食、禁水，避免复律过程中发生恶心和呕吐，排空膀胱。

（6）遵医嘱做12导心电图及心电连续监测，建立静脉通道，使末梢氧分压达90%以上。

（7）物品准备除颤器、生理盐水、导电糊、纱布垫、地西泮、心电和血压监护仪及心肺复苏所需的抢救设备和药品。

（二）复律中配合

（1）病人平卧于绝缘的硬板床上，松开衣领，有义齿者取下，开放静脉通路，给予氧气吸入，术前做全导联心电图。

（2）心电连续监测，建立静脉通道，最好选择上肢血管，因下肢静脉离心脏较远不利于抢救用药。

（3）建立护理记录，测量血压。

（4）再次检查麻醉机、除颤器的性能及急救车。

（5）清洁电击处的皮肤，连接好心电导联线，贴放心电监测电极片时注意避开除颤部位。

（6）连接电源，打开除颤器开关，选择一个 R 波高耸的导联进行示波观察。选择“同步”或“非同步”按钮。

（7）遵医嘱用地西泮 0.3~0.5mg/kg 缓慢静脉注射，至病人角膜反射开始消失的深度。麻醉过程中严密观察呼吸。

（8）病人一旦进入理想的麻醉状态后，充分暴露病人前胸，连接除颤器心电监测导联，记录心电图。将两电极板上均匀涂满导电糊或包以生理盐水浸湿的纱布，分别置于胸骨右缘第 2~3 肋间和心尖部，两电极板之间距离不应小于 10cm，与皮肤紧密接触，并有一定压力。按充电钮充电到所需功率，准备放电时，嘱任何人避免接触病人及病床，以及同病人相连接的仪器，以免发生触电。两电极板同时放电，此时病人身体和四肢会抽动一下，通过心电示波器观察病人的心律是否转为窦性。

（9）根据情况决定是否需要再次电复律。

（三）复律后护理

（1）休息与饮食病人卧床休息 24 小时，清醒后，卧床休息 1~2 天，清醒 2 小时内避免进食水，防止恶心、呕吐。活动量以不引起心慌、胸闷为度。清醒 2 小时后给予高热量、高维生素、易消化饮食，保持排便通畅，避免情绪激动、吸烟、过度劳累、进食刺激性食物等。

（2）电复律后应立即进行持续心电监护 24 小时，并严密观察病人的神志、瞳孔、心率、心律、血压、呼吸变化；观察皮肤及肢体活动情况，及时发现病人有无栓塞征象。

（3）观察电复律术后是否有并发症，如皮肤烧伤、心肌损伤、循环栓塞、肺水肿以及各种形式的心律失常等，并协助医生给予处理。

（4）遵医嘱继续服用奎尼丁、洋地黄或其他抗心律失常药物以维持窦性心律。

（5）严格按医嘱服药，定期复查；有心慌胸闷、呼吸困难应立即就诊，条件允许的情况下，反复发作的室性心动过速、心房颤动，应尽早安装除颤起搏器或经皮导管射频消融治疗。

指导病人规律服药，告知服药的注意事项，避免诱发因素，保持心情舒畅，适当增加活动。心脏病有复发的可能性，告知病人要有心理准备。

对于心房颤动病人，即使复律前未使用抗凝药物治疗，但是复律后仍需要抗凝 4 周，因为心房功能的恢复可能延迟至窦性心律恢复后 3 周。

并发症有诱发各种心律失常，急性肺水肿，低血压，体循环栓塞和肺动脉栓塞，血清心肌酶增高，皮肤烧伤。

本章小结

机械通气是在呼吸机的帮助下，以维持气道通畅、改善通气和氧合、防止机体缺氧和二氧化碳蓄积，使机体有可能度过基础疾病所致的呼吸功能衰竭，为治疗基础疾病创造条件。机械通气是利用机械装置来代替、控制或改变自主呼吸运动的一种通气方式。

气管内插管术是指将特制的气管导管，通过口腔或鼻腔插入病人气管内。是建立人工气道的可靠途径，也是进行人工通气的最好办法。

气管切开术是切开颈段气管，放入金属气管套管，以解除喉源性呼吸困难、呼吸机能失常或下呼吸道分泌物潴留所致呼吸困难的一种常见急救手术。

止血技术是主要针对动脉出血的急救。主要方法有：指压止血法、止血带止血法、加压包扎止血法、加垫屈肢止血法。包扎的目的是压迫止血、保护创口、预防感染、减轻疼痛及固定敷料、夹板，常用材料有绷带卷、三角巾和弹力绷带。固定的目的是限制骨折断肢活动，减轻伤员的疼痛，避免血管、神经及重要脏器的进一步损伤，可分为内固定和外固定，在现场急救中多用外固定。

心脏电复律是在短时间内向心脏通以高压强电流，使心肌瞬间同时除极，消除异位性快速心律失常，使之转复为窦性心律的方法。最早用于消除心室颤动，故亦称为心脏电除颤。直流电同步电复律，临床上用于除心室颤动以外的其他快速型心律失常的转复。电复律前一定要核查仪器上的“同步”功能处于开启状态。直流电非同步电除颤，临床上通常仅用于心室颤动或心室扑动的复律治疗；还有就是无法识别 R 波的快速室性心动过速，由于无法同步直流电复律，只能非同步电击（相当于除颤）。

习 题

一、选择题

【A1/A2 型题】

1. 采用指压止血法为动脉出血伤员止血时，拇指压住伤口的位置

A. 近心端动脉　B. 血管下方动脉　C. 远心端动脉

D. 血管中部　E. 肢体末端

2. 对没有骨折或关节损伤的上肢或小腿出血伤员采用止血法

A. 止血带止血法　B. 屈肢加垫止血法　C. 加压包扎止血法

D. 压迫止血法　E. 以上都不对

3. 包扎止血不能用的物品是

A. 绷带　B. 三角巾　C. 止血带　D. 麻绳　E. 卡式止血带

4. 止血带止血是用弹性的橡皮管、橡皮带，上肢结扎于伤员上臂的位置

A. 上三分之一　B. 上二分之一　C. 上三分之二

D. 上四分之三　E. 上五分之三

5. 今年的清明节，某县不少乡镇由于人为因素发生了山火，在一次灭火过程中，一名消防员下肢受伤，伤及静脉，血液连续不断地从伤口流出，此时应及时采取的暂时止血措施是

A. 压迫伤口近心端一侧的血管

B. 压迫伤口远心端一侧的血管

C. 只用“创可贴”处理伤口即可

D. 涂抹“红药水”处理伤口即可

E. 以上都不对

6. 小张前臂受伤，血流不止，李明对他实施急救，当用手按压伤口近肘一端时，血流仍不止；改为按压伤口近腕一端时，血流立即停止，由此推知受伤的血管是

A. 动脉　　B. 静脉　　C. 毛细血管

D. 三种血管都有可能　　E. 以上都不对

7. 2010 年 4 月 14 日在我国青海玉树地震中，某同学上臂受伤出血，血色鲜红，血流速度快，你认为伤到的血管及正确的止血方法是

A. 动脉、在伤口的远心端压迫止血　　B. 静脉、在伤口的远心端压迫止血

C. 动脉、在伤口的近心端压迫止血　　D. 静脉、在伤口的近心端压迫止血

E. 以上都不对

8. 终止室颤最迅速、最有效的方法

A. 气管插管　　B. 除颤

C. 静脉给予抢救药物　　D. 胸外心脏按压

E. 吸氧

二、思考题

1. 现场急救病人时的通气方法有哪些?

2. 简述指压止血法有哪些。

（徐美华）

扫码“练一练”

第十三章　灾害护理

学习目标

1. **掌握**　灾难致伤检伤分类的流程及方法。
2. **熟悉**　灾难、灾难护理的概念和护士在灾难护理过程中的主要职责。
3. **了解**　国内外灾难护理的发展。
4. 具备对灾区受伤人员检伤分类的能力并能正确地为受伤人员选择转运方式。
5. 具有尊重和保护病人权利的素质以及预防医疗事故发生的意识。

第一节　概　述

故事点睛

旁白：2008 年 5 月 12 日下午 2 点 28 分，四川汶川县发生 8.0 级特大地震。应卫生部的命令各医院前往灾区进行医疗救援。

救援护士了解到：现在搜救队即将送来四名伤员，A 伤员被搜救人员扶着走到分诊区，用右手捂着右侧额头，检查有擦伤，并有少量渗血；B、C、D 伤员均由搜救人员用担架抬过来，其中 B 伤员不断的呻吟，左小腿肿胀青紫，有畸形；C 伤员急性面容，嘴唇发绀，用力呼吸，呼吸越来越费力，左侧胸部稍隆起，有捻发感；D 伤员昏迷状，双侧瞳孔散大，颈动脉搏动未触及，无呼吸。

人物：由五名学生分别担任案例中人物，进行即兴表演。

请问：

1. 灾难发生时，我们医护救援人员有哪些职责？
2. 请对这四个伤员进行检伤分类并进行现场处理。

近年来，国内外灾害事件频发，灾害的突发性及破坏性时刻威胁着人类健康，灾害所致的大量多发伤呈明显上升趋势，灾害医学与灾害护理开始成为全球性课题。我国也是世界上受灾最严重的国家之一，特别是近几年来自然灾害频发，人们逐渐认识到护士在灾害救援中具有极其重要的地位和作用。

一、灾害护理的概念

世界卫生组织对灾害的定义：任何能够造成设施破坏，经济严重损失，人员伤亡，人的健康状况及社会卫生服务条件恶化的事件，当其破坏力超过了发生地区所能承受的程度而不得不向受灾地区以外的地区求援时，即可定义为灾害。灾害按照起因分为人为灾害和自然灾害，两者往往互相渗透，有时很难区分开来。

日本灾害护理学会对灾害护理的定义：系统、灵活地应用有关灾害护理独特的知识和技能，同时与其他领域开展合作，为减轻灾害对人类的生命健康所构成的危害所开展的活动。灾害护理需要灵活地应用与灾害相关的特殊技能和知识，在更广的范围内推广这种护理，可以有效地让灾害引起的健康危害和生命危险最小化。灾害护理应该包括该范围内所有的护理活动，即从灾害预防，灾害发生初期、灾害中期以及灾害后期的护理活动。

二、灾害护理的发展

灾害护理的起源可以追溯到南丁格尔时代，但在20世纪90年代以前，这门学科发展却很缓慢，很少有机构把灾害护理作为一个专业的领域进行研究。近30年来，世界各国以及世界卫生组织（WHO）等国际组织十分重视灾害医疗及护理工作。1995年阪神大地震后，日本在专业护理教学中增设了灾害护理学的内容，日本是全球灾害护理学研究领域的先行军。日本的红十字会和自卫队构成了完整的灾害救援系统。2001年美国"9·11"事件后，"大规模灾害教育国际护理联盟"（INCMCE）诞生，旨在研究如何在灾害救援中开展专业的医疗和护理工作。2005年约翰霍普金斯大学护理学院成为首个开设灾害护理硕士研究生课程专业的学院。

灾害护理学在我国的发展，可以说萌芽较晚、发展迟缓，尚处在初级探索阶段。我国学术界对灾害医学、护理学的初步探讨始于2004年底参与印尼地震、海啸救援的医务工作者的救援经验总结。直至2008年汶川地震发生，护理人员在抗震救灾中发挥巨大作用，灾害护理开始受到重视。2009年，中华护理学会成立了灾害护理委员会。2011年我国加入世界灾害组织。2013年中华护理学会重返国际护士会，并于2014年在北京承办了"第三届世界灾害护理大会"，标志着我国灾害护理学的发展与世界灾害护理学的发展并轨。

三、护士在灾害护理中的职责

（一）在现场进行状况及需求评估

在灾害救护中护士需要对灾害现场及所有人员进行系统性安全与健康评估，需要识别各种现存或潜在的灾区人民的致伤因子，早期判断出重要传染性疾病的一般症状和体征等。

（二）参与伤病员的检伤分类

通过对灾区受伤人员进行快速及全面评估，从而分配急救优先权，并确定需转送的伤员。

（三）伤员现场救护

护士应以抢救生命为主，积极主动开展心肺复苏、止血、建立静脉通道、包扎、固定等救护工作。

（四）伤员转运监护

在转运途中护士应密切观察伤病员病情，监测生命体征，保障伤员安全。

（五）开展灾后的心理护理

突发事件及灾害后，幸存者无法承受和接受面对突如其来的灾难，会出现许多心理问题，如创伤后应激障碍，护理人员必须掌握基本的灾害心理学方面的知识，进行心理疏导，减轻其紧张、恐惧心理。

（二）协助灾区医院重建护理秩序

灾难发生后，灾区医院往往承担超负荷的工作量，救援护理人员应配合灾区医院共同完成救护工作。

知识链接

创伤后应激障碍（posttraumatic stress disorder，PTSD）是指由异乎寻常的、威胁个体生命、身体健康或精神世界完整性的创伤性事件造成的延迟出现的一种精神障碍综合征。越来越多的研究表明，创伤性事件对PTSD病人产生的影响持续存在，相当一部分PTSD病人在经历漫长时间后仍无法复原。如1998—1999年湖南省洞庭湖流域发生严重洪涝灾害，给灾民带来了严重的经济损失及心理创伤。灾后一年对25 478例（≥16岁）洪灾幸存者PTSD现患情况的调查显示，2336例灾民为PTSD症状阳性，检出率为9.2%。洪灾13年后PTSD症状持续阳性比率为11.96%。

第二节　灾害医疗救援准备

灾害医疗救援准备包括灾难医疗急救的组织准备、医疗救护队的能力素质的准备以及灾难医学救援队伍的准备等灾难急救的准备内容。

一、组织准备

灾害医学救援是一项工程，包含了准备、组织、实施，涉及多个部门。全面做好各个部门的组织准备，并不断完善组织结构。各个组织能协调配合是大型救灾能否成功的关键。

二、队伍建设

灾害救援医护人员要求掌握与灾害医学相关的知识和技能，而现在医疗分科越来越细，很多护理人员对本科室专业知识技能掌握到位，但是其他科专业不熟悉，不能有效地参与救援。所以我们应建设一条专业的灾害救援队，加强灾害救护的专业理论学习，提高救护人员的灾害应对能力，并定期进行灾害救援模拟演练，增强应急反应速度和救灾实战能力。

三、预案准备

预案是针对可能发生的灾害预先做好的方案，该方案是否有效与可行，需要检验，检验包括演练和实际验证两个方面。通过检验并不断修改，使之更符合实际需要。预案制定时要求全面、有针对性、系统性，各部门之间的预案要做到无缝连接。

四、物资准备

灾害具有突发性、破坏性，医护人员应根据不同类型灾害的需要，储备规定的应急药品和器材，确保灾害发生后，外援补充前能满足灾后一段时间内的自我保障需要。

五、信息准备

建立灾害信息数据库和灾害信息采集系统，实时掌握灾区所需和灾害救护力量的配置运行情况，指导灾害救护。

第三节　灾害应对

检伤分类是灾害医学的重要组成部分，是灾害现场医疗急救的首要环节。当医疗救护人员面对现场大批伤员，第一步救援措施必然是快速检伤分类，将重伤员尽快从伤亡人群中筛选出来；然后分别按照伤情的轻重，依先后顺序给予医疗急救和转运送院。因此，灾害救援现场的检伤分类具有十分重要的作用。

一、灾害致伤的检伤分类目的和原则

（一）分类的目的

（1）充分使用现有的有限医务人员和医疗资源。

（2）对最有可能救治的伤员进行优先救治。

（3）尽可能地处理最大量的伤员，尽可能地挽救更多人的生命。

（二）检伤分类的原则

（1）优先救治病情危重但有存活希望的伤病员。

（2）对没有存活希望的伤病员放弃治疗，分类时只做简单的急救处理。

（3）不要在单个伤病员身上停留时间过长。

（4）有明显感染征象的伤病员要及时隔离。

（5）在转运过程中对伤病员进行动态评估和再次分类。

二、灾害检伤分类场所的选择

当医疗救援队到达灾区后，遵照“三靠一避”的原则（靠近水源、公路、现场，避开危险品），选定合适位置设立移动医院（mobile hospital，MH），确认安全后立即展开医疗救援工作。

（1）选择空旷和安全的场所作为检伤分类区，有便于陆地和空中疏散的通道，也便于伤员能尽快找到检伤区。

（2）良好的照明条件，可一眼检视所有伤员。

（3）靠近灾害现场但与现场有一定距离。

（4）远离危险源和污染源的上风向安全场所。

（5）不受气候条件影响的地方。

三、灾害致伤的检伤分类

目前，灾害伤员的检伤方法主要参照简单检伤分类及快速治疗（simple triage and rapid treatment START）程序，要求在每位伤病员身上评估的时间不超过 30 秒（图 13-1）。

（一）行动检查

将可自行移动或轻伤之伤员集中在指定地点（绿区），然后继续检查不能自行移动的伤者。

（二）呼吸检查

（1）检查所有不能行走的伤者的呼吸状况。

（2）必要时，先保持气道畅通（需同时小心保护颈椎）。

（3）每分钟呼吸<10 次或≥30 次（红区）。

（4）无呼吸者系上黑色牌子。

（三）血液循环检查

（1）检查桡动脉或微血管血液循环回流时间。

（2）循环无脉搏或桡动脉微弱，末梢血流回流时间>2 秒者（红区）。

（3）末梢血流回流时间<2 秒者，有脉搏者进入第四步评估。

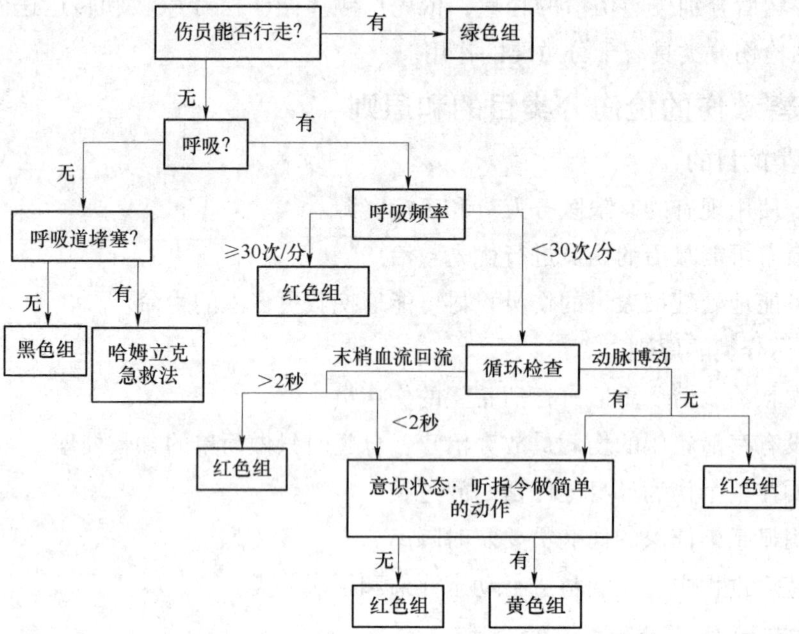

图 13-1　START 程序

（四）清醒程度检查

（1）询问伤者简单问题或给予简单指令。

（2）能回答或按照指令行事（绿区），回答不确切（黄区），不能回答（红区）。

知识拓展

灾害致伤的检伤分类还可以按照 jumpSTART 程序进行，但 jumpSTART 分类程序更适合于儿童伤员。①对能行走的轻伤组伤员，强调再次分类。②对开放气道仍无呼吸的患儿，要检查脉搏，如可触脉搏，则给予 5 次人工呼吸，并分到红色组；对于无自主呼吸则分入黑色组。③对有呼吸患儿如呼吸频率<15 次/分或>45 次/分，分入红色组。④使用 AVPU 量表来评估患儿的警觉、语言、疼痛、有无反应，并指导分组。

四、灾害现场检伤分类标准

见第二章第二节。

五、伤病员的安置与救护

（一）伤病员的安置

长时间受困伤员，应在现场给予适当的处置后移动。对于重伤和危重组伤员，应再次进行病情评估和二次分类。

（二）伤病员的现场救护

1. 现场救护的原则　对构成危及生命的伤情或病情，充分利用现场条件，予以紧急救治，使伤情稳定或好转，为转送创造条件，尽最大可能确保伤病员的生命安全。

2. 现场救护的范围　呼吸、心搏骤停的伤病员应立即给予初级心肺复苏，同时给予高级生命支持及延续生命支持；昏迷伤病员安置平卧位头偏向一侧（颈椎无骨折者），保持呼吸道通畅，防止窒息；张力性气胸应立即在患侧锁骨中线与第二肋间穿刺排气；活动性出血采用压迫止血、加压包扎止血、止血带止血法等方法有效止血；骨折临时固定，防止再次损伤；肠膨出、脑膨出给予保护性包扎；开放性气胸封闭包扎伤口等。

3. 现场救护的程序　伤情或病情进行初步评估，实施最急需的急救措施，稳定伤病员的情绪。

六、伤员转送的指征

伤员在后送途中不会有生命危险，并且伤情稳定，应该完成的医疗处置已全部完成者。需暂缓后送的情况如下。

（1）休克症状未纠正。

（2）颅脑损伤疑有颅内高压。

（3）颈髓损伤伴有呼吸功能障碍。

（4）术后病情不稳定。

（5）骨折固定不确定。

本章小结

中国虽然是世界上自然灾害发生最频繁的国家之一，但国内灾害护理起步晚，发展慢。近几年来，灾害护理有了飞速地发展，但仍存在很多问题需要解决。医护救援人员是灾害救援组织里的中坚力量，承担了对灾区伤员的检伤分类工作，根据伤员的伤情和治疗的需要，将伤员划分为四类，确定救治的先后顺序。对于危重伤员进行现场急救，处理危及生命的问题后再进行确定性治疗，待伤员病情稳定后选择合适的转运方式将伤员转送到后方医院接受治疗等。除此之外还要协助灾区消毒防疫、心理救援，协助重建灾区、卫生宣教及防灾备灾的工作。

习　题

一、选择题

【A1/A2 型题】

1. 应用START程序对灾难伤员进行检伤的步骤是

A. 呼吸检查→清醒程度检查→血液循环检查→行动检查

B. 清醒程度检查→行动检查→血液循环检查→呼吸检查

C. 行动检查→呼吸检查→血液循环检查→清醒程度检查

D. 血液循环检查→清醒程度检查→呼吸检查→行动检查

E. 清醒程度检查→呼吸检查→行动检查→血液循环检查

2. 采用救护车转运伤员时，不正确的措施是

A. 将伤员身体固定于平车上，避免剧烈震荡造成再损伤

B. 转运途中加强对重伤员并发症的监测和预防

C. 上下坡时保持伤员头低位，保证脑血流灌注

D. 确保留置管道固定，防止脱落

E. 应使伤员顺车体而卧，注意保护头部

3. 一次大型车祸中，病人李某左侧腹部被撞伤，出现腹部剧痛，伴有腹胀。40 分钟后出现神志不清，面色苍白，肢端发冷，出现昏迷。测心率 120 次/分，血压 70/50mmHg 并进行性下降，腹部穿刺抽出不凝血。你接到通知赶到现场，通过检伤分类，李某应属于

A. 第一优先　B. 第二优先　C. 第三优先　D. 第四优先　E. 第五优先

4. 病人，男，40 岁，腹部闭合性损伤。病人两天前因当地发生地震，在地震逃生过程中，被锐器划伤腹部，后送到灾区医院给予手术处理，现病情稳定，决定转移到后方医院，接收医院距灾区医院约 200km。查体：体温 36.7℃，脉搏 110 次/分，呼吸 21 次/分，血压 90/60mmHg；红细胞 3.5×10^9/L，血红蛋白 110g/L，白细胞 14×10^9/L；胸腹联合透视见肠间多个液平及膈下游离气体。最适合该病人的转运方式

A. 汽车　B. 列车　C. 摩托车　D. 直升机　E. 固定翼飞机

（5~6 题共用题干）

病人，男，72 岁，左侧髋关节肿胀、疼痛、活动受限 3 小时。3 小时前病人因小区着火逃生时不慎摔倒，左髋着地，诉左髋部疼痛，不敢行走或站立，被家人急诊入院。局部检查：患肢短缩约 2cm，足呈 45°~60°外旋畸形，左髋部肿胀、局部压痛，移动患肢疼痛更明显，关节活动受限，足跟部或大粗隆部叩击时髋部疼痛。

5. 为明确诊断应做检查

A. 心电图　B. CT　C. MRI　D. X 线　E. 关节镜

6. 根据病人的疾病情况，现在应该为病人做什么处理

A. 止血　B. 包扎　C. 固定　D. 输液　E. 吸氧

（7~9 题共用题干）

男性，40 岁，60kg，因“全身多处烧伤 1 小时”入院。病人夜间睡眠中因室内着火大声呼救，被烧伤头、面、颈、背部及臀部。查体：脉搏 115 次/分，呼吸 28 次/分，血压 85/60mmHg，神志恍惚，头、面、颈、背部有大量水泡，臀部呈皮革样。

7. 通过预检分诊，病人应佩戴什么颜色的标志牌

A. 红色　B. 黄色　C. 绿色　D. 蓝色　E. 黑色

8. 作为分诊护士，你觉得应特别注意观察

A. 呼吸状况　B. 脉搏　C. 血压

D. 体温　E. 烧伤创面情况

9. 该病人的首优护理问题是

A. 有窒息的危险　B. 体液不足　C. 皮肤完整性受损

D. 自我形象紊乱　E. 营养失调：低于机体需要量

二、思考题

1. 护士在灾害护理中的职责有哪些？

2. 灾难现场检伤分类的标准有哪些？

3. 灾难检伤分类场所的选择要求？

扫码“练一练”

（殷显艳）

第十四章　常用抢救药物

学习目标

1. **掌握**　常用急救药物的适应证与护理。
2. **熟悉**　抢救药物的管理与使用。
3. **了解**　急救药物的特点。
4. 具备正确用药的能力。
5. 具有尊重和保护病人权利的素质以及预防医疗事故发生的意识。

第一节　概　述

故事点睛

小文得到急诊任务，60 岁男性病人，因突发意识不清 2 小时入院。入院查体：T 37.6℃，P 84 次/分，R 4 次/分，BP 205/90mmHg。神志不清，双侧瞳孔等大等圆，直径约 2.5mm，对光反射迟钝，呼吸浅慢，双肺呼吸音粗，未闻及明显干湿性啰音，心率 84 次/分，律齐，无杂音。脑膜刺激征（-），右侧巴氏征（+）。颅脑 CT 示脑出血。

人物： 由两名学生分别担任案例中人物，进行即兴表演。

请问：

1. 对于该病人，小文需要准备哪些抢救药物及选择给药途径？
2. 科室应怎样管理抢救药物？

临床上，医护人员承担着救死扶伤的职责。抢救生命是医护人员所有治疗护理的首要任务，但是抢救病人除了要依靠除颤仪、心脏复苏机、吸氧设备等急救设备与器械外，抢救药物也必不可少。抢救药物及时正确使用的情况直接影响到抢救的成功率，因此医护人员必须严格遵守急救药品的管理制度，掌握各种急救药品的药理、适应证及注意事项。

一、急救药品管理制度

（1）设有急救药品处，应根据病种保存一定数量的基数，便于应急使用。

（2）工作人员不得擅自取用。

（3）根据药品种类与性质分别放置，编号定量，定位存放。

（4）逐班交接，每日清点，保证备用状态，专人管理。

（5）定期检查药品质量，防止积压变质。如发生沉淀、变色、过期、药品标签与盒内药品不符，标签模糊或经涂改者不得使用。

（6）凡抢救药品，必须固定在抢救车上或设专用抽屉存放并加锁。

（7）抢救结束后，应及时清点，补齐药品，以备后用。

（8）特殊管理药品的采购和保管应由专人负责，专柜加锁，专用账册，专用处方，专册登记，并做好记录。按有关规定管理，并接受有关部门的指导，监督检查。

二、抢救药品管理

抢救药品管理应做好“五固定三无二及时”。

五固定：定数量品种、定点放置、定专人管理、定期消毒灭菌、定期检查。急救药品每个科室应做到完好率和准备率100%。

三无：无过期、无变质、无失效。

二及时：及时检查、及时补充。

三、抢救药品的使用

（1）护士必须熟练掌握各种抢救药物的药理、常用的给药途径、给药剂量及护理。

（2）遵医嘱给药，若当班护士遇到有疑问的医嘱时，需向开出医嘱的医生提出，并由医师签字确认方可执行。

（3）抢救病人的口头用药医嘱须准确、清晰。护士执行口头医嘱时应复述。使用后的药物安瓿、输液瓶、输液袋等暂行保留，以便统计、查对。用药后及时在病历上记录，并开医嘱。

> **考点提示**
> “五固定三无二及时”的具体内容。

四、常用抢救药物

急救药物较多，在临床上，常用的急救药物可归为六类：

第一类：呼吸兴奋药物，尼可刹米（可拉明）、洛贝林（山梗菜碱）。

第二类：心肺复苏药物，包括：肾上腺素、血管加压素、阿托品等。

第三类：抗心律失常药物，去乙酰毛花苷、胺碘酮。

第四类：血管活性药物，多巴胺、去甲肾上腺素、硝酸甘油、硝普钠。

第五类：利尿药及脱水药物，呋塞米、甘露醇。

第六类：镇痛药物，哌替啶（杜冷丁）、吗啡等。

五、急救药物的特点

（一）起效快

急救药物往往是在病人病情突然发生变化或病情危急时使用，须在病情继续恶化前发挥作用，所以必须很快起效。

（二）量效关系明确

大部分抢救药物的药物效应与靶部位的浓度呈正相关，当药物使用后效果未达到，可以适当增加药物剂量，以达到期待的效果。

（三）用于抢救危重病人

急救药物一般情况不会使用，主要用于抢救危重的病人。

（四）要求使用时准确无误

准确包括药品种类正确以及药物剂量准确，医务工作者必须熟练地掌握每一种抢救药物的药理作用、适应证等。

六、给药途径

药物的给药途径有全身给药和局部给药两种，全身给药途径有口服、静脉注射、肌内注射、皮下注射、舌下含化等；局部给药途径包括腔管——关节腔、气管、呼吸道给药，阴道给药、肛门给药等。每种给药途径均有其特殊目的，各有利弊。

（一）口服给药

口服给药最方便，通常也最安全，费用也最便宜，因而是最常用的给药途径。然而，该途径有不少限制，许多因素包括其他药物和食物都将影响口服药物的吸收。

（二）舌下给药

一些药物可置于舌下，能被舌下小血管吸收。舌下给药对硝酸甘油类药物特别好，这类药物可缓解心绞痛，它们可不经肠壁和肝的首过效应而迅速直接进入体循环。然而，多数药物不能使用此途径，因常常发生吸收不全及不规则现象。

（三）静脉途径

心肺复苏时首选建立周围静脉（肘前或颈外静脉）通道。与中心静脉给药相比，外周给药后药物峰值降低、循环时间延长，外周静脉给药到达中央循环时间需1~2分钟，但是建立周围静脉通道穿刺易操作，并发症少。而通过中心静脉给药时起效快，用药更安全。但建立中心静脉通道时可能出现气胸、心律失常、气栓等并发症，因此要权衡利弊。

（四）气管导管途径

经气道给药方法简便易行。研究表明利多卡因、肾上腺素、阿托品均可经气管较好吸收。但是相同剂量药物，气管内给药比静脉给药的血药浓度低。

> **考点提示**
>
> 各种给药途径的优缺点以及心肺复苏给药首选的给药途径。

（五）心腔内注射给药

此方法有许多缺点，一般不主张采用。因心内注射操作不当可发生冠脉损伤、心包压塞和气胸等。目前已经少用，仅在开胸或其他方法失败或困难时才考虑直接心内注射。

第二节　呼吸兴奋药物

一、尼可刹米注射液

（一）药理

选择性兴奋延髓呼吸中枢，也可作用于颈动脉窦和主动脉体的化学感受器，反射性兴奋呼吸中枢，使呼吸加深加快。

（二）适应证

中枢性呼吸功能不全、肺心病引起的呼吸衰竭、阿片类药物中毒。

（三）护理要点

1. 作用时间　短暂，应视病情间隔给药。

2. 运动员慎用　与其他中枢兴奋药合用，有协同作用，可引起惊厥。

3. 药物过量　兴奋不安、精神错乱、恶心、呕吐、头痛、出汗、抽搐、呼吸急促，同时可出现血压升高、心悸、心律失常，呼吸麻痹而死亡。

二、盐酸山梗菜碱注射液

（一）药理

兴奋颈动脉窦和主动脉体的化学感受器，反射性兴奋呼吸中枢，对自主神经先兴奋后抑制。

（二）适应证

新生儿窒息，一氧化碳、吸入麻醉剂及其他中枢抑制药物中毒，肺炎，白喉等传染病引起的呼吸衰竭。

（三）护理要点

（1）不良反应有恶心、呕吐、呛咳、头痛、心悸等，大剂量可引起心动过缓、传导阻滞、呼吸抑制，甚至惊厥。

（2）观察有无大汗、心动过速、低血压等，滴速要缓慢。

第三节　心脏复苏药物

一、盐酸肾上腺素注射液

（一）药理

对 α 和 β 受体都有激动作用，使心肌收缩力加强，心率加快，心肌耗氧量增加，使皮肤黏膜及内脏小血管收缩，但冠状血管和骨骼肌血管扩张。此外，还有松弛支气管和胃肠道平滑肌作用。

（二）适应证

心跳停搏、过敏性休克、支气管哮喘的抢救治疗。

（三）护理要点

（1）高血压、冠状动脉疾病、糖尿病、甲状腺功能亢进、洋地黄中毒、外伤性及出血性休克、心源性哮喘等病人禁用。

（2）不良反应有头痛、心悸、血压升高、惊厥、面色苍白、多汗、震颤、尿潴留。

（3）皮下注射或肌内注射，要更换注射部位以免引起组织坏死。注射时必须回抽无回血后再注射，以免误入静脉。注射时密切观察血压和脉搏变化，以免引起血压骤升和心动过速。

（4）用本药可增加心肌和全身耗氧量，故必须充分给氧，注意酸中毒发生。

二、硫酸阿托品注射液

（一）药理

M 胆碱受体阻滞剂，能解除平滑肌的痉挛，抑制腺体分泌，解除迷走神经对心脏的抑制，使心率加快、散瞳及眼压升高、兴奋呼吸中枢，具有松弛内脏平滑肌及扩瞳的作用。

（二）适应证

内脏绞痛、有机磷农药中毒、散瞳、阿-斯综合征、感染性休克、麻醉前给药。

（三）护理要点

（1）青光眼、前列腺肥大者禁用。

（2）不良反应有口干、眩晕、瞳孔散大、皮肤潮红、心率加快、兴奋、烦躁、惊厥。

（3）静脉注射时速度宜慢，观察有无过量及中毒。5~10mg 可致中毒，80~130mg 可致死亡。

（4）对老年人要观察有无便秘和尿量。

（5）滴眼时要压迫内眦，以免流入鼻腔被吸收中毒。

三、血管加压素

（一）药理

血管加压素对肾脏有直接的抗利尿作用，也能收缩周围血管，并引起肠道、胆囊及膀胱的收缩，但血管加压素几乎无催产作用。

（二）适应证

（1）用于尿崩症的治疗。

（2）用于脑外科手术或头颅创伤后多尿的初期治疗。

（3）也用于其他药物效果不佳的腹部肌肉松弛。

（4）亦用于食管、胃肠道等消化道疾病引起的急性大出血的辅助治疗。

（三）护理要点

（1）对加压素或血管加压素过敏者、动脉硬化、心力衰竭、冠状动脉疾病、高血压、慢性肾炎氮质潴留等禁用。

（2）血管加压素可引起子宫痉挛，故孕妇禁用。

（3）血管加压素注射液使用前应摇匀。

（4）治疗尿崩症时禁止静脉给药。静脉给药仅在紧急处理消化道出血时才采用。

第四节　抗心律失常药物

一、利多卡因

（一）药理

局麻药及Ⅰb类抗心律失常药，降低心肌兴奋性，减慢传导速度，提高室颤阈，抑制异位节律点的自律性。

（二）适应证

各种原因引起的心动过速，频发性室早、室颤，洋地黄中毒，心肌梗死。

（三）护理要点

（1）禁用于对本品过敏者，严重房室传导阻滞，室内传导阻滞。

（2）不良反应有恶心、呕吐、头晕、嗜睡、欣快、吞咽困难、烦躁不安等。大剂量可引起惊厥，呼吸抑制，心跳停止。

（3）静脉过程中，严密观察病人血压及心电图，防止过量中毒。

二、去乙酰毛花苷注射液

（一）药理

正性肌力药物，增强心肌收缩力，减慢心率，抑制传导。

（二）适应证

急性和慢性心力衰竭，心房颤动和阵发性室上性心动过速。

（三）护理要点

（1）严重心肌损坏者及肾功能不全者慎用。

（2）不良反应有恶心、呕吐、食欲不振、头痛、心动过缓、房室传导阻滞。

（3）静脉注射时稀释后缓慢静脉注射时间 15 分钟左右。西地兰静脉推注前必须数脉搏，脉搏小于 60 次/分不能推注，并且不能和葡萄糖酸钙同时推注，会加重西地兰的心脏毒性，必须间隔 4 小时左右。

（4）低钾血症、不完全性房室传导阻滞、高钙血症、甲状腺功能低下、缺血性心脏病、急性心肌梗死早期（AMI）、心肌炎活动期、肾功能损害等慎用。

三、胺碘酮

（一）药理

具有选择性冠脉扩张作用，能增加冠脉血流量，降低心肌耗氧量，延长心房、心室、房室结纤维动作电位和有效不应期，并减慢传导。

（二）适应证

适用于多种原因引起的室上性、室性心动过速和期前收缩，阵发性房扑和颤动、预激综合征。

（三）护理要点

（1）禁用于房室传导阻滞、心动过缓、甲状腺功能障碍、碘过敏者。

（2）不良反应有胃肠道反应、角膜色素沉着、偶见皮疹及皮肤色素沉着。

（3）推注不宜过快，否则易引起低血压。

（4）使用本品可出现光过敏反应，用药后避免在太阳下暴晒，以免出现皮肤红斑。

（5）定期监测血压、心电图、脉搏、若脉率小于 60 次/分，应立即报告医师。

第五节　血管活性药物

一、盐酸多巴胺注射液

（一）药理

多巴胺受体、α 受体、β 受体激动剂。小剂量使肠系膜、肾、脑及冠状动脉扩张，增加血流量，使肾血流量及肾小球滤过率均增加，从而使尿量及钠排泄量增加，预防急性肾功能衰竭；中等剂量增加心肌收缩力，增加心排出量加快心率；大剂量使外周阻力增加，血压升高。

（二）适应证

各种类型休克、充血性心力衰竭、急性肾功能衰竭（与利尿剂合用）。

（三）护理要点

（1）只能静脉给药。盐酸多巴胺在碱性液中不稳定，遇碱分解，故不能与碱性液（如 $NaHCO_3$）使用一条通道。应用多巴胺治疗前必须先纠正低血容量。

（2）对肢端循环不良的病人应严密监测，防止坏死或坏疽的发生。

（3）选用粗大的静脉作静脉注射或静脉滴注，以防药液外溢，如确已发生液体外溢，可用 5~10mg 酚妥拉明稀释溶液在注射部位作浸润注射。

(4) 静脉滴注时应控制滴注的速度和时间，需根据血压、心率、尿量、外周血管灌流情况等进行调节，如休克纠正时立即减慢滴速；遇有血管过度收缩引起舒张压不成比例升高和脉压减小、尿量减少、心率增快或出现心律失常，滴速必须减慢或暂停滴注。停药时逐渐递减，突然停药可产生严重低血压。

(5) 在滴注多巴胺时血压继续下降或经调整剂量仍持续低血压，应停用多巴胺，改用更强的血管收缩药。

(6) 嗜铬细胞瘤病人、动脉栓塞、动脉粥样硬化、血栓闭塞性脉管炎、冻伤（如冻疮）、糖尿病性动脉内膜炎、雷诺氏病、频繁的室性心律失常等慎用。

二、去甲肾上腺素

(一) 药理

主要激动 α 受体，对 β 受体激动作用很弱，且有很强的血管收缩作用使全身小动脉与小静脉都收缩，外周阻力增高，血压上升。

(二) 适应证

各种休克、低血压、上消化道出血，但出血性休克禁用。

(三) 护理要点

(1) 高血压、动脉硬化、无尿病人忌用。

(2) 不良反应有局部组织缺血坏死，尿少、尿闭、急性肾功能衰竭，头痛、高血压、反射性心动过缓。

(3) 注射时选用直、大、弹性好的静脉，加强观察，如出现皮肤苍白和疼痛，应立即更换注射部位，并以酚妥拉明 5~10mg 加 0.9% 氯化钠溶液作局部浸润注射，不可热敷。

(4) 注射时应从小剂量开始，随时测量血压，调整给药速度，使血压保持在正常范围内。

(5) 本品遇光逐渐变色，宜避光保存。

(6) 与碱性药物如氨茶碱、磺胺嘧啶钠配伍注射。

(7) 抢救时避免长时间使用，以免毛细血管灌注不良导致不可逆性休克。

三、硝酸甘油注射液

(一) 药理

为速效、短效硝酸酯类抗心绞痛药，可直接松弛血管平滑肌特别是小血管平滑肌，使周围血管扩张，外周阻力减少，回心血量减少，心排出量降低，心脏负荷减轻，心肌耗氧量减少。

(二) 适应证

主要用于缓解心绞痛，治疗充血性心力衰竭，可直接松弛血管平滑肌，尤其是小血管平滑肌，以扩张静脉为主。

(三) 护理要点

(1) 禁用于青光眼，严重贫血、低血压、颅内压增高等。

(2) 不良反应有头胀、头痛、头内跳痛，心跳加快，视物模糊、恶心、呕吐、口干。

(3) 片剂应放在棕色避光瓶内，以免失效。

(4) 药品应含服，未溶前不可吞服。

（5）静脉注射时，密切观察病人的血压及心率变化。

（6）长期连续服用易产生耐受性，如需停药，应逐渐减量，以免诱发心绞痛。

四、硝普钠

（一）药理

硝普钠为一种速效和短时作用的血管扩张药。对动脉和静脉平滑肌均有直接扩张作用，但不影响子宫、十二指肠或心肌的收缩。血管扩张使周围血管阻力减低，因而有降压作用。血管扩张使心脏前、后负荷均减低，心排出量改善，故对心力衰竭有益。后负荷减低可减少瓣膜关闭不全时主动脉和左心室的阻抗而减轻反流。

（二）适应证

用于高血压危象、高血压脑病、恶性高血压、急性心力衰竭、急性肺水肿、急性心肌梗死或瓣膜（二尖瓣或主动脉瓣）关闭不全时的急性心力衰竭等。

（三）护理要点

（1）静脉滴注不可与其他药物配伍，滴注宜避光，配制后 4 小时内使用，溶液变色应立即停用。

（2）用于心力衰竭、心源性休克时开始宜缓慢，以后再酌情增加。用药不宜超过 72 小时。

（3）小儿、冠状动脉或脑血管供血不足、肝肾或甲状腺功能不全者慎用。

（4）心衰病人停药应逐渐减量，并加用口服血管扩张剂，以免出现病状“反跳”。

（5）用药期间须严密监测血压、血浆氰化物浓度。

第六节　利尿药及脱水药物

一、呋塞米注射液

（一）药理

为速效、强效利尿药，主要作用于髓袢升支髓质部，对水电解质有排泄作用，扩张肾血管，降低肾血管阻力，使肾血流量增加，扩张肺部容量静脉，降低肺毛细血管通透性，使回心血量减少。

（二）适应证

水肿性疾病、高血压、预防急性肾功能衰竭、高钾血症、高钙血症、急性药物中毒。

（三）护理要点

（1）低钾血症、肝昏迷、孕妇、磺胺类药物过敏者禁用。

（2）不良反应有水及电解质失调、直立性低血压、休克、低血钾、低血钠、低血钙、增加强心苷毒性、骨髓抑制、头痛、听力障碍。

（3）静脉注射要慢，大剂量静脉注射不超过 4mg/min，并监测血压心率变化。

（4）长期大剂量使用应注意观察有无乏力，呕吐等缺钾症状，并指导病人补充钾盐。

（5）观察有无耳中毒现象，如耳鸣、听力下降等，如发现应及时停药。

（6）本品可致高血糖，对糖尿病人应注意观察血糖的变化。

（7）大剂量使用观察病人有无脱水或体位性低血压症状。

二、甘露醇注射液

（一）药理

复方甘露醇注射液是高渗制剂，通过高渗性脱水产生直接的药理作用，消除脑水肿，能使脑水分含量减少，降低颅内压。

（二）适应证

（1）组织脱水药。用于治疗各种原因引起的脑水肿，降低颅内压，防止脑疝。

（2）降低眼内压。可有效降低眼内压，应用于其他降眼内压药无效时或眼内手术前准备。

（3）渗透性利尿药。用于鉴别肾前性利尿因素或急性肾功能衰竭引起的少尿。亦可应用于预防各种原因引起的急性肾小管坏死。

（4）作为辅助性利尿措施治疗肾病综合征、肝硬化腹水，尤其是当伴有低蛋白血症时。

（5）对某些药物过量或毒物中毒（如巴比妥类药物、锂、水杨酸盐和溴化物等），本药可促进上述物质的排泄，并防止肾毒性。

（三）护理要点

（1）为了保证良好的消水肿作用，甘露醇250ml需在15~30分钟内快速输入。

（2）若出现过敏现象，应立即停药，并给予对症处理。

（3）若出现少尿、无尿等肾功能损伤的表现，应复查K、Na、BUN等，并采取相应措施，以免造成肾衰。

（4）使用12小时后无尿者，应停用。

知识链接

抢救药物口诀：一肾二异三阿托，四洛五可六利多，七多八阿九西地，十尿一去地氨钙。

注：一、肾上腺素（1mg/ml/支）；二、异丙肾上腺素（1mg/ml/支）；三、阿托品（0.5mg/ml/支）；四、洛贝林（3mg/ml/支）；五、可拉明（0.375/1.5ml/支），又名尼可刹米；六、利多卡因（100mg/5ml/支）；七、多巴胺（20mg/2ml/支）；八、阿拉明（10mg/ml/支）；九、西地兰（0.4mg/2ml/支）；十、速尿（20mg/2ml/支）；十一、去甲肾上腺素（2mg/ml/支）；十二、地塞米松（2.5mg/ml/支）；十三、氨茶碱（0.25g/2ml/支）；十四、葡萄糖酸钙（10%，10ml）。

第七节　镇痛类药物

一、盐酸哌替啶

（一）药理

本品为阿片受体激动剂，激动中枢神经系统的μ及κ受体而产生镇痛、镇静作用。肌内注射后10分钟出现镇痛作用、持续约2~4小时。能短时间提高胃肠道括约肌及平滑肌的张力，减少胃肠蠕动，但引起便秘及尿潴留发生率低于吗啡。对胆道括约肌的兴奋作用使胆道压力升高，但亦较吗啡弱。本品有轻微的阿托品样作用，可引起心搏增快。

（二）适应证

各种剧痛的止痛、心源性哮喘、麻醉前给药、内脏剧烈绞痛（胆绞痛、肾绞痛需与阿托品合用）、与氯丙嗪及异丙嗪等合用进行人工冬眠。

（三）护理要点

（1）成瘾性比吗啡轻，但连续应用亦会成瘾。

（2）不良反应有头昏、头痛、出汗、口干、恶心、呕吐等。过量可致瞳孔散大、惊厥、心动过速、血压下降、呼吸抑制、昏迷等。

（3）不宜皮下注射，因对局部有刺激性。

（4）儿童慎用。1 岁以内小儿一般不应静脉注射本品或进行人工冬眠。

（5）不宜与异丙嗪多次合用，否则可致呼吸抑制，引起休克等不良反应。

二、盐酸吗啡注射液

（一）药理

吗啡为纯粹的阿片受体激动剂，有强大的镇痛作用，同时也有明显的镇静作用，并有镇咳作用（因其可致成瘾而不用于临床）。对呼吸中枢有抑制作用，使其对二氧化碳张力的反应性降低，过量可致呼吸衰竭而死亡。本品兴奋平滑肌，增加肠道平滑肌张力引起便秘，并使胆道、输尿管、支气管平滑肌张力增加。可使外周围血管扩张，尚有缩瞳、镇吐等作用（因其可致成瘾而不用于临床）。

（二）适应证

镇痛、心肌梗死、心源性哮喘、肺水肿、麻醉和手术前给药。

（三）护理要点

（1）儿童、老人体内清除缓慢、半衰期长，易引起呼吸抑制。

（2）本药能透过胎盘屏障影响胎儿，并可造成胎儿药物依赖，新生儿出生后立即出现戒断症状。

（3）用于内脏绞痛如胆、肾绞痛时，应与解痉药阿托品联合使用，疗程宜短。

（4）停用单胺氧化酶抑制剂 2~3 周后，才可应用本药。

（5）缓释片和控释片服用时必须整片吞服，不可截开或嚼碎。

（6）本药注射液不得与氯丙嗪、异丙嗪、氨茶碱、巴比妥类、苯妥英钠、碳酸氢钠、肝素、哌替啶、磺胺嘧啶等药物混合注射。

（7）硬膜外和鞘内注射本药时，应严密监测呼吸和循环功能。

（8）本药与吩噻嗪类药、镇静催眠药、三环类抗抑郁药、抗组胺药、巴比妥类麻醉药、哌替啶、可待因、美沙酮、芬太尼等合用时需减量。

（9）本药急性中毒的主要症状为昏迷、呼吸抑制、瞳孔极度缩小、血压下降、发绀、尿少、体温下降、皮肤湿冷、肌无力，最终可致休克、循环衰竭、瞳孔散大及死亡。对本药毒性作用的敏感性，个体差异较大。

> **考点提示**
> 常用抢救药物的适应证和护理要点。

本章小结

医务人员抢救病人除了依靠自身的抢救知识与技能外，还需要借助先进的仪器设备、急救器械和急救药品。本章主要阐述了医院急救药品的管理，护士在平时的护理工作中要遵守抢救药品“五固定三无二及时”，急救药品完好率和准备率为100%，急救器械药品一律不外借等制度。同时要掌握各种抢救药品的药理、适应证和护理要点。在抢救病人时要协助医生正确使用药物并注意观察药物的疗效与不良反应，达到提高抢救成功率和保障临床医疗护理安全的目的。

习　题

一、选择题

【A1/A2 型题】

1. 肾上腺素适应证不正确的是

A. 心肺复苏　　B. 过敏性休克

C. 支气管哮喘急性发作　　D. 心源性哮喘

E. 血管神经性水肿

2. 禁用或慎用阿托品的情况除外

A. 急性心肌梗死并心动过速病人　　B. 充血性心力衰竭

C. 青光眼　　D. 快速性心律失常

E. 窦房阻滞、房室阻滞等缓慢型心律失常

3. 李某，男性，50 岁，工人，有高血压病史 10 年，在家间断无规律服药。血压波动在 150~170/90~110mmHg 之间，偶有头昏，经静卧休息后可好转。昨日劳动后感头晕头痛，视物不清并呕吐 1 次，经休息后无好转，遂送入医院治疗。查体：T 37.7℃，P 90 次/分，R 20 次/分，BP 225/130mmHg，神志模糊，四肢肌力肌张力正常。针对该病人你觉得首选的药物是

A. 硝普钠　　B. 硝酸甘油　　C. 阿托品　　D. 山莨菪碱　　E. 肾上腺素

4. 某女有机磷农药中毒后使用阿托品、解磷定治疗中，病人神志转为清醒、呼吸困难减轻、肺部湿啰音减少。大约 30 分钟左右，病人突然出现意识模糊、躁动、抽搐、体温高达 39.5℃。请问此病人发生了什么情况

A. 阿托品剂量不足，中毒症状加重　　B. 解磷定中毒

C. 阿托品中毒　　D. 脑出血

E. 脑水肿

（5~7 题共用题干）

因感染后 MODS 病人复苏后，CVP 为 5cmH_2O，血压 80/50mmHg，血氧饱和度 88%。

5. 纠正感染性休克首选的药物是

A. 硝普钠　B. 去甲肾上腺素和多巴胺　C. 甲硝唑
D. 多巴酚丁胺　E. 毛花苷C

6. 防止肺水肿、脑水肿及组织水肿应选
A. 压缩红细胞　B. 全血　C. 血浆
D. 白蛋白或新鲜血浆　E. 血小板

7. 护士应严密观察的不包括
A. 每小时尿量　B. 血压变化　C. CVP变化
D. 血氧饱和度　E. 口腔黏膜变化

（8~10题共用题干）

病人吴某，48岁，住院时出现了心脏骤停。

8. 首选的药物是
A. 肾上腺素　B. 碳酸氢钠　C. 利多卡因　D. 溴苄胺　E. 阿托品

9. 目前主张在成功复苏、重建正常心脏节律前，避免过早应用的药物为
A. 肾上腺素　B. 碳酸氢钠　C. 利多卡因　D. 溴苄胺　E. 阿托品

10. 对其行体外电除颤时，选择能量水平，首次常为
A. 50J　B. 100J　C. 200J　D. 300J　E. 360J

二、思考题

1. 急救药物管理中的“五固定三无二及时”指的是什么？
2. 简述抢救时常用的给药途径以及各个途径的优缺点。

扫码“练一练”

（殷显艳）

参考答案

第一章

1. E　2. E　3. E　4. E　5. C

第二章

1. B　2. C　3. D　4. A　5. B　6. A　7. D　8. C　9. C　10. C
11. B

第三章

1. C　2. C　3. D　4. D　5. B

第四章

1. D　2. D　3. C　4. C　5. A　6. C　7. E　8. B　9. A　10. B

第五章

1. D　2. B　3. C　4. D　5. C　6. C　7. A　8. A　9. B

第六章

1. A　2. A　3. E　4. C　5. C　6. D　7. C　8. D　9. D　10. C
11. B　12. B　13. B　14. D　15. D　16. C

第七章

1. D　2. E　3. C

第八章

1. B　2. A　3. D　4. A　5. C　6. D　7. D　8. A

第九章

1. A　2. D　3. A　4. E　5. B　6. E

第十章

1. A　2. C　3. E　4. A　5. A　6. E　7. A　8. E　9. D　10. E

第十一章

1. A　2. D　3. A　4. D　5. D　6. C

第十二章

1. A　2. B　3. D　4. A　5. B　6. B　7. C　8. B

第十三章

1. C　2. C　3. A　4. A　5. D　6. C　7. B　8. A　9. A

第十四章

1. D　2. C　3. A　4. C　5. B　6. D　7. E　8. A　9. B　10. C

参考文献

[1] 赖青，周浪舟．急救护理学［M］. 2 版. 北京：中国医药科技出版社，2012.
[2] 周谊霞，田永明．急危重症护理学［M］. 北京：中国医药科技出版社，2016.
[3] 沈洪，刘中民．急诊与灾难医学［M］. 2 版. 北京：人民卫生出版社，2013.
[4] 陈孝平，汪建平．外科学［M］. 8 版. 北京：人民卫生出版社，2013.
[5] 王建枝，殷莲华．病理生理学［M］. 8 版. 北京：人民卫生出版社，2013.
[6] 尤黎明，吴瑛．内科护理学［M］. 5 版. 北京：人民卫生出版社，2012.
[7] 李乐之．外科护理学［M］. 5 版. 北京：人民卫生出版社，2012.
[8] 张波，桂莉．急危重症护理学［M］. 3 版. 北京：人民卫生出版社，2016.
[9] 王惠珍．急危重症护理学［M］. 3 版. 北京：人民卫生出版社，2014.
[10] 李丹，冯丽华．内科护理学［M］. 3 版. 北京：人民卫生出版社，2014.
[11] 熊云新，叶国英．外科护理学［M］. 3 版. 北京：人民卫生出版社，2012.
[12] 葛均波，徐永健．内科学［M］. 8 版. 北京：人民卫生出版社，2013.
[13] 尚少梅，李世胜．急重症护理［M］. 北京：北京出版社，2011.
[14] 赵庆华．危重症临床护理实用手册［M］. 北京：人民卫生出版社，2014.
[15] 薛丽平．急救护理学［M］. 北京：人民卫生出版社，2013.
[16] 张秀杰，李明．实用护理药理技术［M］. 哈尔滨：黑龙江科学技术出版社，2015.
[17] 李红玉，刘玉锦．灾害救援与护理［M］. 北京：人民卫生出版社，2014.
[18] 罗希芝，孙明明．重大灾害事件救护指南［M］. 郑州：郑州大学出版社，2016.
[19] 胡秀英，成翼娟．灾害护理学［M］. 成都：四川大学出版社，2013.
[20] 中国心胸血管麻醉学会急救与复苏分会，中国心胸血管麻醉学会心肺复苏全国委员会，中国医院协会急救中心（站）管理分会，等．淹溺急救专家共识［J］. 中华急诊医学杂志，2016，25（12）：1230-1235.